"十二五"普通高等教育本科国家级规划教材

国家卫生和计划生育委员会"十三五"规划教材
全 国 高 等 学 校 教 材

U0644140

供 麻 醉 学 专 业 用

麻醉生理学 第4版

Physiology for Anesthesia

主　编　罗自强　闵　苏

副主编　曹　红　刘菊英　张　阳

编　委　（以姓氏笔画为序）

王凤斌（潍坊医学院）　　　　　　　　张咏梅（徐州医科大学）

刘菊英（湖北医药学院附属太和医院）　罗自强（中南大学湘雅医学院）

闵　苏（重庆医科大学）　　　　　　　秦晓群（中南大学湘雅医学院）

汪萌芽（皖南医学院）　　　　　　　　顾尔伟（安徽医科大学）

张　阳（福建医科大学）　　　　　　　曹　红（温州医科大学）

张良清（广东医科大学）　　　　　　　管茶香（中南大学湘雅医学院）

张林忠（山西医科大学第二医院）

编写秘书　冯丹丹（中南大学湘雅医学院）

人民卫生出版社

图书在版编目（CIP）数据

麻醉生理学/罗自强,闵苏主编.—4版.—北京：
人民卫生出版社,2016
全国高等学校麻醉学专业第四轮规划教材
ISBN 978-7-117-22814-5

Ⅰ.①麻…　Ⅱ.①罗…②闵…　Ⅲ.①麻醉学-人体
生理学-医学院校-教材　Ⅳ.①R614.1

中国版本图书馆 CIP 数据核字(2016)第 138207 号

| 人卫社官网 | www. pmph. com | 出版物查询，在线购书 |
| 人卫医学网 | www. ipmph. com | 医学考试辅导，医学数据库服务，医学教育资源，大众健康资讯 |

麻醉生理学
第 4 版

主　　编：罗自强　闵　苏
出版发行：人民卫生出版社（中继线 010-59780011）
地　　址：北京市朝阳区潘家园南里 19 号
邮　　编：100021
E - mail：pmph @ pmph. com
购书热线：010-59787592　010-59787584　010-65264830
印　　刷：三河市国英印务有限公司
经　　销：新华书店
开　　本：850×1168　1/16　印张：16
字　　数：430 千字
版　　次：2000 年 5 月第 1 版　　2016 年 7 月第 4 版
　　　　　2025 年 1 月第 4 版第 14 次印刷（总第 31 次印刷）
标准书号：ISBN 978-7-117-22814-5/R·22815
定　　价：42.00 元

打击盗版举报电话：010-59787491　E-mail：WQ @ pmph. com
（凡属印装质量问题请与本社市场营销中心联系退换）

全国高等学校麻醉学专业第四轮规划教材修订说明

全国高等学校麻醉学专业规划教材，是国家教育部《面向 21 世纪麻醉学专业课程体系和教学内容改革研究》课题的重要组成部分，2000 年、2005 年和 2011 年分别出版了第一轮、第二轮和第三轮，为我国麻醉学的发展作出了重要贡献。为适应我国高等医学教育改革的发展和需要，在广泛听取前三版教材编写及使用意见的基础上，2015 年 4 月，全国高等学校麻醉学专业第四届教材编审委员会成立，讨论并确立本科麻醉学专业本轮教材种类及编委遴选条件等。全国一大批优秀的中青年专家、学者、教授继承和发扬了老一辈的光荣传统，以严谨治学的科学态度和无私奉献的敬业精神，积极参与本套教材的修订与编写工作，并紧密结合专业培养目标、高等医学教育教学改革的需要，借鉴国内外医学教育的经验和成果，不断创新编写思路和编写模式，不断完善表达形式和内容，不断追求提升编写水平和质量，努力实现将每一部教材打造成精品的追求，以达到为专业人才的培养贡献力量的目的。

第四轮教材的修订和编写特点如下：

1. 在广泛听取全国读者的意见，深入调研教师与学生的反映与建议基础上，总结并汲取前三轮教材的编写经验和成果，进行了大量的修改和完善。在充分体现科学性、权威性的基础上，科学整合课程，实现整体优化，淡化学科意识，注重系统科学。全体编委互相学习，取长补短，通盘考虑教材在全国范围的代表性和适用性。

2. 依然坚持教材编写"三基、五性、三特定"的原则。

3. 内容的深度和广度严格控制在教学大纲要求的范畴，精练文字，压缩字数，力求更适合广大学校的教学要求，减轻学生的负担。

4. 为适应数字化和立体化教学的实际需求，本套规划教材除全部配有网络增值服务外，还同步启动编写了具有大量多媒体素材的规划数字教材，以及与理论教材配套的《学习指导与习题集》，形成共 7 部 21 种教材及配套教材的完整体系，以更多样化的表现形式，帮助教师和学生更好地学习麻醉学专业知识。

本套规划教材将于 2016 年 6 月全部出版发行，规划数字教材将于 2016 年 9 月陆续出版发行。希望全国广大院校在使用过程中，能够多提宝贵意见，反馈使用信息，以逐步修改和完善教材内容，提高教材质量，为第五轮教材的修订工作建言献策。

为适应高等医学教育事业信息化、数字化步伐，进一步满足院校教育改革需求和新时期麻醉学专业人才培养需要，全国高等学校麻醉学专业第四届教材编审委员会和人民卫生出版社在充分调研论证的基础上，在全国高等学校麻醉学专业第四轮规划教材建设同时启动首套麻醉学专业规划数字教材建设。全套教材共7种，以第四轮规划教材为蓝本，借助互联网技术，依托人卫数字平台，整合富媒体资源和教学应用，打造麻醉学专业数字教材，构建我国麻醉学专业全媒体教材体系。

本套数字教材于2015年7月31日召开了主编人会，会议确定了在充分发挥纸质教材优势的基础上，利用新媒体手段高质量打造首套麻醉学专业数字教材。全部纸质教材编写团队均参与数字教材编写，并适当补充懂技术、有资源的专家加入编写队伍，组成数字教材编写团队。2015年年底前，全套教材均召开了编写会，确定了数字教材的编写重点与方向，各教材主编认真把握教材规划，全体编委高度重视数字教材建设，确保数字教材编写的质量。

本套数字教材具有以下特点：

1. 坚持"三基、五性、三特定"的编写原则，发挥数字教材优势，服务于教育部培养目标和国家卫生计生委用人需求，并紧密结合麻醉学专业教学需要与特点，借鉴国内外医学教育的经验特点，创新编写思路及表达形式，力求为学生基础知识掌握与临床操作能力培养创造条件。

2. 创新媒体形式，融合图片、视频、动画、音频等多种富媒体形式，使教材完成从纸质向全媒体转变。全新的数字教材支持个人电脑、平板电脑、手机等多种终端，在满足一般的阅读学习需求外，还可实现检索、测评、云笔记、班级管理等功能。

3. 数字教材可不断地优化及更新。数字教材具有数字产品的优势，支持内容的更新发布和平台功能的优化升级，期望紧跟时代的发展，为广大读者提供更加优质的服务及用户体验。

全国高等学校麻醉学专业规划数字教材在编写出版的过程中得到了广大医学院校专家及教师的鼎力支持，在此表示由衷的感谢！希望全国广大院校和读者在使用过程中及时反馈宝贵的使用体验及建议，并分享教学或学习中的应用情况，以便于我们进一步更新完善教材内容和服务模式。

国家级医学数字教材
国家卫生和计划生育委员会"十三五"规划数字教材
全国高等学校本科麻醉学专业规划数字教材

麻醉生理学
Physiology for Anesthesia

主　编　罗自强　闵　苏

副主编　曹　红　刘菊英　张　阳　汪萌芽　顾尔伟　张良清

编　委（以姓氏笔画为序）

王凤斌（潍坊医学院）　　　　　　张咏梅（徐州医科大学）

冯丹丹（中南大学湘雅医学院）　　张晓芸（潍坊医学院）

向　阳（中南大学湘雅医学院）　　陈立建（安徽医科大学）

刘菊英（湖北医药学院附属太和医院）　罗自强（中南大学湘雅医学院）

李　晨（长治医学院）　　　　　　罗向红（湖北医药学院附属太和医院）

闵　苏（重庆医科大学）　　　　　秦晓群（中南大学湘雅医学院）

汪萌芽（皖南医学院）　　　　　　顾尔伟（安徽医科大学）

宋　英（徐州医科大学）　　　　　梅虹霞（温州医科大学）

张　阳（福建医科大学）　　　　　曹　红（温州医科大学）

张良清（广东医科大学）　　　　　管茶香（中南大学湘雅医学院）

张环环（皖南医学院）　　　　　　暨　明（中南大学湘雅医学院）

张林忠（山西医科大学第二医院）　黎　平（重庆医科大学）

编写秘书　向　阳（中南大学湘雅医学院）

6

全国高等学校麻醉学专业第四轮规划教材目录

规划教材目录

序号	书名	主编		副主编		
1	麻醉解剖学（第4版）	张励才		曹焕军	马坚妹	
2	麻醉生理学（第4版）	罗自强	闵 苏	曹 红	刘菊英	张 阳
3	麻醉药理学（第4版）	喻 田	王国林	俞卫锋	杨宝学	张 野
4	麻醉设备学（第4版）	连庆泉		贾晋太	朱 涛	王晓斌
5	临床麻醉学（第4版）	郭曲练	姚尚龙	衡新华	王英伟	高 鸿
6	危重病医学（第4版）	邓小明	李文志	袁世荧	赵国庆	缪长虹
7	疼痛诊疗学（第4版）	郭 政	王国年	熊源长	曹君利	蒋宗滨

规划数字教材目录

序号	书名	主编			副主编			
1	麻醉解剖学	张励才	曹焕军		马坚妹	宋焱峰	赵志英	马 宇
2	麻醉生理学	罗自强	闵 苏		曹 红 顾尔伟	刘菊英 张良清	张 阳	汪萌芽
3	麻醉药理学	王国林	喻 田		李 军	张马忠	董海龙	
4	麻醉设备学	连庆泉	李恩有		贾晋太 阮肖晖	朱 涛	王晓斌	赵仁宏
5	临床麻醉学	郭曲练	姚尚龙	于布为	王英伟 戚思华	高 鸿	郑 宏	赵 晶
6	危重病医学	李文志	袁世荧	邓小明	赵国庆 张 蕊	缪长虹 思永玉	刘克玄	于泳浩
7	疼痛诊疗学	郭 政	傅志俭		熊源长	曹君利	蒋宗滨	冯 艺

学习指导与习题集目录

序号	书名	主编			副主编		
1	麻醉解剖学学习指导与习题集（第3版）	张励才			赵小贞	王红军	
2	麻醉生理学学习指导与习题集	闵 苏	张 阳	罗自强	曹 红	刘菊英	王凤斌
3	麻醉药理学学习指导与习题集	喻 田	王国林		俞卫锋	杨宝学	张 野
4	麻醉设备学学习指导与习题集	连庆泉	李恩有		贾晋太 赵仁宏	朱 涛 阮肖晖	王晓斌
5	临床麻醉学学习指导与习题集	郭曲练	姚尚龙	刘金东	郑 宏	李金宝	戚思华
6	危重病医学学习指导与习题集	李文志	朱科明	于泳浩	刘敬臣	思永玉	徐道妙
7	疼痛诊疗学学习指导与习题集	王国年	曹君利	郭 政	杨建新	王祥瑞	袁红斌

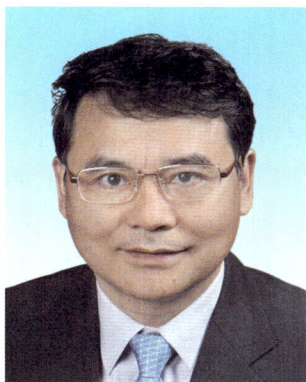

罗自强

男,教授,博士,博士研究生导师,1962 年 4 月出生于湖南省邵阳市。现任中南大学基础医学院副院长,生理学系主任,中国生理学会副理事长,中国生理学会教育工作委员会主任委员,中国生理学会呼吸生理专业委员会主任委员,《生理学报》常务编委。

从事生理学教学 30 余年。中南大学《生理学》国家精品资源共享课程负责人,《人体生理功能探索》国家级精品视频公开课负责人,中南大学《医学科研设计》湖南省研究生精品课程负责人。先后主持国家自然科学基金项目 6 项,主要从事呼吸生理学研究,发表论文 80 余篇,主编《肺的非呼吸功能——基础与临床》及《麻醉生理学》教材,副主编多本《生理学》《呼吸系统》等规划教材,参编《人体生理学》《中国大百科全书》等大型参考书,曾任"高等医药院校现代教育技术与计算机教学指导委员会"委员,先后获霍英东教育基金会高等院校青年教师奖、国家教学成果二等奖 1 项、湖南省教学成果奖 2 项和湖南省科技成果奖 4 项。

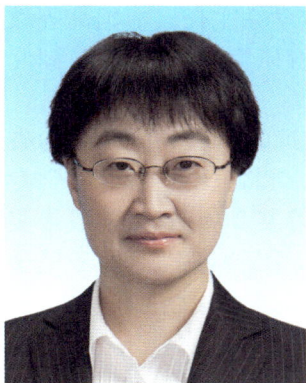

闵 苏

女,主任医师,教授,博士研究生导师,1960 年 11 月出生于重庆市。现任重庆医科大学麻醉系副主任、麻醉学教研室主任、重庆医科大学附属第一医院麻醉科主任;《中华麻醉学杂志》副总编、中国高等教育学会医学教育专业委员会麻醉学教育研究会理事会常务理事、全国医师定期考核麻醉学科专业编辑委员会委员;国家卫生和计划生育委员会人才交流服务中心全国卫生人才评价管理领域专家;中国医师协会麻醉学医师分会常务委员、中华医学会麻醉学分会委员;重庆市医师协会麻醉学医师分会会长、重庆市麻醉医疗质量控制中心主任、重庆市医学会麻醉学专业委员会副主任委员。享受国务院政府特殊津贴。荣获"全国职工职业道德建设标兵个人"、"重庆市职工职业道德建设标兵个人"、"重庆市五一劳动奖章"以及重庆市"教书育人楷模"称号。

从事麻醉学医教研工作 34 年。获重庆医科大学"优秀教师"、"优秀研究生导师"称号。主持的《急救复苏,拯救生命》分获国家级和重庆市精品视频公开课程,2011 年《临床麻醉学》课程获重庆市教育委员会市级精品课程,麻醉学专业获重庆市特色专业建设点。发表论文 204 篇,SCI 收录 41 篇。主持国家自然科学基金项目 3 项,省、部级课题 7 项,厅局级重点课题 2 项,横向课题 5 项,获重庆市科学技术委员会科技进步奖 1 项。

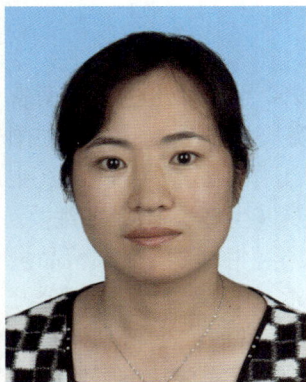

曹 红

女,1966 年 10 月出生于江苏省张家港市。现任温州医科大学教务处处长、全科医学院院长、温州医科大学仁济学院院长。《中国疼痛医学杂志》编委、《中国应用生理学杂志》编委、《中华麻醉学杂志》通讯编委、《国际麻醉学与复苏杂志》特邀编委。曾任中华医学会疼痛学分会中青年委员。

从事麻醉生理学教学 26 年。近年来获国家自然科学基金 2 项、省部级课题 3 项,获浙江省科技进步奖三等奖 2 项、浙江省医药卫生科技奖一等奖 1 项和二等奖 1 项。获浙江省高校中青年学科带头人、浙江省 151 第二层次人才、温州市 551 第一层次人才称号。

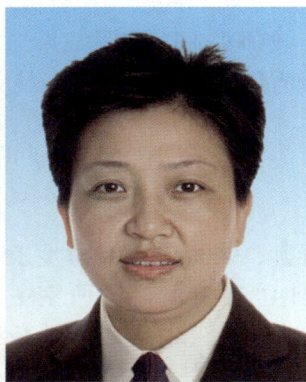

刘菊英

女,主任医师,教授、医学博士、博士研究生导师,1962 年 7 月生于湖南省娄底市。现任湖北省十堰市太和医院副院长,兼湖北医药学院第一临床学院院长、麻醉学系主任。中国高等教育学会医学教育专业委员会麻醉学教育研究会常务理事,湖北省麻醉学会副主任委员。

从事麻醉学医教研工作 33 年。主持的《临床麻醉学》为省级精品课程及省级精品资源共享课程,湖北医药学院麻醉学专业为国家特色专业。获省科技进步三等奖 2 项,省教学成果奖二、三等奖各 1 项。主编《临床麻醉实习手册》《实习医生三基手册》《实用院前急救手册》等,参编教材《危重病医学》第 3 版。

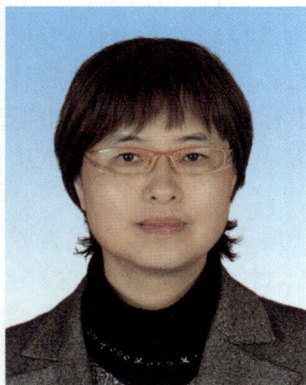

张 阳

女,医学博士,硕士研究生导师,1968 年 3 月出生于福建省南平市。现任福建医科大学基础医学院副教授,福建省生理科学会秘书长。

从事生理学、麻醉生理学教学与科研 20 年。科研方向为神经变性疾病的防治。任现职以来,主持福建省自然科学基金 3 项、福建省教育厅课题 1 项。《麻醉生理学》教学改革上,主持福建省教育科学"十二五"规划重点课题、福建医科大学校级课题各 1 项。参编国家卫生和计划生育委员会"十二五""十三五"规划教材《麻醉生理学》第 3 版、第 4 版及《麻醉生理学学习指导与习题集》。

　　麻醉生理学是麻醉学专业的重要专业基础课程。《麻醉生理学》(第3版)自2011年出版以来至今已经使用5年时间,2014年评为"十二五"普通高等教育本科国家级规划教材。本次修订仍然坚持注重加强跨学科的交叉融合与知识的整合,强调生理学知识在临床麻醉实践中运用的指导思想,强化了术中监测的生理学原理的讨论,适当体现了生理学和临床麻醉医学的相关进展,以表格的形式进一步精简了与《生理学》教材重复的内容,各章也增加了病例分析的数目,以进一步激发读者的学习兴趣,加强基础知识与临床的联系。为深化基础与临床的融合,本书所有章节均由生理学教师和临床麻醉学教师共同完成,大部分章节进行了较大修改,尽量体现"早临床、多临床、反复临床"的改革精神,使第4版教材更富有麻醉专业特色。

　　在本次修订过程中,通过各院校推荐和全国高等学校麻醉学专业教材编审委员会的遴选,新增了多位编者,扩大了编写单位的代表性,更为教材的修订带来了新的视角和经验。由于本版教材的修订是在第3版教材的基础上进行的,为保持教材内容的连续性,本版部分章节的作者虽然有了改变,其基本内容仍以第3版为基础,所以本次修订也包含了第3版编者的贡献。

　　在本版教材的修订过程中,所有编者配合默契,表现出极大的热情和高度负责的精神,为本教材的修订付出了辛勤的劳动。在此,我们谨向各位编者表示诚挚的感谢。尽管编者们在编写和修订过程中力求完善,由于国内外没有相应教材提供借鉴,加之时间匆促,不足之处恐难避免,敬请各位读者及同道给予批评和指正。

罗自强　闵苏

2016年5月

目录

目录

目录

第一章 | 绪论

第一节 麻醉生理学的目的与内容

麻醉生理学是一门研究生理学在临床麻醉、急救复苏、重症监测、疼痛治疗中的应用，以及麻醉和手术对机体各种生命活动规律的影响的科学。它是麻醉学专业必修的基础课程。

本课程是在学习人体普通生理学之后开设的二级生理学课程，其内容主要介绍与麻醉学专业密切相关的生命活动规律的基本理论知识，并在此基础上适当深化与拓宽，介绍麻醉状态下生命活动变化的特点与规律，理解麻醉与手术中出现的现象及处置原则的相关理论基础，为更好地学习掌握麻醉学专业其他后续课程的理论与知识、应用这些理论来指导临床实践和科学研究打下坚实的基础。

第二节 稳 态

一、内环境和稳态的概念

（一）内环境

内环境（internal environment）是指机体内围绕在各细胞周围的细胞外液（extracellular fluid），因它居于机体的内部，为机体的细胞提供一个适宜的生活环境而得名。细胞外液又可分为血浆和组织液两部分。血浆量约占体重的5%，组织间液量约占体重的15%。相对于机体所直接接触的外界环境而言，内环境的最大特点是其理化性质的相对恒定。因此，内环境不仅为细胞提供所需的氧和营养物质、接受细胞排出的代谢产物，也为细胞的生存提供必要的理化条件。

由于小分子物质（如电解质、葡萄糖、氨基酸等）可自由通过毛细血管壁，血浆与组织液的小分子物质成分相似，但由于毛细血管内皮细胞间的紧密连接可阻止血浆蛋白从血管内移出，加之淋巴系统对组织间隙中蛋白质的回收，组织液中蛋白含量非常低。在严重创伤、失血性休克、脓毒血症等情况下，由于全身炎症反应引起内皮细胞损伤，通透性增高，引起毛细血管渗漏综合征（capillary leak syndrome，CLS），迅速出现进行性全身性水肿、低蛋白血症、血压及中心静脉压降低、血液浓缩，重者可发生多器官功能衰竭。在体外循环时，由于血液与体外循环系统的管道内接触而激活血小板、中性粒细胞、补体系统、凝血系统、纤溶系统及激肽释放酶-激肽系统，引起全身炎症反应，也可引起毛细血管渗漏综合征的发生。

（二）稳态

内环境的各种物理、化学性质（如温度、pH、渗透压、各种成分等）保持相对恒定的状态称为内环境稳态（homeostasis）。内环境的稳态是细胞维持正常生理功能的必要条件。由于细胞不断地进行代谢活动，不断与细胞外液发生物质交换，因而也就不断地扰乱和破坏内环境的稳态；另外，外界环境因素的改变也可影响内环境稳态。因此，内环境理化性质的相对恒定不是指其固定不变，而是一种可变但又相对稳定的状态，是一种波动于很小范围内的动态平衡。例如，正常人的体温波动于 37℃ 上下，但每天波动幅度不超过 1℃。目前，生理学中稳态的概念还扩展用于描述细胞、器官系统及整个机体不同水平上的各种生理功能维持相对稳定，如基因的稳态调节、血压的稳态、情绪稳态等。当机体稳态遭受破坏时，可引起相应的功能和代谢障碍而发生疾病。

体内的各个器官、组织的功能往往都是从某个方面参与维持内环境稳态的。例如，肺的呼吸活动可从外界环境摄取 O_2 并排出 CO_2，维持细胞外液 O_2 和 CO_2 分压的稳态；胃肠道的消化和吸收可补充细胞代谢所消耗的各种营养物质；肾的排泄功能可将各种代谢产物排出体外；血液循环则能保证体内各种营养物质和代谢产物的运输。在此后的各章学习中可以看到，生理学的大量内容都是关于各个细胞、器官是如何在内环境稳态的维持中发挥作用的。麻醉（anesthesia）是指使用药物或其他方法使患者整体或局部暂时失去感觉，以达到无痛的目的，从而为进一步手术或其他治疗创造条件。随着传统的生物医学模式向生物-心理-社会医学模式的转换，术中知晓给患者造成的不愉快的手术麻醉体验所引起的心理学后遗症（如睡眠障碍、焦虑多梦，甚至精神失常）越来越受到重视。因此，现代麻醉不仅要求无痛、稳定自主神经的功能和肌肉松弛，使人体的各种功能处于相对稳定及内环境的稳定，确保手术的顺利进行，还要避免术中知晓、保证最佳的麻醉恢复质量、避免术后神经认知功能障碍和术后死亡。

二、稳态的调节

稳态这一概念不仅阐述了内环境是相对稳定的这一特点，而且包含了机体维持内环境相对稳定的调节过程。在机体处于不同的生理情况时或当外界环境发生改变时，体内的一些器官、组织的功能活动可以发生相应的改变，使机体最终能够适应各种不同的生理功能和外界环境的变化，也使被扰乱的内环境重新得到恢复。机体可通过神经调节（nervous regulation）、体液调节（humoral regulation）和自身调节（autoregulation）等方式参与内环境稳态的维持和调节。例如，在生理情况下动脉血压是维持相对恒定的，当某种原因使血压高于正常时，分布在主动脉弓和颈动脉窦的压力感受器就能感受这种血压的变化，并将血压的改变转变为一定的神经冲动，后者通过传入神经纤维到达延髓的心血管中枢，心血管中枢对传入的神经信号进行分析，然后通过迷走神经和交感神经传出纤维发出指令改变心脏和血管的活动状态，使动脉血压下降到原先的水平。反之，当动脉血压降低时，通过该反射过程的减弱而促进血压的回升和恢复。这个反射称为压力感受性反射（详见第四章），是神经调节的一个典型例子，在维持动脉血压的稳态调节中起重要的作用。许多组织细胞自身还能对环境变化产生适应性的反应，这种反应是组织细胞本身的生理特性，并不依赖于外来的神经和体液因素的调节，所以称为自身调节。例如，当小动脉的灌注压力升高时，对血管壁的牵拉刺激增强，以及由于一过性组织血流增多导致具有扩血管作用的局部代谢产物的大量运走，小动脉的血管平滑肌发生收缩，使小动脉的口径缩小；反之亦然。因此，当小动脉的灌注压在一定范围内升降时，其血流量不至于发生明显增减。这种自身调节对于维持局部组织血流量的稳态起一定作用（详见第四章）。内环境稳态是体内各种细胞、器官正常生理活动和功能的必要条件，反过来，稳态的维持又需要全身各器官、系统的相互协同和共同参与。在稳态维持的调节中，神经系统和内分泌系统不仅对机体各系统的活动进行协调整合，其自身的活动和激素水平也需保持稳态。

稳态的维持有赖于反馈控制系统和前馈控制系统的调节。图 1-1 为负反馈控制系统的模式图。图中把该系统分成比较器、控制部分、受控部分三个环节；输出变量的信息经感受装置检测后转变为反馈信息，回输到比较器，由此构成闭合回路。在比较器，反馈信息与由**调定点**（set point）决定的参考信息进行比较，即得出偏差信息，再输送到控制部分，改变控制部分的活动，从而实现对受控部分的调节。在体内，输出变量也就是机体需要保持恒定的某一生理参数（体温、血压、血糖水平、离子浓度等），而稳定的水平决定于调定点。例如，当环境温度降低而引起机体内部体温降低时，可通过温度感受器的监测把体温变化信息反馈传输到体温调节中枢，在此与调定点所设定的正常体温水平（37℃）进行比较，经体温调节中枢的整合，再发出控制指令分别调节产热装置和散热装置（效应器）的活动，使机体产热增多和散热减少，体温升至调定点设定的 37℃ 正常水平。在此调节过程中，效应器活动引起的体温回升反应与体温下降这一始动刺激的变化相反，为负反馈（negative feedback）调节过程。反之，当环境温度升高引起体温增高时，通过调节系统的负反馈过程，又可使体温回降。在某些情况下，生理功能的动态稳定水平可以向上或向下调整，从而建立新的平衡。例如，细菌感染时体温调定点可上移，此时体温将在高水平上维持平衡，出现发热；而冬眠时代谢活动降低，体温下降。由于负反馈调节总是要在调节变量出现偏差后才被发动，又易因矫枉过正而产生一系列波动，故机体稳态的维持还需其他调节方式的参与。前馈（feedforward）调节是维持稳态的另一重要途径。例如，皮肤上存在温度感受器可感知外环境温度的变化。当外环境温度降低时，可通过这些感受器把信息传输到中枢，引起产热增加和散热减少，从而避免寒冷引起机体内部温度下降，保持了体温的相对稳定。这一代偿性体温调节反应在寒冷环境引起机体内部温度变化前即被发动，为前馈调节。因此，前馈调节具有预见性，比负反馈调节更迅速、更准确，避免负反馈调节的滞后和波动两项缺陷，更有利于稳态的维持。

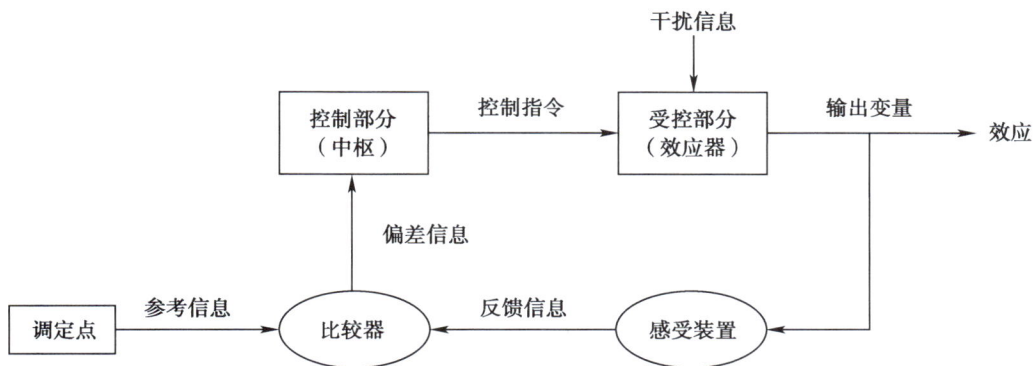

图 1-1 负反馈控制系统示意图

由于麻醉药物对神经系统活动的抑制可大大削弱机体维持稳态的调节能力，如在全身麻醉下，颈动脉压力感受器的功能呈剂量依赖性抑制，因此，深度麻醉的患者在快速体位变化时难以维持血压的稳定。麻醉和手术对内分泌的影响也将使麻醉和手术过程中维持机体稳态的另一调节系统受到极大的扰乱。因此，麻醉医师不仅要负责消除疼痛，还要负责患者机体稳态的维持，尽可能减轻麻醉和手术对机体心理及生命活动的干扰，并获取最佳的麻醉恢复质量，保障患者安全、舒适地度过围术期。

第三节　手术、麻醉对人体生理功能的主要影响

一、手术对人体生理功能的主要影响

手术是外科治疗疾病的重要手段,对患者的机体是一种强烈、创伤性的刺激,随创伤程度的不同,人体会产生各种不同的生理与病理生理反应,在保护机体的同时使内环境稳态遭到不同程度的破坏。严重的创伤不仅会削弱人体对创伤的修复能力,也会降低人体对各种其他有害因素袭击的防御能力,以致发生各种并发症,如感染和多器官功能衰竭等。为获得手术的成功,除完美的手术操作外,术前、术中和术后都应有完善的处理。通常把从确定手术治疗时起,至与本次手术有关的治疗基本结束为止的一段时间称为围术期(perioperative period)。在围术期内机体的生理和病理生理改变是全身性的,各种生理和病理生理变化相互作用、相互联系。因此,完善的围术期管理应从整体出发,根据患者术前、术中和术后多方面的改变进行整体和系统地干预。手术对人体生理功能的主要影响表现如下。

1. **产生应激反应**　应激反应又称适应综合征(adaptation syndrome),是指人体对一系列有害刺激做出的保护自己的综合反应。应激反应突出的特点是下丘脑-腺垂体-肾上腺皮质系统、交感-肾上腺髓质系统以及肾素-血管紧张素系统的活动加强,血中儿茶酚胺、胰高血糖素、生长素、促肾上腺皮质激素、皮质酮、催乳素和加压素水平升高。这些激素含量的提高,不仅使人体心率增加,心肌收缩力增强,皮肤、骨骼肌、肾、胃等器官的血管收缩,而导致血压升高;同时也动员体内能源,促进肝糖原、肌糖原分解与糖的酵解,使血糖升高;激活脂肪酶将三酰甘油分解为游离脂肪酸和甘油,使血浆脂肪酸含量增加等一系列生物化学反应。此外,应激反应时免疫系统常被抑制,可使体内潜伏的病毒激活,也能提高肿瘤的发生率和转移率。围术期患者的焦虑、手术和麻醉都能引起应激反应,但手术的刺激作用远比麻醉强烈和持久。损伤部位的传入刺激是引起手术期应激反应的主要刺激。动物实验证明,切除神经可阻止损伤导致的应激反应中的激素变化。围术期的应激反应在术后达高峰,可持续 5 天。适度的应激反应有助于机体增强对不良刺激的耐受力,保持内环境稳态,维持机体生存。但过强、过久的刺激所引起的过度的应激反应会削弱生理储备,甚至引起衰竭。

2. **引起出血及启动生理性止血反应**　手术部位常伴有出血,继之可释放凝血因子如组织因子,激活血小板,促进凝血(增进生理性止血进程)与血栓形成。

3. **引起疼痛和情绪紧张**　手术常伴有疼痛和紧张情绪反应,这些反应又可加强上述应激反应,以及一些自主神经系统功能变化,如恶心、呕吐、呼吸活动不规则、出汗等。

4. **局部炎症细胞聚集**　手术还可使创伤的组织与细胞释放一些细胞因子,如肿瘤坏死因子(TNFα)和白介素-1、白介素-2 等,并引起中性粒细胞在手术区的聚集,产生一系列的功能反应。

5. **反射性骨骼肌收缩增强**　手术刺激常可反射性地引起骨骼肌收缩增强,特别是手术区的肌紧张,因而不利于手术的进行。

二、麻醉对人体生理功能的主要影响

人体内环境稳态有赖于神经、体液和自身调节来实现,因此,各种麻醉技术主要通过作用于神经系统、内分泌腺,从而产生对人体生理功能的影响。

全身麻醉可产生镇静、镇痛和肌松弛效应。例如,麻醉药物的镇痛与肌松弛作用,目前认为前者主要是通过激活中枢神经内的下行抑制系统,抑制脊髓背角痛敏神经元的痛传递,产生

镇痛效应；后者则主要通过大脑的下行抑制系统抑制脊髓前角 α 运动神经元松弛肌肉。又如，全身麻醉药是通过抑制大脑皮质的功能可逆性地消除意识和疼痛；通过关闭 Na^+ 通道阻止神经冲动的产生与传导，从而减轻因手术刺激所引起的各种生理和病理生理反应；椎管内麻醉主要通过阻滞脊神经，使其相应支配区域自主神经、感觉神经和运动神经功能先后被抑制甚至消失。

然而，不同的麻醉方法和麻醉药物在产生麻醉效应的同时，可能对内环境稳态及呼吸、循环等重要脏器系统的生理功能产生不良的影响。例如，采用硫喷妥钠快速诱导，可诱发喉痉挛、抑制呼吸甚至导致呼吸停止、抑制心脏活动等；又如，恩氟烷可抑制呼吸，引起血管舒张，外周阻力降低，产生低血压，甚至可引起恶性高热；地西泮、镇痛药芬太尼等亦可抑制呼吸，产生支气管收缩、胸壁肌肉僵硬、呕吐及心动过缓等；去极化肌松药琥珀酰胆碱可产生高钾血症、眼压升高、心律失常、流涎、肌肉酸痛等。椎管内麻醉阻滞平面过高也可抑制呼吸和循环。另外，全身麻醉或椎管内麻醉均可直接或通过抑制交感神经引起血管扩张，导致机体容量负荷相对不足，产生低血压。因此，在施行麻醉前必须对患者的身体状况进行全面细致的评估及准备，合理选择麻醉方法和麻醉药物，将麻醉对人体生理功能的不良影响降到最低程度。

三、麻醉复苏过程中人体生理功能的恢复

手术结束停止给予麻醉药物后，患者进入麻醉复苏过程，镇静、镇痛及肌松弛等全身麻醉效应逐渐消退，呼吸、循环等生理功能受到的干扰逐渐减小，自主呼吸恢复，血流动力学稳定，保护性反射恢复，意识完全清醒。椎管内麻醉结束后，被阻滞区域的自主神经感觉和运动、功能先后恢复。然而，随着手术麻醉结束，术中原本适宜的麻醉镇痛、液体治疗和内环境调控等措施，在麻醉恢复期，又可导致镇痛不足、容量负荷相对过多等，从而使患者内环境紊乱；加之患者术前可能合并高血压、糖尿病等严重的基础疾病，术中发生大出血、心搏骤停后心肺脑复苏等特殊情况，以及不同麻醉药物和麻醉方法对各脏器功能不同程度的影响，在麻醉恢复期间必须警惕，患者可能发生低温、躁动、低氧血症、苏醒延迟、血流动力学紊乱、恶心呕吐等一系列并发症。因此须加强监测和治疗，以保障患者生命安全。

（罗自强　闵苏）

第一节 麻醉与神经系统的生物电现象

一、神经细胞的生物电现象

神经细胞又称神经元(neuron),是构成神经系统结构和功能的基本单位,而神经元之间又以突触(synapse)的方式相互联系,以神经元网络方式实现神经系统的总体功能。神经元的活动主要表现在电信号的产生、变化和传播上,这种伴随细胞生命活动的电现象即为生物电(bio-electricity)现象。神经元的生物电活动都是由离子的跨膜移动产生的,主要有静息状态下的静息电位和受刺激时产生的动作电位。

(一) 静息电位及其产生机制

静息电位(resting potential)是指静息状态下神经元膜两侧外正内负的电位差,又称为极化(polarization)状态(图 2-1,图 2-2B)。研究表明,细胞的静息电位主要是由 K^+ 平衡电位(E_K)决定的,其值取决于细胞内外的 K^+ 浓度差,差值越大则 E_K 的绝对值越大(即电位越负)。同时静息电位还受到 Na^+ 平衡电位(E_{Na})及生电性钠泵的影响。因此,改变细胞内外 K^+ 浓度差、细胞膜对 K^+ 与 Na^+ 的相对通透性、钠泵的活动均可影响静息电位。正是由于细胞膜上离子泵(主要是钠泵)的活动,使膜内外离子浓度差保持相对稳定,进而维持了静息电位的相对稳定。其中 K^+ 通道、Na^+ 通道和钠泵可成为麻醉药影响神经元静息电位和兴奋性的有效靶点。

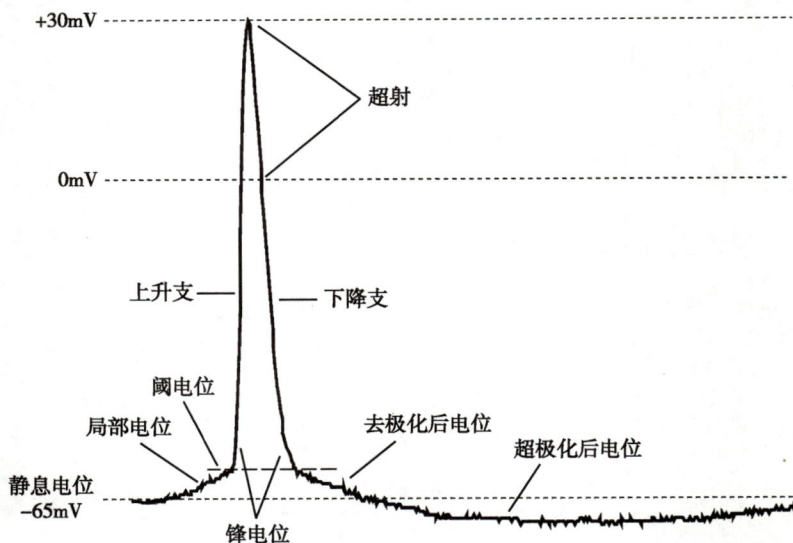

图 2-1 神经元的静息电位和动作电位

（二）动作电位及其产生机制

动作电位（action potential）是指神经元在静息电位基础上接受有效刺激后发生可迅速传导的膜电位波动。动作电位是神经元兴奋的标志。其产生过程包括缓慢去极化至阈电位水平的局部电位，快速去极化并超射到+30mV的上升支与快速复极化的下降支所构成的**锋电位**（spike potential），以及其后缓慢、低幅波动的后电位（图2-1，图2-2B）。锋电位是动作电位的主体和标志。动作电位具有如下特征：①全或无（all or none）现象，即刺激强度的改变只影响动作电位的产生与否而不影响其大小的现象；②不衰减性传导，即动作电位在同一个细胞进行传播时波形和波幅保持不变的特点，属典型的数字式信号；③脉冲式发放，即动作电位有不应期，连续发放时锋电位不能总和而呈分离的脉冲式发放。

动作电位的产生机制主要是指锋电位的产生机制。锋电位由有效刺激所引起的局部电位，导致膜去极化到阈电位（threshold potential）水平（约−55mV）而触发。锋电位的上升支由一个大而短暂的Na^+进细胞的内向电流所致，下降支由跟随Na^+内流后的一个持久的K^+出细胞的外向电流所引起。Na^+通道的激活快且可失活，而K^+通道的激活慢、持久而不失活，使Na^+内流和K^+外流呈现不同特点。同时，Na^+通道的激活→Na^+内流→膜去极化→Na^+通道的激活所引起的正反馈过程，使上升支迅速达到接近E_{Na}的超射水平。下降支则是随着去极化使越来越多Na^+通道开放后失活和K^+通道激活而转入复极化过程。至于产生动作电位过程中跨膜移动的Na^+和K^+，则通过细胞膜上钠泵的活动，消耗ATP主动泵出胞内的Na^+并摄入胞外的K^+，以恢复到静息时的离子分布状态。在已爆发动作电位部位与邻近静息部位间形成的局部电流，可刺激邻近静息部位产生动作电位，表现为动作电位在同一细胞上向四周的传播，也即传导（conduction）。麻醉药通过改变电压门控Na^+通道、K^+通道的活动，即可影响神经元动作电位的产生与传导。

局部电位（local potential）是由阈下刺激所引起的低于阈电位水平的低幅膜去极化反应，是由阈下刺激引起细胞膜上少量Na^+通道开放，少量Na^+内流所产生，也称局部反应或局部兴奋。与动作电位相比，局部电位呈现等级性（刺激强度依赖性）、电紧张性扩布（electrotonic propagation）以及无不应期可以总和等特性。神经元膜上相邻部位多个同时产生的局部电位叠加称为空间性总和，而膜上同一点相继产生的多个局部电位发生叠加称为时间性总和。总和不仅使局部电位达到阈电位水平而引发动作电位，同时也具有信息整合的作用。麻醉药对局部电位的影响，可干扰神经元动作电位的触发和传递。

（三）神经元的兴奋性

神经元受到有效刺激时具有产生动作电位的能力称为兴奋性（excitability），其高低既可采用作为神经元内在特性的阈电位表示，也可用刺激因素的阈强度（threshold intensity）表示。阈强度是指能使神经元产生动作电位的最小刺激强度。凡能影响静息电位和阈电位之间差距的因素均可影响神经元的兴奋性，静息电位增大和阈电位水平提高均可降低神经元的兴奋性。细胞外Ca^{2+}浓度升高可以降低兴奋性，可能与胞外Ca^{2+}对细胞膜外表面唾液酸残基所带负电荷的"屏蔽"作用及提高电压门控Na^+通道的激活电压有关。由于神经元或神经纤维对局麻药的敏感性与局麻药的脂溶性和效能强度以及神经纤维粗细等兴奋性（轴突直径大则电阻低、阈值低）和传导性因素有关，如A类纤维对所有脂类局麻药最敏感，而C类纤维最不敏感，故在临床上常见到同一种局麻药对不同神经纤维产生的阻滞效应不同、痛觉消失不一致的现象。

二、神经电生理细胞外记录技术与麻醉监测

（一）细胞外记录和微电极阵列记录

与细胞内记录相比,细胞外记录(extracellular recording)技术相对简单,即将微电极插至神经元附近(不插入细胞内),参考电极与细胞外液相接并接地。当神经元有电活动如产生动作电位时,微电极与参考电极之间产生电位差,进而记录到电位的变化。在周围神经上,只要将两根电极放置在神经干上即可进行细胞外记录。细胞外记录时两电极都在细胞外,静息时无电信号,但刺激引起动作电位并进行传导时,就在产生动作电位的兴奋部位与静息部位之间存在电位差,可在两电极间记录到电位变化,如单相、双相(图2-2C),甚至三相动作电位等。细胞外记录不能记录静息电位,所记录的电位幅度小(μV级)、波形随记录位置(相对于电源或电穴的位置)的改变而不同,所以只能分析放电的频率和潜伏期,是一种脉冲式信号记录。细胞外记录时,即使微电极尖端非常靠近神经元膜,仍然在细胞外并受到周围神经元电活动的影响,记录的电位变化是一种总和电位,常称作场电位(field potential)、单位放电记录等。有时,通过给予一定刺激并记录放电波形,若放电波形的大小和形态具有"全或无"性质(即不随刺激强度的改变而改变),则可近似地认为属于单细胞记录。

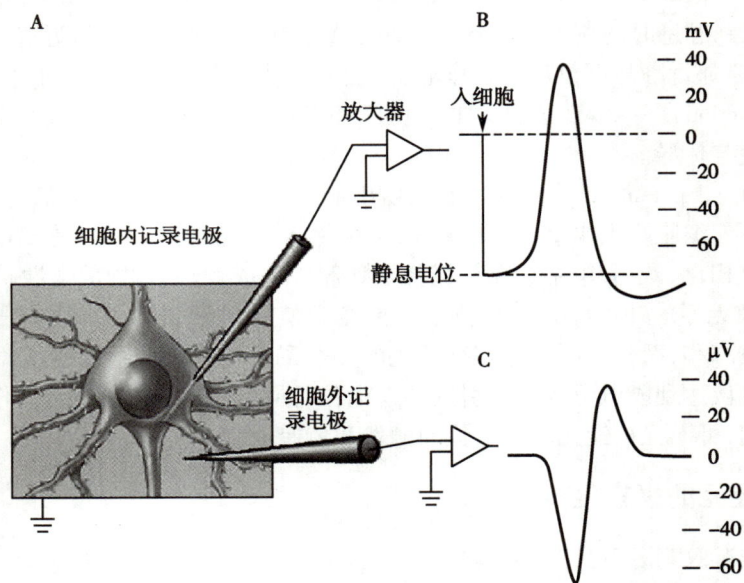

图 2-2 神经元的细胞外记录和细胞内记录
A. 细胞外记录和细胞内记录示意图;B. 细胞内记录的静息电位(约 −70mV)和动作电位;C. 细胞外记录的双相动作电位

微电极阵列(microelectrode arrays)记录属于细胞外记录技术,如在直径约5mm的微区域内排列8×8个直径最小10μm、间距最小30μm的电极,可以在神经组织的微区域对神经元网络进行较高空间和时间分辨率的记录和分析,特别是可以分析出多个神经元各自的电活动特性及其相互关系。而且,随着超薄组织相容性微电极阵列的制作成功,使在体将电极与脑组织形成最佳接触,并最大限度地降低记录电极对脑组织的损伤成为可能。这些无疑都将成为神经元网络活动监测、脑机接口甚至行为控制研究的重要技术。

（二）体表生物电记录

体表生物电记录是指检测电极安置于躯体表层的生物电记录技术，也是一种细胞外记录方法，但记录电极相对远离被检测部位。体表生物电记录除记录到的信号更微弱外，还有更复杂的总和作用，甚至不同来源的生物电信号可以产生明显的干扰，如脑电图记录中眼动产生的肌电活动等。用于检测神经系统活动的体表生物电记录，主要有脑电图和肌电图等。

脑电图（electroencephalogram，EEG）是在无明显刺激情况下，在头皮表面记录到的自发性生物电活动（图2-3）。EEG能将脑内电信号进行定位，并具有高度的时间精确性（微秒级），是观察脑功能活动、监测意识和觉醒-睡眠周期的灵敏指标。由于自发的脑电活动在不同区域不同，所以EEG都采用多导联记录，一般用表面电极（如金属盘状电极）或针式电极，经典的EEG采用10-20系统安置电极，即前后向为鼻根经头顶到枕外隆凸尖连线、横向为左右耳郭前点（外耳道口上方）经头顶相连，以边缘距10%、点间距20%各分为5个点。现在即使高达128导或256导的高密度EEG，也都是在此基础上增加的电极安置点。肌电图（electromyography，EMG）是将针式电极或同芯电极插入肌肉或表面电极置于肌肉表面的皮肤上，通过肌电图仪记录的神经和肌肉电活动。EMG可反映神经、肌肉的功能状态，是监测神经-肌接头兴奋传递的有效方法。

（三）诱发电位与事件相关电位

诱发电位与事件相关电位是用EEG记录技术观察刺激诱发的脑电活动反应。诱发电位（evoked potential，EP）可泛指刺激神经系统包括感受器，在神经系统一定部位引起的与刺激有锁时关系（time-locked）的生物电活动，通常指对感觉通路或与感觉系统相关的结构进行特定刺激，在中枢神经系统引起的可测电位变化（图2-4）。习惯上把诱发电位的晚成分，或由中枢神经系统对感觉信息的处理、运动控制及认知过程所产生的诱发电位称作事件相关电位（event-related potential，ERP）。

三、神经系统的信号传递

由于神经元是通过生物电活动进行信息处理的，神经元间的信息交流也就是携带一定信息的动作电位（神经电信号）的传递。

（一）突触传递

突触传递（synaptic transmission）通常指动作电位在神经元间的传播，也可用于神经元与效应器细胞间的电信号传播。

1. 化学性突触传递 化学性突触传递（chemical synaptic transmission）是指突触前神经元产生的动作电位，诱发突触前膜释放神经递质，跨突触间隙作用于突触后膜，进而改变突触后神经元的电活动（即电-化学-电传递）。其机制在于突触前神经元的动作电位激活突触前膜的电压门控 Ca^{2+} 通道，Ca^{2+} 进入末梢内而诱发囊泡与突触前膜融合，通过出胞作用释放递质，递质与后膜上的相应受体或化学门控离子通道结合，引起跨膜离子电流而改变突触后膜的膜电位。兴奋性递质-受体作用导致正离子（Na^+、Ca^{2+} 和 K^+ 等）的通透性升高，主要是 Na^+ 内流而产生去极化的兴奋性突触后电位（excitatory postsynaptic potential，EPSP），并通过总和达到阈电位水平而在突触后神经元产生动作电位。抑制性递质-受体作用导致负离子通道开放，以 Cl^- 内流为主产生超极化的抑制性突触后电位（inhibitory postsynaptic potential，IPSP），降低突触后神经元的兴奋性。除了这种由经典突触结构完成的定向化学性突触传递外，还有一种非定向突触传递或称非突触性化学传递（non-synaptic chemical transmission），如交感肾上腺素能神经元等通过其轴突末梢上的曲张体（varicosity）进行信息传递。这种类型的传递也见于中枢的单胺类神经纤维末梢等，其特点是递质扩散的距离较远，作用较广泛。

2. 电突触传递　电突触传递（electrical synaptic transmission）是电信号直接通过缝隙连接通道的电流扩布来实现的神经元间传播过程。与化学突触传递相比，电突触的传递几乎没有突触延搁，绝大部分是双向的，并具有信号传递可靠、不易受各种因素的影响，传递速度快、易于形成同步化活动等优点。

（二） 神经递质与神经调质

神经递质（neurotransmitter）是指由神经末梢（突触前成分）所释放，能特异性作用于神经元或效应器（突触后成分）膜上的受体，并产生一定效应的信息传递物质。神经调质（neuromodulator）是对神经递质的信息传递起调节作用的物质。不过，递质可起调质作用，调质也可作为递质而发挥作用。影响神经递质的合成、储存、释放和清除，均可改变其介导的突触传递功能，这也是麻醉药作用的重要靶点之一。

神经递质一般分为三类：①"经典"的神经递质：它们是储存在神经末梢囊泡中的低分子物质，包括乙酰胆碱（acetylcholine，ACh）、去甲肾上腺素（norepinephrine，NE）、肾上腺素、多巴胺（dopamine，DA）、5-羟色胺（5-HT）、组胺、腺苷三磷酸（ATP）、谷氨酸、γ-氨基丁酸（γ-aminobutyric acid，GABA）和甘氨酸等。②神经肽：它们是储存于突触囊泡内的大分子物质，属于多肽，如速激肽、阿片肽等。③一些特殊的或有待确定的候选递质，如一氧化氮（NO）、一氧化碳（CO）、腺苷。

（三） 受体与信号转导

受体（receptor）是细胞中具有接受和转发信息功能的蛋白质，在细胞膜上的称膜受体，在胞质内、胞核内的称胞质受体、核受体，一般将胞内受体统称为核受体。凡是能与受体发生特异性结合的活性物质则称作配体（ligand）。生物学信息（兴奋或抑制）在细胞间或细胞内转换和传递，并产生生物学效应的过程称为细胞的信号转导（signal transduction），通常指跨膜信号转导（transmembrane signal transduction），即配体与受体的相互作用改变细胞功能的过程。通常将受体分为离子通道型受体、G蛋白耦联受体、酶联型受体、招募型受体及核受体等类型，介导了相应的信号转导通路。与神经电信号传递直接相关的主要是离子通道型受体和G蛋白耦联受体介导的信号转导通路，分别介导快的和慢的突触传递。因此，离子通道型受体和G蛋白耦联受体介导的信号转导通路是麻醉药作用的重要靶点。

离子通道型受体通常根据亚单位结构分为Cys-环受体、促离子型谷氨酸受体、环核苷酸受体相关离子通道等。Cys-环受体主要包括烟碱型ACh受体（AChR）、5-HT$_3$受体、甘氨酸受体、GABA$_A$受体等，前两者是非选择性的阳离子通道，而后两者则是Cl$^-$通道。促离子型谷氨酸受体主要包括NMDA受体、AMPA受体和KA受体三种，后两种通常又合称为非NMDA受体，三种受体均为非选择性的阳离子通道，但NMDA受体对Ca^{2+}有较高通透性。环核苷酸受体相关离子通道主要有环核苷酸受体、IP$_3$受体和Ryanodine受体等，都是由胞内配体如cAMP、cGMP、IP$_3$等激活的，也属于非选择性的阳离子通道，而IP$_3$受体和Ryanodine受体主要是胞内钙库上的钙通道。离子通道型受体是直接将胞外或胞内化学信号转化为电学效应，即神经元的生物电活动，故离子通道型受体成为神经电信号在神经通路中进行快速传递的合适机制，如相应神经递质激活烟碱型（N型）AChR、促离子型谷氨酸受体和5-HT$_3$受体，均通过非选择性的阳离子通道开放，产生快EPSP。反之，激活GABA$_A$受体或甘氨酸受体，开放Cl$^-$通道，产生快 IPSP。

G 蛋白耦联受体也称促代谢型受体,其触发的主要是信号蛋白之间的相互作用或级联生物化学反应过程。所介导的信号转导通路主要由信号蛋白和第二信使构成,信号蛋白主要包括 G 蛋白耦联受体、G 蛋白、G 蛋白效应器、蛋白激酶等,第二信使主要包括 cAMP、IP$_3$、DG、cGMP、Ca^{2+}、花生四烯酸及其代谢产物等。由于 G 蛋白耦联受体被激活后必须经过 G 蛋白的转导,甚至通过第二信使系统,才能产生生物学效应,所以产生比较缓慢而持久的反应。在神经系统的突触传递中,通过 G 蛋白或经其转导而影响离子通道的活动,进而产生慢的突触后反应,成为神经信号慢突触传递的主要机制。另外,G 蛋白耦联受体的激活还可间接调制快的突触传递。

四、脑电记录与麻醉监测

(一)脑电图和诱发电位的基本波形

对大脑皮质电活动的记录主要有记录自发脑电活动的脑电图和记录刺激诱发脑电活动的诱发电位两种。

1. **脑电图** 脑电图是在头皮表面记录的脑电波,若打开颅骨后直接从皮质表面记录到的电位变化称为皮层电图(electrocorticogram,ECoG)。根据自发脑电活动的频率,可将正常人脑电图的波形分为 δ 波(<4Hz)、θ 波(4~7Hz)、α 波(8~13Hz)和 β 波(>13Hz)4 种基本波形,其对应的波幅分别为 δ 波 20~200μV、θ 波 100~150μV、α 波 20~100μV、β 波 5~20μV(图 2-3),呈现频率慢的波幅较大、频率快则波幅较小之特点,所以 δ 波和 θ 波通常称为慢波,而 β 波称为快波。正常成人的 α 波是皮质处于安静状态的主要脑电活动表现,其波幅有所变化而呈 α 波梭形,在清醒、安静并闭眼时出现。睁眼时 α 波立即消失而呈现快波(β 波)的现象称为 α 波阻断(图 2-3)。正常成人清醒状态下没有慢波,但困倦时可出现 θ 波,在极度疲劳、睡眠或麻醉状态下可出现 δ 波。由此可见,脑电波中的慢波代表皮质处于抑制状态,而快波表明皮质处于兴奋状态。

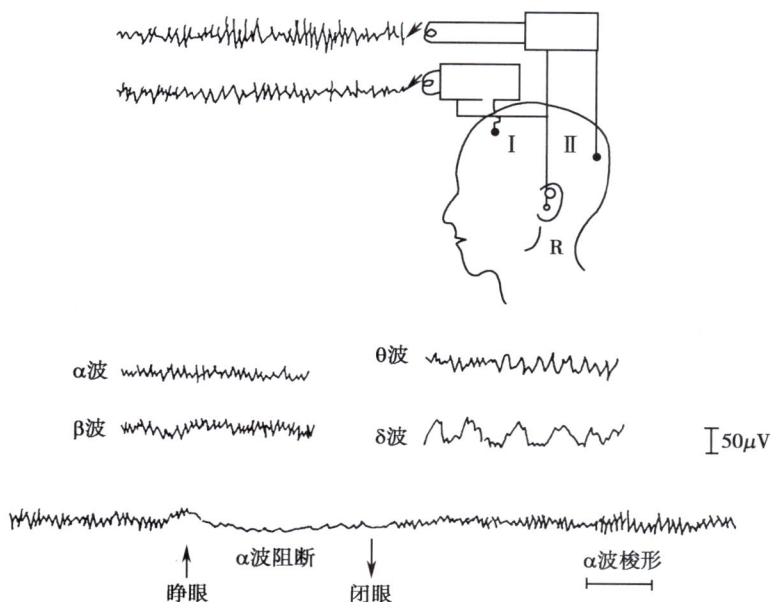

图 2-3 脑电图记录方法和正常脑电图波形

2. 诱发电位的基本波形 常见的诱发电位记录方法就是在脑电图记录过程中加上特定刺激。由于诱发电位呈现在自发脑电活动的背景上,而且与自发脑电波相比,单次刺激在人头皮上记录的诱发电位波幅过于微小,被自发脑电波所掩盖而难于分辨。因此,记录诱发电位必须采用重复刺激进行多次记录,再通过计算机叠加平均技术使其从自发脑电的背景中分离和凸显出来,而脑电波因幅度和方向的随机性,在叠加时相互抵消而衰减,故通常记录的诱发电位又称为平均诱发电位(averaged evoked potential)。临床上常用的主要有刺激躯体感觉系统引起的体感诱发电位(somatosensory evoked potential,SEP)、刺激听觉系统引起的听觉诱发电位(auditory evoked potential,AEP)和刺激视觉系统引起的视觉诱发电位(visual evoked potential,VEP)三种。诱发电位主要有以下共同的特点:①由明确的内、外刺激诱发;②有较恒定的潜伏期;③各种刺激引起的诱发电位在脑内各有特定的空间分布;④特定刺激引起的诱发电位有特定形式,不同感觉系统的形式各异。如图 2-4 所示的就是通过给予声音刺激用头皮电极记录到的 AEP,含有一系列不同潜伏期的波形,代表了刺激听觉感受器(耳蜗)后通过脑干听觉传导通路到达皮质的过程,不仅可以反映听觉系统的功能,也与意识有关,是客观判断认知功能的指标。在 AEP 中,潜伏期为 1 ~ 10ms 部分,以罗马字母 I ~ V 表示其 5 个主要的波,有时也可出现 VI、VII 波,属于脑干听觉诱发电位(brain stem auditory evoked potential,BAEP),来源于脑干,I、III、V 波分别来自听神经、脑桥上橄榄核、中脑下丘。中潜伏期听觉诱发电位(middle latency auditory evoked potential,MLAEP)包括 N_0、P_0、Na、Pa、Nb 波,起源于内侧膝状体和初级听觉皮质。而长潜伏期 AEP 有 P1、N1、P2、N2、P3(P300)波,起源于大脑额叶及相关脑区,反映了神经心理活动,即为事件相关电位(ERP),如常用的 P300。

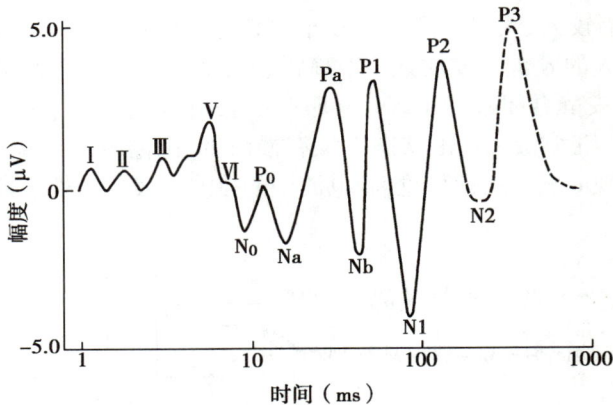

图 2-4 听觉诱发电位示意图

(二) 脑电波的产生机制

通过皮质表面电极的脑电图记录与微电极的皮质神经元胞内电位记录的同步观察,可见皮质表面出现类似 α 波节律的电位,与神经元胞内的突触后电位变化节律相一致,表明皮质表面的电位变化主要源于突触后电位。不过,单一神经元的突触后电位变化不足以引起皮质表面的电位改变,而是由大量神经元同时产生突触后电位并发生总和所引起。由于锥体细胞在皮质内排列比较整齐,其顶部树突互相平行并垂直于皮质表面,其同步的电活动则易于总和而形成强大的电场,产生皮质表面、头皮的电位变化(图 2-5)。至于脑电活动的节律,一般认为是由皮质接受丘脑非特异投射系统的冲动,经锥体细胞产生突触后电位的同步化总和而产生的。这已为相关动物实验所支持,如中度麻醉的动物皮质可自发出现 8 ~ 12Hz 的脑电活动(类似于人类的 α 波),切断皮质与丘脑间的纤维联系则明显减小或消失,但给予丘脑某些非特异性核团8~12Hz节律性电刺激可在皮质记录到相同节律的脑电活动,而且丘脑非特异投射系统的60Hz节律性电刺激使之立即消失而转为快波,脑电出现去同步化现象,类似于人类脑电图中α波阻断现象。

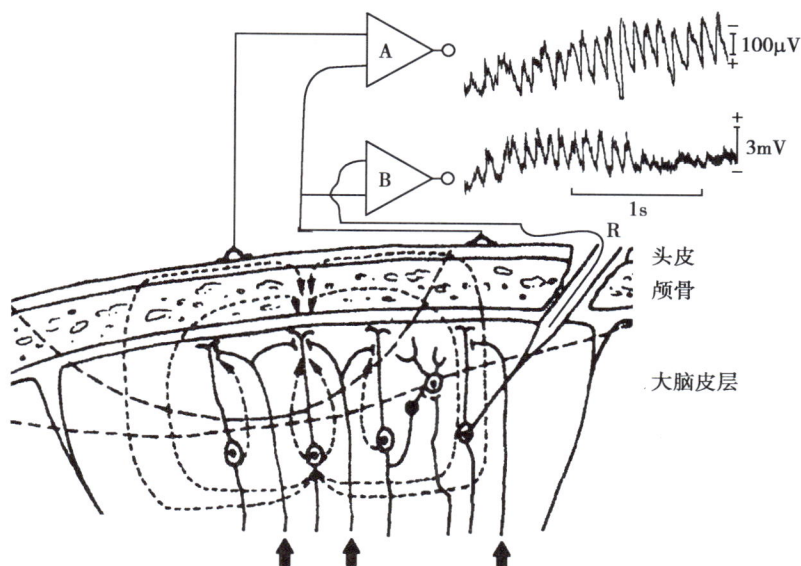

图2-5　脑电波的产生机制示意图
A. 脑电图记录;B. 大脑皮质神经元细胞内记录(R为微电极);底部箭头:传入冲动;细虚线(带箭头)的封闭环路:表示顶树突EPSP产生的细胞外电流的方向及总和;粗虚线开环线:总和电场的等电位线

(三) 脑电监测的意义

由于脑电活动是脑功能活动的表现形式,EEG等又是检测由兴奋性和抑制性突触后电位的总和而产生的皮质电活动,而且这种电活动与麻醉作用有直接的生理相关性,麻醉药也可以影响EEG波形的类型,所以在患者的意识消失而无反应时,脑电监测是一种无创的脑功能监测指标。通常在原始EEG记录基础上,通过各种分析方法计算出脑电双频谱指数(bispectral index,BIS)、患者状态指数(patient state index,PSI)、脑功能状态指数(cerebral state index,CSI)、麻醉趋势指数(narcotrend index,NI)、意识指数(index of consciousness,IoC)等用于衡量麻醉深度的参数(表2-1)。同样,由于诱发电位代表了中枢神经系统在感受刺激后产生的生物电活动,并与意识相关,且对麻醉药物敏感,亦可用于监测麻醉药的作用和麻醉深度,常用的有MLAEP(图2-4)及其听觉诱发电位指数(auditory evoked potential index,AEPI),如常用的自回归听觉诱发电位指数(autoregressive AEP index,或A-line ARX index,AAI)等。通过脑电监测,不仅可以避免麻醉过浅引起的术中知晓和生命体征剧烈波动对心脑血管重要脏器的损害,而且有利于防止麻醉过深产生意外,及其引起的麻醉药品的浪费、麻醉后恢复室滞留时间的延长等。

五、麻醉与手术对神经生物电的影响及神经电生理监测

1. **手术的影响及监测**　手术对神经系统生物电活动的影响主要在于手术的伤害性刺激作用,即刺激感觉神经系统而影响其生物电活动,如手术部位的感受器被刺激后,产生局部去极化并总和而爆发神经动作电位,传至中枢神经系统后,不仅使EEG的α波被阻断而出现β

波,有时还可引起诱发电位。诱发电位的出现频率和种类,则与手术的部位和刺激强度有关。如眼部手术可产生 VEP,内耳手术可产生 BAEP,躯体皮肤手术可产生 SEP。而疼痛刺激可以使 MLAEP 波幅增大。要注意的是,在麻醉状态下手术对神经系统生物电活动的影响还与麻醉深度有关。另外,在神经外科等手术中,还可利用 EEG、诱发电位、运动诱发电位、肌电图来监测手术对相应神经系统的影响,避免误伤神经等。

表 2-1　监测麻醉深度的常用脑电参数

参　数	概　念	临 床 意 义
双频谱指数(BIS)	用特定多变量回归方法将 EEG 功率谱(频率和功率)、相关函数谱(位相和谐波)分析等所得子参数综合而成的参数值	用 100～0 表示大脑皮质的抑制程度,数值越小反映麻醉越深,85～100 清醒状态,65～84 镇静状态,40～64 常规麻醉状态,低于 40 为深麻醉状态
患者状态指数(PSI)	通过专门算法对 4 道高分辨率 EEG 分析所得功率谱和频率谱以及位相等特征信息参数进行计算得出的参数值	用 0～100 代表镇静和全麻状态下的意识水平,数值越大,镇静深度越低,50～100 轻度镇静状态,25～49 一般理想麻醉状态,低于 25 为深麻醉状态
脑功能状态指数(CSI)	通过每秒检测 2000 次脑电活动并分析出 EEG 的特征性子参数,输入电脑自适应的神经模糊推论系统所计算出的参数值	用 0～100 反映意识状态,数值越大表示越清醒,反之则提示镇静程度越深。适合外科手术麻醉深度的范围为 40～60
麻醉趋势指数(NI)	用 Kugler 多参数统计分析方法对 EEG 进行自动分析得到 α、β、θ、δ 波的功率谱等参数,再自动分级并量化而成的参数值	用 100～0 反映患者从清醒到深度麻醉状态,数值越小反映麻醉越深。其分级为 A～F 6 级 12 个亚级,表示从觉醒到深度麻醉,再到脑电爆发抑制期间脑电信号的连续性变化,适宜的麻醉深度应维持在 D～E 级(46～20)
意识指数(IoC)	将 EEG 符号动力学分析的特性参数、浅层麻醉期间的 Beta 比和深度麻醉期间的 EEG 抑制总量 3 个子参数通过一个判别函数组合所确定的参数值	用 0～100 反映意识状态,0 为等电位 EEG,100 为与清醒状态相当的脑电活动。临床麻醉的范围:IoC1(评价镇静)为 40～60,IoC2(评价镇痛)为 30～50
听觉诱发电位指数(AEPI)	将 MLAEP 各波形的波幅和潜伏期通过数学方法转化成的参数值。常用的自回归听觉诱发电位指数(autoregressive AEP index,或 A-line ARX index,AAI)是用外源输入自回归模式(ARX)量化的参数值	AAI 值 0～100 反映镇静/麻醉深度,60～100 清醒状态,40～59 嗜睡状态,25～39 轻度镇静状态,15～24 手术麻醉状态,低于 15 为深麻醉状态

2. **麻醉的影响及监测**　在麻醉状态下或昏迷时 EEG 可发生特征性改变,即随着麻醉的加深,脑电波的频率变慢而波幅增大(同步化),以及等电位周期性出现,并伴有脑电活动的突然改变,称为暴发性抑制。随着麻醉加深,这种暴发性抑制的间隔距离加大,最后成等电位线。

由于原始 EEG 记录和分析的复杂性,以及干扰因素众多,常用定量 EEG(quantitative EEG, qEEG)对原始 EEG 进行自动处理,并获得 EEG 参数来观察麻醉状态下的脑电活动,如综合 EEG 频率和波幅的参数 EEG 活动强度,频谱分析法的参数功率谱(power spectrum)、边缘频率(spectral edge frequency)和中频(median frequency)等。目前临床上常用的有基于 EEG 分析的 BIS、NI、IoC 等,以及基于 MLAEP 分析的 AAI 等参数。临床麻醉过程中通过这些参数指标不仅可以评价镇痛和镇静的效果,也可以监测麻醉深度以预防术中知晓的发生和麻醉后的苏醒延迟。

3. 麻醉药作用的分子靶点 麻醉药对神经系统生物电活动的影响,可以作用于神经元产生生物电活动的离子通道,也可以作用于神经电信号的传递机制。麻醉药作用的分子靶点有:①电压门控离子通道。如局麻药通过阻断手术部位神经纤维的电压门控 Na^+ 通道、取消动作电位的产生,进而抑制伤害性刺激信息的传入;吸入全麻药、高浓度的静脉全麻药异丙酚和氯氨酮也对 Na^+ 通道有阻断作用,使外周或中枢神经系统的神经元不能产生或传导动作电位(图 2-6);乙醚和氟烷能增加 K^+ 通道电导使大鼠海马神经元超极化而产生抑制作用;氟烷、异氟烷可抑制 L 型电压门控 Ca^{2+} 通道,导致化学性突触传递时 Ca^{2+} 内流减少,从而减少递质的释放,降低突触后电位而抑制突触传递。②化学门控离子通道。如氯氨酮特异性阻断 NMDA 型谷氨酸受体,吸入全麻药抑制 NMDA 和非 NMDA 型谷氨酸受体都可抑制兴奋性突触传递;异丙酚增强 $GABA_A$ 受体的作用而促进抑制性突触传递。③G 蛋白耦联受体等介导的信号转导通路。如多数全麻药可直接作用于 G 蛋白而抑制其功能,氯氨酮、异氟烷可升高神经元胞内的 cAMP 含量,异氟烷可抑制 NMDA 激活所致的 cGMP 含量增加等,进而间接调节电压或化学门控离子通道,影响神经元的生物电活动及其突触传递过程。由此可见,麻醉药可以直接或间接地作用于离子通道,进而改变神经元的生物电活动,故神经电生理技术是麻醉监测和麻醉机制研究的重要技术。

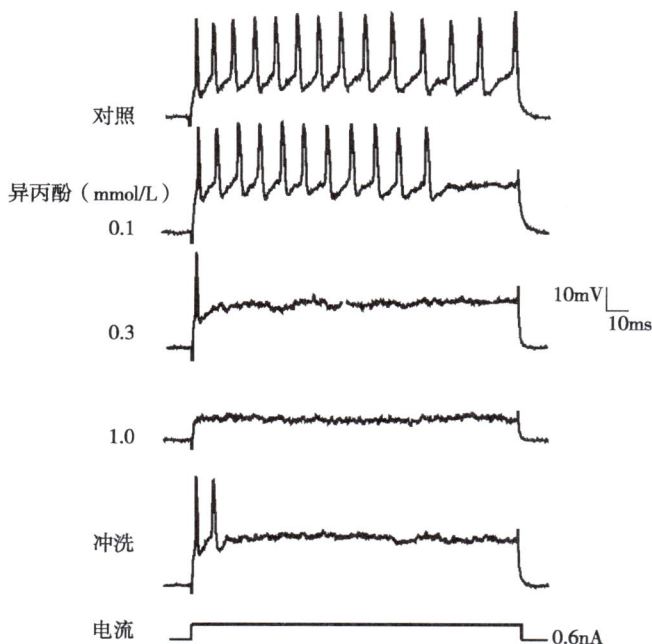

图 2-6 异丙酚对视上核神经元动作电位的抑制作用

第二节　麻醉与意识

一、意识的概念与特征

1. 意识的概念　意识作为脑功能的一般性描述,不同学科有不同的理解,通常认为意识(consciousness)是机体对周围环境、自身生理和心理活动的觉知或体验。意识具有从感觉体验(如视、听、体感觉)到非感觉体验(如意志、情绪、记忆和思维)的多种要素。对这些要素的整合即产生了个体的具体意识体验。临床上注重的是机体对外在和内在刺激的知晓(awareness),包括对外在事件、内在感受及其相互关系的知晓,以及对其觉知过程和反应的知晓。正常人意识清醒,则对环境具有认识、理解、判断和反应的能力。人的意识包括觉醒状态和意识内容两个组成部分。意识内容包括感知、语言、思维、学习、记忆、定向和情感等心理活动。

觉醒(wakefulness)状态是人和高级动物的普遍生理现象,是意识内容活动的基础。当脑干网状结构上行激动系统传入冲动激活大脑皮质,使其维持一定的兴奋状态时,机体表现为觉醒。同时,大脑皮质感觉运动区等多个区域也发出下行纤维兴奋脑干网状结构。如果维持觉醒的不同部位受到损伤,便可产生不同程度的意识障碍。意识内容的形成是大脑皮质复杂的心理活动过程。人意识内容活动的核心是语言和思维,其中语言是意识内容的外在表现,思维是语言在脑内形成的活动过程。大脑两半球的功能到成年已高度分化,形成一侧优势。语言中枢所在的大脑半球称为优势半球(dominant hemisphere),大部分人(右利手者)的语言中枢位于左半球;而右半球在非词性的认知功能方面起着主导作用,如形象思维、观察力和综合能力等。大脑皮质两半球的高级功能具有明确的分工,高度的可塑性,且相互制约与补偿,这是人类意识内容活动的基本规律。全麻药能使意识消失,在于既抑制了脑干网状结构上行激动系统的功能,又抑制了大脑皮质的活动。

学习和记忆是意识内容的重要成分,也是思维活动的基本环节。学习(learning)是个体获取环境新信息改变自身的神经活动过程,记忆(memory)则是将获得的信息进行储存和提取的神经活动过程。学习是记忆的前提,记忆是学习的结果体现,两者不能分离。学习有非联合型学习和联合型学习两类,条件反射属于联合型学习,而人类的学习方式多为联合型学习,如语言、文字的学习等。记忆按信息储存和回忆方式分为陈述性记忆和非陈述性记忆。陈述性记忆(declarative memory)又称外显记忆(explicit memory),指可以用语言来描述的关于过去经历或事件的记忆,其内容包括事实、事件、情景以及它们间的相互关系等;非陈述性记忆(non-declarative memory)也称为内隐记忆(implicit memory),指在无意识参与的情况下建立、其内容也无法用语言来描述的记忆,如运动技巧和技能的掌握、习惯的养成等。

2. 意识的特征

(1) 意识是神经系统的功能活动:如前所述,意识的水平主要取决于脑的功能状态,特别是大脑皮质的功能状态。因此,在全麻药的作用下,大脑功能被抑制可出现意识暂时的可逆性丧失。

(2) 意识具有主观能动性:动物与人均存在控制行为的意识,即有选择活动的能力。

(3) 意识具有易变性:一个人在不同时间的意识程度存在差异,如人从正常觉醒状态到瞌睡、浅睡,然后到深睡,则自身的感觉和对环境的认识逐渐模糊、淡漠甚至消失。

(4) 意识以感觉为先决条件:各种原因引起的感觉传入冲动减少或缺乏,均可导致意识水平的降低。多种药物尤其是某些麻醉药,可抑制脑干网状结构上行激动系统,阻断传入冲动对意识产生的维持,即呈现麻醉效应。

(5) 意识以记忆为先决条件:记忆既是意识的内容,又是多种意识成分的基础。全身麻醉后可出现极短暂的近期记忆丧失,即对术前发生的某些事情遗忘,患者完全苏醒后记忆立即恢复。

二、意识的产生机制

(一) 觉醒状态的维持机制

觉醒状态包括行为觉醒与脑电觉醒(脑电图呈现去同步化快波)。根据觉醒时有无意识内容的活动,可将觉醒状态区分为意识觉醒(mind wakefulness)与无意识觉醒(mindless wakefulness)两种类型。

1. 皮质觉醒的维持　皮质觉醒是指人对外界刺激产生反应时,具有清晰的意识内容活动和高度的机敏力,它有赖于上行投射系统的活动来维持。上行投射系统包括特异性上行投射系统和非特异性上行投射系统。

(1) 特异性上行投射系统(specific ascending projecting system):指经典的感觉传导通路的总和,主要包括传导头面部和躯体的浅感觉、深部感觉、听觉、视觉和内脏感觉的传导纤维,经特定通路到达丘脑的特异感觉接替核换神经元,再经内囊固定地投射到大脑皮质中央后回等特定感觉中枢,产生相应的感觉。

(2) 非特异性上行投射系统(nonspecific ascending projecting system):指脊髓上行感觉传导束到达脑干后,发出侧支与网状结构内的神经元发生多次突触联系,再经丘脑非特异投射核换神经元后,发出的纤维广泛投射到大脑皮质。它包括网状结构上行激动系统(ascending reticular activating system)和上行抑制系统(ascending inhibiting system)。上行激动系统能提高大脑皮质的兴奋性,是维持觉醒和产生意识内容的基础。大脑皮质的感觉运动区等脑区、下丘脑也有下行纤维到达脑干网状结构并使之兴奋。而上行抑制系统则抑制大脑皮质的兴奋或改变大脑皮质的正常兴奋水平。两者相互作用以确保意识内容活动的产生。

2. 皮质下觉醒的维持　皮质下觉醒是指觉醒、睡眠交替出现的周期(昼夜节律)以及情绪、自主神经功能和内分泌功能等本能行为。因此,皮质下觉醒的维持涉及下丘脑的生物钟、脑干网状结构上行激动系统和下丘脑的行为调控等。其中下丘脑后区和中脑网状结构之间存在神经环路,视交叉上核和内脏感觉传导通路也与下丘脑后区和中脑中央灰质相联系。正是这些联系可将昼夜节律和内脏感觉的双重冲动一并传至丘脑非特异投射核和边缘系统,使皮质下觉醒状态得以维持。

综上所述,皮质觉醒与皮质下觉醒都是在网状结构上行激动系统和抑制系统作用下产生的。觉醒激动系统主要包括网状结构上行激动系统、下丘脑和大脑皮质多个脑区;觉醒抑制系统包括延髓网状结构、尾状核及其发出的皮质投射纤维和下丘脑前区。这些激动和抑制系统属于多递质系统,与激动作用有关的神经递质主要有谷氨酸、ACh、NE 和 DA 等,而与抑制作用有关的主要有 GABA、甘氨酸、5-HT。因此,觉醒激动系统和觉醒抑制系统的结构损伤或递质代谢紊乱均可引起不同的意识内容和觉醒障碍。

(二) 意识内容的产生机制

意识内容活动的具体产生机制尚未完全阐明。20 世纪初,前苏联生理学家巴甫洛夫创立的条件反射和第二信号系统学说仍是解释大脑皮质实现其复杂分析功能的基础。鉴于意识内容的极端复杂性,目前对意识内容的机制研究主要是寻找具体意识内容的脑结构相关性。例如,对于学习和记忆而言,条件反射或信号系统建立的过程就是简单的学习与记忆的过程。目前认为,人的记忆过程通常分为感觉性记忆(持续时间小于 1s)、第一级记忆(持续时间数秒)、第二级记忆(持续时间达数分钟至数年)、第三级记忆(持续时间数年至数十年)四个阶段,前两个阶段为短时性记忆,后两个阶段为长时性记忆;陈述性记忆和非陈述性记忆在脑内多重记忆系统中分属不同子系统,如陈述性记忆主要涉及内侧颞叶、前额叶皮质等,而非陈述性记忆则呈现多样化;突触可塑性(synaptic plasticity)是学习和记忆的重要生理学基础。全麻状态导致手术期间的记忆缺失或遗忘就是全麻药对学习和记忆过程的干预所致。

三、麻醉状态下的意识变化与可能机制

麻醉状态下的意识活动、感觉和绝大多数反射均逐渐丧失,但这种丧失是暂时的、可逆的,随着患者逐渐苏醒,意识也逐渐恢复。意识随麻醉药物剂量的增加逐级变化,表现在认知功能和对麻醉中事件的记忆呈逐级变化,该变化可以客观测量用来反映麻醉深度。认知功能分为4级:①有意识的知晓,有清楚记忆;②有意识的知晓,无清楚记忆;③无意识的知晓,无清楚记忆,但有模糊记忆;④无知晓,即在麻醉诱导过程中,伴随着脑中麻醉药物浓度的逐渐升高,患者表现出有清楚记忆、经提醒记起术中事件,直至清楚记忆消失。关于全麻药物作用于中枢神经系统并产生意识暂时消失的机制,目前主要存在两种不同的观点。

1. **特异性的区域结构作用**　该观点认为机体的意识觉醒状态是由中枢神经系统中特定的神经元细胞群或解剖结构所维持。研究显示,全麻药对丘脑和中脑功能的抑制可能是产生意识消失作用的关键,这与全麻药作用于特定的神经结构而产生意识消失的假说相一致,也与Newman和Baars提出的中脑网状结构-丘脑激活系统决定意识觉醒状态的理论相吻合。可以推断,虽然各种全麻药作用的神经通路不尽相同,但是意识消失的产生可能最终都是通过抑制中脑和丘脑的功能而得以实现。

2. **中枢的整体整合作用**　该观点认为意识觉醒状态与整个中枢神经系统信号传导网络的整合活动有关,如神经元间的同步化活动、神经振荡和适应性共振等。意识的消失是全麻药对这种整合活动的抑制或阻断的结果,而与特定的神经元细胞群或解剖结构无关。主要依据是:①神经生物学理论。研究表明,全麻状态下神经元的兴奋性突触后电位的降低或抑制性突触后电位的增强在对单个神经元功能产生明显影响前,对神经系统或网络产生显著抑制,这与临床上较低浓度全麻药即能使患者意识消失相一致。②量子理论。全麻药气体分子可通过与$GABA_A$、ACh、$5-HT_3$等受体蛋白的疏水性袋口之间的结合和相互作用,来防止蛋白质的构象变化及意识的产生。

四、意识障碍与麻醉深度监测

(一) 意识障碍

意识障碍(disturbance of consciousness)是指意识清晰度下降和意识范围改变,也即意识活动能力的异常。意识障碍分为两大类,即觉醒度改变为主的意识障碍和意识内容改变为主的意识障碍。

1. **以觉醒度改变为主的意识障碍**

(1) 嗜睡(somnolence):是最轻的意识障碍。患者表现为持续性睡眠状态,但可唤醒。唤醒后可勉强配合检查及回答简单问题,但停止刺激后又立即进入睡眠状态。

(2) 昏睡(sopor):是较严重的意识障碍。患者处于沉睡状态,其觉醒水平、意识内容和随意运动均明显降低,尽管高声呼唤或其他较强烈刺激能唤醒,但答话含糊、简单而不完全,停止刺激则很快入睡。

（3）昏迷（coma）：是最严重的意识障碍。患者意识持续中断或完全丧失、各种强刺激均不能唤醒，随意运动消失。按严重程度可将昏迷分为三级：①浅昏迷：患者意识完全丧失，但仍有少量的无意识自发动作，对周围事物及声、光等刺激无反应；对强烈刺激如疼痛刺激可有痛苦表情和回避性动作，但不能唤醒。角膜反射、吞咽反射、咳嗽反射和瞳孔对光反射仍然存在，生命体征无明显改变。②中昏迷：对外界的正常刺激无反应，自发动作很少。对强刺激的防御反射、角膜反射和瞳孔对光反射减弱，大小便潴留或失禁、生命体征已有改变。③深昏迷：对外界任何刺激无反应，全身肌肉松弛，无任何自主活动，眼球固定，瞳孔散大，各种反射消失，大小便大多失禁；生命体征已有明显改变，呼吸不规则，血压可有改变。

2. 以意识内容改变为主的意识障碍

（1）意识模糊（clouding of consciousness）：主要表现为注意力减退，情感反应淡漠，对时间、地点、人物的定向能力障碍，活动减少，语言连贯性差。对外界刺激有反应，但低于正常水平。

（2）谵妄（delirium）：是一种急性的脑高级功能障碍。患者对客观环境的意识能力及反应能力均有下降，表现为认知、注意力、定向和记忆功能受损，思维推理迟钝，语言功能障碍，错觉、幻觉，睡眠-觉醒周期紊乱，多伴有紧张、恐惧和兴奋不安，可出现冲动和攻击性行为等。

（二）与意识有关的麻醉深度监测

尽管麻醉状态下意识活动的暂时丧失与病理性意识障碍明显不同，但其意识清晰度的逐级减弱过程，同样是意识能力的异常。除了上述认知功能分级方法外，目前临床上用于监测全麻过程中意识水平变化的麻醉深度监测仪，主要的观察指标有脑电双频谱指数（BIS）和中潜伏期听觉诱发电位（MLAEP）。BIS是监测药物镇静催眠作用的特殊技术，研究表明其对多种镇静药和麻醉药有很好的敏感度和特异性，其值的下降与麻醉药浓度、意识丧失程度有显著的相关性，尽管不同麻醉药间差异较大，一般意识消失的BIS值在50左右。MLAEP有明确的传导通路意义（产生于内侧膝状体和初级听觉皮质），其特性是大脑对刺激反应的客观反映，而且听觉在全麻中最后丧失，其参数又与多种全麻药剂量、意识水平密切相关，较为适合麻醉深度的监测，表现为麻醉的加深，其波幅降低和潜伏期延长。目前临床上常用将波形指数化的听觉诱发电位指数如AAI来监测，其数值与多种全麻药作用有显著的相关性。

五、全麻对记忆的影响与术中知晓

（一）全麻对记忆的影响

全麻过程中，全麻药可通过干扰记忆和回忆过程而产生遗忘效应，其机制涉及从信息输入到信息回忆的多个环节：①提高感知阈值，减弱输入信息强度；②干扰神经传导，减少到达皮质中枢的信息量；③干扰信息固化，使短期记忆不能转化为长期记忆；④干扰回忆机制而使现有的信息不能输出。因此，全麻对记忆的影响主要是导致暂时的顺行性遗忘，干扰瞬时或短时记忆、陈述性记忆等。顺行性遗忘是指不能形成新的记忆，但已形成的记忆不受影响；逆行性遗忘是指不能回忆记忆障碍之前一段时间的经历，但能形成新的记忆。

鉴于突触可塑性可能是学习和记忆的重要机制，相应记忆系统中的突触传递及其受体则是全麻药的重要作用靶点。同样，既然抑制兴奋性突触传递、增强抑制性突触传递是全麻药产生全麻作用的重要机制，而兴奋性氨基酸递质及其NMDA受体又是突触可塑性的重要分子机制，有人认为直接或间接地抑制NMDA受体可能是全麻致遗忘作用的共同通路。

在目前发现具有明确致遗忘作用的全麻药中，氯胺酮是NMDA受体的非竞争性拮抗剂，能引起脑部特定部位兴奋和其他部位抑制的状态,导致 EEG-BIS 始终处于"清醒"状态,并可有梦境等表现,但意识、对外界刺激的相关反应和记忆均消失,即所谓"分离麻醉",属明确的顺行性遗忘作用。咪达唑仑等通过增强海马中的 GABA$_A$ 受体对记忆的抑制性调控产生顺行性遗忘作用,损害陈述性记忆。异丙酚具有增强和激活 GABA$_A$ 受体以及抑制 NMDA 受体作用,更有利于遗忘。东莨菪碱作为 M 受体拮抗剂,小剂量即具有镇静作用,并可干扰短时记忆向长时记忆的转化,并影响回忆的过程,进而消除外显记忆。这些药物以抑制外显记忆为主,而吸入全麻药可同时消除外显记忆和内隐记忆,其机制与影响谷氨酸释放的突触前抑制有关。

(二) 术中知晓

术中知晓(intraoperative awareness)即全麻下的手术中知晓,是指全麻下的患者在手术过程中出现了有意识(conscious)的状态,并且在术后可以回忆(recall)起术中发生的与手术相关联的事件。其中意识指患者能够在其所处的环境下处理外界信息的一种状态,回忆指患者能够提取(retrieve)其所存储的记忆。鉴于术中尚无法准确判断患者是否出现了有意识状态,故知晓实际上是定义为回忆,也就是术中的记忆。尽管术中的记忆应包括外显记忆和内隐记忆,但要判断术中有无内隐记忆的发生,除非患者术后表现出明显的精神心理方面的障碍,否则要通过心理学的专门测试方法才能够分析和鉴别出来。因此,目前麻醉学界主要把术中知晓限定在外显记忆部分,并通过国际通用用语进行术后调查来判断。术中知晓的发生率为 0.2% ~ 0.4%,高危人群超过 1%,但高达 30% ~ 50% 术中知晓患者出现创伤后应激障碍(PTSD)。因此,现在的麻醉目标中已包括避免术中知晓和术后认知功能障碍,并成为全麻工作中面临的难题。

目前术中知晓的原因仍不十分清楚,但有证据表明术中麻醉偏浅(如较长时间的 BIS 值高于 60)可能是发生术中知晓的主要因素,不过也存在麻醉没有偏浅却有术中知晓的病例。一般认为相关麻醉史、手术种类、麻醉管理等方面可能是危险因素,如心脏手术、剖宫产术发生率高,这与手术的刺激强度、麻醉镇静的深度以及术中药物代谢变化有关。另外,术中知晓可以发生在手术全过程,但较多在手术临近结束时,其知晓的内容主要是听到声音或感受到手术刺激的影响。根据麻醉中听觉诱发电位的监测显示,短潜伏期 AEP 对全麻药不敏感,表明在听觉从耳蜗到听觉皮质的传导通路中,内侧膝状体以前部分需要更高浓度的全麻药才能抑制,故听觉是全麻中最后消失,又是苏醒时最先恢复的感觉,进而听到声音也成为最多见的知晓内容。目前认为,减少术中知晓发生的策略涉及术前评估、术中麻醉管理和术后处理诸方面,其中通过脑功能监测(如 BIS、AAI 等)控制有效麻醉深度是最关键的措施。

第三节 麻醉与疼痛

一、疼痛的概念与生物学意义

疼痛(pain)是一种与组织损伤或潜在的损伤相关的不愉快的主观感觉和情感体验,是大多数疾病的共有症状,为人类共有且差异很大的一种不愉快的感觉。疼痛包括痛觉和痛反应两种成分。痛觉是指躯体某一部分厌倦和不愉快的感觉,主要发生在脑的高级部位,即大脑皮质。痛反应的发生与中枢神经系统的各级水平有关,主要有屈肌反射、腹肌紧张性增强、心率加快、外周血管收缩、血压升高、呼吸运动改变、瞳孔扩大、出汗、呻吟、恐惧、烦躁不安和痛苦表情等。

疼痛的主要生理意义是为机体提供受到伤害的警报信号,使机体迅速做出逃避或防御反应。但严重的疼痛给患者带来痛苦,医生常以疼痛作为诊断疾病的依据之一,并尽力为患者消除疼痛或减轻痛苦。当然,手术也必须在消除或减轻疼痛的情况下才能进行。

疼痛的个体差异很大,即使同一个体也常因外周环境、机体状态、主观心理活动的变化以及过去经验的影响而发生变化,有关疼痛的研究正日益受到重视。体内除有痛觉产生的装置外,还有镇痛装置,即内源性痛觉调制系统,它可抑制伤害性刺激在中枢的传递和整合。

疼痛有多种分类方法,根据疼痛的起因、部位、性质和时程,可将其分为两大类:伤害性疼痛和病理性疼痛。

(一) 伤害性疼痛

伤害性疼痛可分为躯体痛和内脏痛。躯体痛又可分为刺激皮肤引起的体表痛和刺激肌肉、关节、肌腱和骨膜等引起的深部痛。

1. **浅表痛** 当伤害性刺激作用于皮肤时,可先后产生快痛(acute pain)和慢痛(chronic pain)两种不同性质的痛觉(表2-2)。

表2-2 两种疼痛的比较

	快痛	慢痛
传导纤维	A_δ	C
传导速度	较快	较慢
髓鞘	有	无
兴奋阈值	低	高
发生时间	立即	$0.5 \sim 1.0s$
投射区域	投射到大脑皮质的第一体表感觉区	弥散地投射到大脑皮质和边缘系统
定位	明确	不清
性质	锐痛	钝痛

2. **深部痛** 与体表痛相比,伤害性刺激引起深部痛的特点是定位不明确,可伴有恶心、出汗和血压的改变。在骨、肌腱和关节损伤出现疼痛时,可反射性引起邻近骨骼肌收缩,肌肉的持续收缩导致缺血,而缺血又引起疼痛的进一步加剧。缺血引起肌肉痛的机制仍不清楚,可能是肌肉收缩时局部组织释放一种化学物质。当肌肉持续收缩而发生痉挛时,血流受阻而该物质在局部堆积,刺激了痛觉感受器,于是形成恶性循环,使痉挛进一步加重。当血供恢复后,该致痛物质被带走或降解,痛觉就减轻或消除。此致痛物质可能是 K^+。

3. **内脏痛与牵涉痛**

(1) 内脏痛:内脏痛(visceral pain)是指内脏组织因牵拉、缺血、炎症、平滑肌痉挛或化学刺激等引起的疼痛。

内脏痛的特征是:①疼痛缓慢、持续时间较长;②定位不准确,对刺激的分辨力差;③对烧灼、切割等刺激不敏感,但对机械性牵拉、缺血、痉挛、炎症及化学刺激很敏感;④往往可引起牵涉痛。

内脏无本体感觉,温度觉和触觉也很少,主要是痛觉,但其感受器分布明显比躯体稀疏。内脏痛觉主要经交感神经中的传入纤维传入,部分内脏(食管、气管和部分盆腔脏器)痛由副交感神经(迷走神经、盆神经)中的传入纤维传入,沿着躯体感觉的同一通路上行,也经脊髓丘脑束和感觉投射系统到达皮质。

内脏痛特别能引起不愉快的情绪反应,这可能是因为内脏痛的传入通路与引起恶心、呕吐及其他自主神经效应的通路之间有密切的联系。

内脏疾患除了引起患病脏器本身的疼痛外,还能引起邻近体腔壁骨骼肌的痉挛和疼痛。此外,胸膜或腹膜受到炎症等刺激时,由于体腔壁浆膜受到刺激而产生疼痛,称为体腔壁痛(parietal pain)。这种痛与躯体痛相类似,也是由躯体神经,如膈神经、肋间神经和腰上部脊神经传入的。

(2) 牵涉痛:内脏疾患往往引起与疼痛起源部位不同位置的体表部位发生疼痛或痛觉过敏的现象,称为牵涉痛(referred pain)。例如,心肌缺血时,可发生心前区、左肩和左上臂的疼痛;胆囊病变时,右肩会出现疼痛;阑尾炎时,常感上腹部或脐区有疼痛等。躯体深部痛也有牵涉痛的表现。牵涉痛的部位与皮肤、深部躯体和血管传入信息传递到背角神经元比例的会聚有关,以便脊髓丘脑束神经元获取内脏和体表覆盖区的会聚传入信息。内脏 A_δ 和 C 纤维的比例为 1:10,而在皮肤中为 1:2,且内脏传入纤维支配较感受野更大的区域,这也是内脏痛较躯体痛定位差、呈钝性的原因。

4. 手术后疼痛 手术创伤和刺激引起的疼痛称为手术后疼痛。手术后疼痛含伤害性疼痛、炎性痛、神经病理性疼痛等多种疼痛成分。按损伤部位可以分为躯体痛和内脏痛。手术后疼痛可引起循环、呼吸功能紊乱,以及内分泌、代谢功能失调,这种变化常延续几天甚至几周,严重者可影响手术效果和患者的康复。

手术后疼痛的持续时间和疼痛程度受性别、年龄和社会文化背景、受教育程度、道德修养等影响,也与手术种类、手术创伤程度和部位有关。而手术后疼痛的发生及其程度和持续时间与麻醉方法、用药种类及剂量有关。局部麻醉时,一旦局部麻醉药作用消失,手术创口即可出现疼痛;吸入麻醉或静脉复合麻醉患者的手术后疼痛主要与麻醉诱导和麻醉维持期间所用镇痛药物种类和剂量有关。

(二) 病理性疼痛

病理性疼痛可根据病因分为炎症性疼痛、神经病理性疼痛和功能性疼痛。

1. 炎症性疼痛 细菌、病毒感染或创伤、外科手术等引起的外周组织损伤,炎症介质由损伤细胞、免疫细胞和神经末梢释放,导致局部组织炎症而引起损伤区和损伤周围区的疼痛,这种由炎症引起的疼痛称为炎症性疼痛。炎症性疼痛随着炎症消失或组织修复而减轻或消失。

2. 神经病理性疼痛 神经病理性疼痛是指由外周或中枢神经系统的病变或功能紊乱所引起的疼痛,可因神经系统受到无伤害或有伤害的刺激及许多疾病所诱发。以自发性疼痛(spontaneous pain)、痛觉过敏(hyperalgesia)和触诱发痛(allodynia)为特征。痛觉过敏表现为对伤害性刺激敏感性增强和反应阈值降低,对正常较弱的疼痛刺激产生了较强的疼痛反应。触诱发痛是指在正常生理状态下不引起痛觉的刺激(如触摸)引起疼痛。自发痛是指在没有外界刺激的条件下而感到的疼痛。

3. 功能性痛 功能性痛(functional pain)是没有明显可见的神经学病变和外周异常的条件下,神经系统功能和反应异常引起的疼痛,如紧张性头痛。

4. 癌痛 癌痛(cancer pain)是复合类型的疼痛,如按解剖学可以分为躯体痛、内脏痛和神经痛。躯体痛占癌痛大多数,是由肿瘤压迫、浸润或转移引起神经纤维狭窄,肿瘤导致实质内脏的管道系统梗死和血管阻塞所致。内脏痛因骨盆、胸腹部等脏器受肿瘤浸润、压迫或牵拉所致。神经病理性疼痛因肿瘤细胞浸润或治疗引起神经末梢或中枢神经系统受损所致。

5. 幻肢痛 幻肢痛(phantom limb pain)是指患者截肢后在截肢部位发生的疼痛,属神经病理性疼痛的一种特殊类型。幻肢痛发生率不受性别、左右侧、截肢病因和位置的影响。幻肢痛在因先天原因截肢的患者和低龄儿童发生率较低。

幻肢痛的发生与许多机制有关,涉及外周、脊髓、脑干、丘脑和大脑皮质。外周原因可能是神经切断后形成神经瘤,神经瘤对化学及机械刺激表现为异常诱发和自发的活动,钠离子通道的表达增强和异常异位、诱发和自发性电活动增强。脊髓的可塑性改变、中枢重建、心理因素可能是其中枢原因。

二、疼痛产生的机制

(一) 伤害感受器及传入神经纤维

伤害感受器(nociceptor)是产生痛觉信号的外周换能装置,主要是游离神经末梢,广泛分布于皮肤、肌肉、关节、角膜、脊髓、腹膜、小血管的毛细血管旁结缔组织和内脏器官。该感受器的特征有:没有特异性的适宜刺激,对伤害性热、强机械刺激和化学刺激均产生反应,属多觉性;在刺激增强时很少产生适应;不同组织中的伤害性感受器在结构上无明显差异,但反应特性不同。因此,伤害性感受器可分为三类:第一类为机械伤害性感受器,主要分布于皮肤,有多类传入纤维,包括 A_β、A_δ 和 C 类,仅对施加于感觉野上的重压起反应;第二类为机械温度型伤害性感受器,主要分布于皮肤,属 A_β 传入纤维,对机械刺激能做出中等反应,但对温度刺激则发生随温度递增的强反应;第三类为多觉型伤害性感受器(polymodal nociceptor),遍布于皮肤、骨骼肌、关节、内脏器官,数量多,对强的机械、温度和化学致痛刺激敏感,传入纤维为 C 类。

当伤害性刺激作用于局部组织时可使组织释放一些具有致痛作用的物质。这些物质的细胞来源不完全相同,但都能激活伤害性感受器,或使其阈值降低而敏感化。致痛物质主要有三个来源:①直接来自损伤细胞,主要有 K^+、组胺、ACh、5-羟色胺和三磷腺苷等。②由损伤细胞释放一些酶,在局部合成一些物质,如前列腺素、白细胞三烯,或通过白细胞游走及血浆蛋白带到损伤部位被酶解而形成,如缓激肽。③由伤害性感受器本身释放的物质,如 P 物质。这些致痛物质能直接兴奋伤害性感受器或使该感受器的阈值降低而敏感化。例如,细胞损伤时释放的 K^+ 能直接刺激神经末梢,并使神经末梢去极化而敏感化。从血小板和肥大细胞释放的5-HT 能作用于 5-HT$_3$ 受体直接激活感觉神经元引起疼痛,也可通过 5-HT$_1$ 受体和 5-HT$_2$ 受体使伤害性感受器敏感化(图 2-7)。

此外,辣椒素、氢离子、细胞因子、降钙素基因相关肽等均能引起疼痛。辣椒素是辣椒中的主要活性成分,它是一种选择性影响伤害性感受神经元的神经毒。皮下注射辣椒素可引起疼痛,但是随后又可降低机体对疼痛的感受性,特别是对化学物质和热刺激引起的疼痛,具有镇

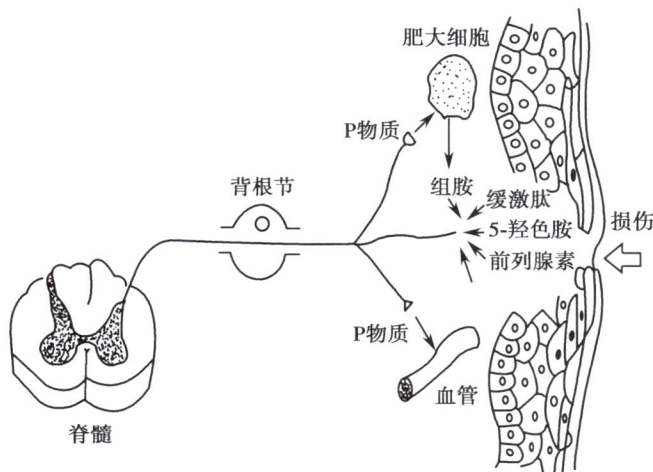

图 2-7　损伤引起外周组织释放的化学物质和激活的化学感受器示意图

痛样作用。辣椒素可以特异性阻断河豚毒不敏感 Na^+ 通道电流,而对河豚毒敏感 Na^+ 通道无阻断作用。氢离子通过刺激短暂的钠离子通道或通过选择性较差的开放性 Na^+、K^+、Ca^{2+} 通道,而使伤害性感受器发生除极。细胞因子在外周炎症痛和损伤性神经病理痛的产生和持续中起重要作用。

(二)痛觉信号向中枢传递

痛觉信息进入痛觉的初级中枢脊髓背角后,经脊髓丘脑束、脊髓网状束、脊髓中脑束、脊颈段和三叉丘脑束等痛觉上行传导通路将信息传达到丘脑和大脑皮质等脑的高级中枢。与痛觉有关的中枢有:

1. **脊髓** 脊髓是痛觉信号进入中枢后的第一级整合中枢,伤害性感受器的传入纤维与脊髓背角浅层细胞构成突触联系。Rexed 将脊髓分为 X 层(图2-8),与感觉传入有关的神经元主要在 Ⅰ~Ⅶ层和 X 层。A_δ 传入纤维和 C 传入纤维由背根经 Lissauer 束进入脊髓背角,皮肤的 A_δ 传入纤维终止在 Ⅰ、Ⅴ、X 层;传导伤害性感受的 C 传入纤维终止在 Ⅱ层。传递非伤害性信息的 A_δ 传入纤维终止在 Ⅲ~Ⅴ层;内脏传入纤维主要终止于 Ⅰ、Ⅱ、Ⅴ 和 X 层;肌肉传入则主要在 Ⅰ层和 Ⅴ层的外侧部。

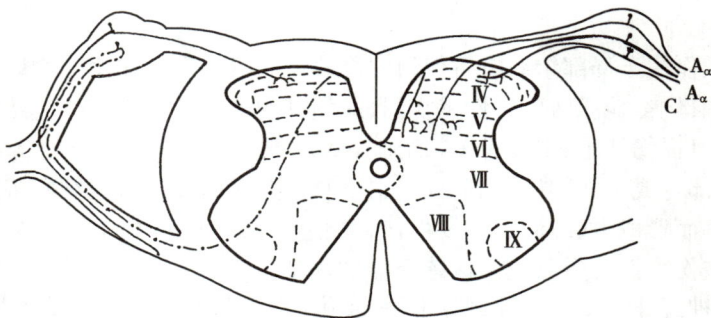

图 2-8 脊髓灰质的 Rexed 分层图解

手术引起组织损伤,从而导致组胺及肽类(如缓激肽)、脂质(如前列腺素)、神经递质(如血清素)以及神经营养因子(如神经生长因子)等炎性介质的释放。炎性介质的释放导致外周伤害性感受器的激活,引起伤害性信息向中枢神经系统传导及传递,同时介导神经源性炎症的产生,进一步引起外周炎性递质(如 P 物质和降钙素基因相关肽)的释放,从而导致血管扩张和血浆渗出。伤害性刺激由外周伤害性感受器传导,经外周、内脏和躯体的 A_δ 神经纤维和 C 神经纤维传递到脊髓背角,并在此将外周伤害性传入和下行调节系统的信息整合;伤害性信息的进一步传递受脊髓复杂调节系统的影响,一部分冲动传递到脊髓前角和前外侧角形成节段性的反射,这可能与骨骼肌张力增加、膈神经功能的抑制以及胃肠活动的减弱有关;其他的冲动则通过脊髓丘脑系和脊髓网状系统传递到更高级的神经中枢,产生脊髓上和皮质反应,最终形成痛觉。

2. **丘脑** 除嗅觉外的感觉传入刺激必须经过丘脑才能到达大脑皮质。因此,丘脑是重要的痛觉整合中枢。外周伤害性传入冲动经脊髓背角神经元整合之后,上行传递到丘脑不同的核团(主要有腹后核群、后核群、髓板内核群和丘脑中央下核)后换神经元,然后投射到大脑皮质的痛中枢。

3. **大脑皮质** 大脑皮质是产生痛觉的最高级中枢,接受丘脑各核团的投射纤维。近年来大量人体实验研究证明,实验性急性痛和神经病理性痛激活的脑区不同。实验性急性痛激活对侧的脑区,包括大脑体感Ⅰ区、大脑体感Ⅱ区、前扣带回、脑岛和前额皮质,表明这些脑区参与急性痛的中枢信息加工;实验性持续痛和临床病理性痛均诱发前扣带回和前额皮质神经元的活动,并具有激活脑岛皮质的作用。临床上施行全麻,最先丧失的是意识与痛觉,切除体感Ⅰ区和Ⅱ区也可以解除躯体、颈、面部疼痛。在动物实验中还发现,猫皮质体感区对皮肤伤害性刺激有特异性反应。脊髓刺激,在猫、猴皮质体感区均记录到诱发皮质电位和细胞放电反应,表明外周部位疼痛可反映到大脑皮质。

(三) 神经病理性疼痛的发病机制

神经病理性疼痛的发病机制包括外周机制和中枢机制。

1. 外周机制

(1) 损伤神经异位放电:神经传入纤维正常情况下不受外来刺激时不发生自发放电。但在损伤后,轴突的损伤区及背根神经节神经元胞体膜上离子通道的密度和开放特性发生改变,使外周神经传入纤维出现传导特性和兴奋模式的改变,从而产生异常的电冲动。

(2) 神经元的交互混传诱发放电:神经纤维之间正常情况下因有髓鞘的存在电活动并不相互影响。神经损伤后轴突脱髓鞘并形成神经瘤时,纤维之间的绝缘作用减弱,其中某一纤维受到刺激激活时,去极化电位可扩散到邻近纤维并诱发放电。这种现象可发生在不同种类的神经纤维和背根神经节胞体之间。低阈值的 A 纤维和背根神经节大细胞能分别激活高阈值的 C 纤维和背根神经节小细胞,引起触诱发痛。

(3) 交感感觉偶联作用:正常情况下,背根神经节血流量的调控依赖于少量沿血管走行的交感神经节后纤维调节,节后纤维不穿入背根神经节神经元胞体聚集区。神经损伤后,传入神经元、邻近的胶质细胞等释放的生长因子引起交感神经纤维的芽生。交感神经向背根神经节内发芽,在其胞体周围形成突触曲状体。电刺激时交感神经末梢介质作用于相应受体,引起外周敏化。

(4) 相邻的未损伤神经的兴奋性增高:神经损伤后,损伤传入神经元、邻近的胶质细胞等释放的神经营养因子、白细胞介素 1、肿瘤坏死因子等炎性介质,作用于邻近正常的神经纤维和末梢,引起神经纤维兴奋性增高。

2. 中枢机制

(1) 脊髓背角神经元的敏化:神经损伤后,损伤神经纤维的异常电活动作用于脊髓背角,通过 Ca^{2+} 浓度升高等多种细胞内信号转导机制引起背角神经元的长时程敏化,从而形成慢性神经病理性疼痛。

(2) A 纤维长芽:正常情况下,投射到脊髓Ⅲ、Ⅳ板层的 A_β 纤维与非伤害性感受神经元和抑制性中间神经元发生突触联系,在传递非伤害性感受和抑制伤害性感受中起着重要作用。神经损伤,A_β 末梢异常地进入脊髓背角第Ⅱ层(胶质区)并和该层神经元建立突触联系,初级传入末梢在脊髓背角分布改变因而导致神经元回路的重组,导致非伤害性感受激活 A_β 纤维会像伤害性刺激激活 A_δ 和 C 纤维那样出现痛觉,即痛觉超敏。

(3) 中枢去抑制:神经损伤后,对神经传导的抑制通路的控制机制消失或被抑制,引起中枢神经元异常兴奋。

(4) 下行易化系统激活:受损区及其周围 A_β 纤维产生大量异位放电,异位放电经背柱到达薄束核,经内侧丘系到达丘脑,从而引起延脑头端腹内侧区等下行易化系统的激活。

(5) 胶质细胞的激活:神经损伤激活脊髓等部位胶质细胞,激活的胶质细胞产生和释放前列腺素、兴奋性氨基酸等一系列神经活性物质,这些活性物质促进初级传入神经末梢痛物质释放,增加痛觉传递神经元的兴奋性,加强痛觉传递。

（四）痛觉信息在中枢的调制

中枢神经系统同时存在有痛觉信息的传递系统和调制痛觉的神经网络,疼痛受两个基本生理过程所控制:一个是外周传入在脊髓对痛觉的调制;另一个是中枢下行镇痛系统。

1. 脊髓中的疼痛调制 人们在实践中发现用热敷、按摩皮肤等方法可止痛,但原理不清楚。1965 年 Melzack 和 Wall 发现采用弱刺激有髓鞘的初级传入纤维,可减弱脊髓背角神经元的伤害性反应。相反,阻断有髓鞘纤维的传导可增强脊髓背角神经元的反应,这种传入纤维对脊髓背角伤害性传递的抑制主要发生在脊髓背角胶质区(substantia gelatinosa,SG)。据此提出了解释痛觉传递和调制机制的闸门控制学说(gate control theory),该学说的核心是脊髓的节段性调制,SG 神经元作为脊髓闸门调制外传入冲动向脊髓背角神经元的传递。具体内容是:节段性调制神经网络由初级传入粗纤维(A)、细纤维(C)、背角投射神经元(T 细胞)和胶质区抑制中间神经元(SG 细胞)组成,其中 SG 起关键闸门作用。A 和 C 传入均能激活 T 细胞,对 SG 细胞的作用则相反,A 传入兴奋 SG 细胞,C 传入抑制 SG 细胞;而 SG 抑制 T 细胞。最后是否产生疼痛,取决于 T 细胞的传出能力,即 A 类初级传入冲动与 C 类传入冲动在 T 细胞相互作用的最终平衡状态。因此,当损伤刺激使 C 纤维紧张性活动增强时,则对 T 细胞抑制解除,闸门打开,允许疼痛向更高级中枢传递。当按摩皮肤等刺激兴奋 A 传入时,SG 细胞兴奋,加强了 SG 对 T 细胞的抑制,关闭闸门,减少或阻遏伤害性信息向高位中枢的传递,从而缓解疼痛或止痛(图 2-9)。

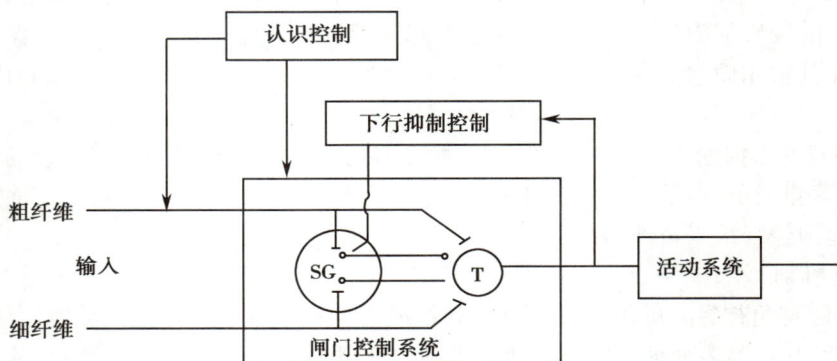

图 2-9 闸门控制学说示意图

随着研究的不断深入,1983 年 Melzack 和 Wall 对闸门学说进行了修改与补充:强调 SG 细胞有兴奋性与抑制性两种、突触前抑制和突触后抑制在痛觉信息传导中均起作用以及脑对脊髓的下行控制。由于闸门学说是基于生理状态下脊髓痛觉信息突触的传递机制,尚不能圆满解释病理性痛觉过敏、触诱发痛和自发痛(包括幻肢痛)等情况。

2. 脑的高级部位对背角伤害性信息的下行调制系统 在中枢神经系统内有一个以脑干中线结构为中心、由许多脑区组成的调制痛觉的神经网络系统。主要由中脑导水管周围灰质(periaqueductal gray matter,PAG)、延髓头端腹内侧核群[中缝大核(nucleus raphes magnus,NRM)及邻近的网状结构(RVM)]和一部分脑桥背外侧网状结构(蓝斑核群和 KF 核)、间脑、中脑室周灰质(PVG)组成,其中以中脑导水管周围灰质最为有效,再经脊髓背外侧束下行对脊髓背角信息传递和三叉神经背核痛敏神经元产生抑制作用的镇痛系统(图 2-10)。

近年来已证实在下行抑制系统中含有多种神经递质和神经肽,主要有阿片肽类、5-HT 和去甲肾上腺素。如脑内具有吗啡样活性的肽类物质称为阿片肽(opioid peptides)。包括 β-内啡肽(β-endorphin)、强啡肽(dynorphin,DYN)和脑啡肽(enkephalin,ENK)。实验证实,阿片肽

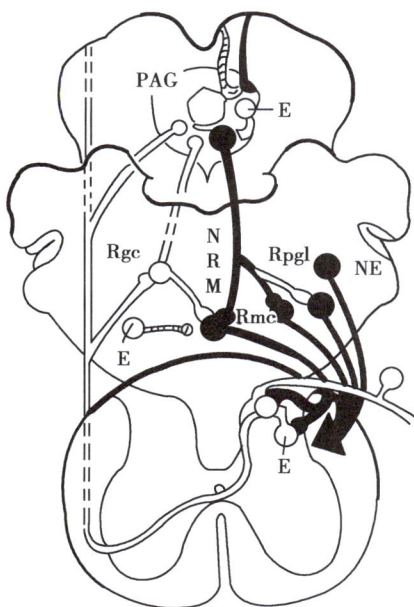

图 2-10 脑刺激和阿片镇痛下行抑制系统

通过阿片受体产生镇痛效果。阿片受体分为 μ 受体、σ 受体、κ 受体、ε 受体四种类型,并有多种亚型。这些受体与内源性阿片样物质伴行存在,主要分布于大脑皮质、纹状体、中脑导水管周围灰质及脊髓背角胶质层。目前认为,初级传入纤维末梢分布有阿片受体,而胶质层的内啡肽神经元是局部中间神经元,它与初级传入纤维末梢形成突触联系。伤害性刺激的传入受到高位中枢下行的抑制,可能先作用于胶质中 ENK 中间神经元,后者释放 ENK 作用于传入纤维的阿片受体,抑制 P 物质的释放(突触前抑制),因而使传入冲动受到控制。另一方面,也可能有突触后抑制,即 ENK 作用于突触后,抑制第二级感觉神经元的传入而产生镇痛效应。

脑干除了痛觉下行抑制系统外,实验证明还有脑干痛觉下行易化系统,两者的比较见表 2-3。下行易化系统对脊髓伤害性传入的兴奋性影响可能在于通过激活负反馈环路以增强其下行抑制作用。而该系统激活的生理意义可能与其降低阈值,从而提高机体对伤害性刺激的辨别、定位并做出恰当反应的能力,具有保护作用。

表 2-3 下行易化系统与下行抑制系统的主要特征

特 征	下行易化系统	下行抑制系统
对背角神经元反应的影响	降低伤害性反应阈值	减少伤害性反应,不影响阈值
兴奋阈值	低强度刺激	高强度刺激
强度/效应依赖关系	全或无方式	强度依赖
潜伏期	长(232ms)	短(80ms)
传导通路	脊髓腹外侧索(VLF)	脊髓背外侧索(DLF)
切断 DLF	不受影响	效应减弱或消失

(五) 麻醉镇痛及其镇痛机制

1. 针刺镇痛与经皮电刺激神经镇痛 针刺镇痛的作用已得到公认,目前认为其作用机制主要是通过兴奋 Ⅱ 类和Ⅲ类传入纤维,其传入信号在中枢神经系统内与痛信号相互作用,并经加工和整合产生镇痛效果。针刺信号和痛信号的相互作用至少包括三个网络:①发生在同一水平,甚至同一核团之间的相互作用,如脊髓背角;②抑制性调制,通过回路间接作用于痛敏神经元;③针刺激活下行抑制系统,抑制背角痛敏神经元的痛觉传递。在临床实践和动物实验中还发现,针刺镇痛尚有阿片肽(ENK、EP 和 DYN)、单胺类(5-HT、NE)以及多巴胺和 P 物质等多种神经递质和(或)调质与其相应受体结合共同实现的。

经皮电刺激神经镇痛(transcutaneous electrical nerve stimulation,TENS)是临床行之有效的镇痛方法之一,该方法是用表面电极直接刺激皮肤兴奋 A 类纤维,其传入冲动引起脊髓背角伤害性神经元抑制。

此外,脊髓背柱刺激以及电极插入中缝大核、外侧网状核、中央灰质、蓝斑核、中脑腹侧被盖、第三脑室周围灰质、中央中核、外侧下丘脑、尾核头部、中膈、杏仁核和额叶皮质等部位也能产生明显的镇痛效应。其镇痛机制目前认为主要是通过上述部位的下行纤维终止在脊髓背角的内源性下行镇痛系统而实现的,阿片肽和单胺类递质起着重要作用。

2. 麻醉期间用于镇痛的药物及镇痛机制

(1) 镇痛药物与镇痛机制:镇痛药(analgesics)是指主要作用于中枢神经系统、选择性抑制痛觉的药物,典型的镇痛药为阿片样物质(opioids),如吗啡、可待因、哌替啶、芬太尼、美沙酮等,其镇痛机制尚未完全阐明。目前主要有三种解释:①通过脑内释放 ENK 和内啡肽样物质,能与突触后膜阿片受体结合,减少去极化时 Na^+ 的通透性,致使痛传递受抑制;或与突触前膜阿片受体结合,使突触前膜部分去极化,产生突触前抑制,减少 P 物质或 ACh 的释放,从而防止痛觉冲动传入脑内(图 2-11)。②通过中枢某些部位释放抑制性递质,如 GABA、甘氨酸等,引起 Cl^- 通透性增加,引起超极化,增加对兴奋性递质的抵抗力从而产生镇痛效应。③镇痛药与相应膜受体结合,关闭 Na^+ 通道以阻断痛信息的上传从而止痛。

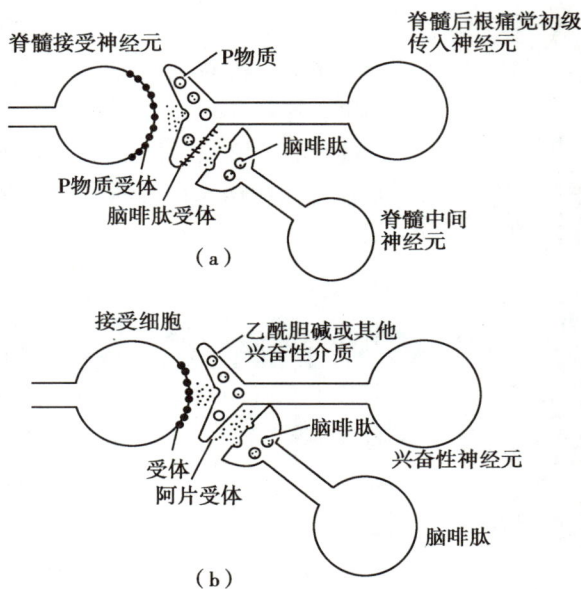

图 2-11 内啡肽的抑制机制示意图

(2) 全麻药镇痛机制:全麻药的作用机制复杂。目前大多数人认为麻醉药物作用的主要部位是细胞膜上的蛋白质,特别是离子通道、膜受体和酶系统。药物整体作用于中枢神经系统的神经网络,干扰或阻断信息的交流和传递是麻醉药物作用的基础。如调控突触后离子通道的递质可能是麻醉药物作用的主要靶位,也可改变动作电位的传导影响信号的传导。全麻药可促进中枢神经系统抑制性递质如 GABA 的释放,降低对神经系统兴奋性递质如谷氨酸的敏感性。因此,全麻药物的镇痛机制可能主要是影响了中枢神经系统内疼痛调制系统的功能。

(3) 局麻药镇痛机制:局麻药是一类能阻断神经冲动的发生和传导的药物,对任何神经,无论是对外周或中枢、传入或传出、轴突或胞体、末梢或突触都有阻断作用。局麻药引起 Na^+ 通道失活和阻滞 Na^+ 内流的可能机制有:降低活化的通道比率,即增加失活通道的比率;部分或全部抑制 Na^+ 通道构型的进程,直接干扰 Na^+ 通道活化,从而抑制通道从静息(备用)转化为开放(激活);减少通过各开放通道的离子流。Na^+ 通道失活和阻滞 Na^+ 内流后使动作电位不能产生或膜的去极化速率和幅度受限,膜电位达不到阈电位,导致兴奋阈升高、动作电位幅度降低、传导速度减慢、不应期延长,从而影响神经冲动的发生和传导。

（4）非甾体消炎药镇痛机制：非甾体消炎药（non-steroidal anti-inflammatory drug，NASID）的共同特征是具有解热、镇痛、抗炎与抗风湿作用。这些作用均与其抑制环氧化酶，使体内前列腺素（PG）的合成减少有关。NASID 具有中等程度的镇痛效应，对头痛、牙痛、神经痛、肌肉痛和关节痛的疼痛、炎症性疼痛、术后疼痛和癌性疼痛均有较好的止痛效果。长期应用无耐受性和成瘾性。

<h2 style="text-align:center">三、疼痛的测定评估</h2>

研究疼痛时，通常测量痛觉阈、耐痛阈和痛反应阈。痛觉阈（pain threshold）是受试者用语言报告有痛觉时所受到的最小刺激量，而测定受试者能耐受的最大伤害性刺激量称为耐痛阈（threshold of pain tolerance）。痛反应阈（threshold of pain reaction）是指引起躯体反射（屈肌反射、甩头、甩尾、嘶叫）、内脏反射（血压、脉搏、瞳孔、呼吸、血管容积、皮肤电反射等变化）和心理或情绪反应（恐惧、不安等）的最小伤害性刺激量。疼痛的测定与评估包括动物疼痛测定和人疼痛测定两方面。

（一） 动物疼痛的测定

动物疼痛测定常用来研究疼痛的机制和药物等缓解疼痛的效力与机制。

1. 动物急性疼痛的实验测定 一般采用强机械、电或伤害性热刺激皮肤、传入神经、牙髓，以及注射致痛物质致痛，观察动物发生的行为或反射及伤害感受神经元的放电反应。

2. 动物慢性疼痛的实验测定 采用甲醛爪内注射-行为法，即在大鼠或猫爪底皮下注射灭菌的 5% 甲醛 0.1ml，随后观察动物注射爪和地面的相对位置和行为。通常分为 4 级，0 级：注射爪置于地面，体重完全由四肢支持，活动无异常；Ⅰ级：注射爪轻轻接触地面，活动时有明显跛行为；Ⅱ级：注射爪抬起，不接触地面；Ⅲ级：动物舐、咬、抓或摇动注射爪。

（二） 人疼痛的测定

1. 正常人疼痛的测定 一般采用机械压力、温度（辐射热或 0℃ 冷刺激）、化学（压脉带充气使受压肢体缺血，肌内注射生理盐水或斑蝥素发泡）和电刺激等作为伤害性刺激，观察痛觉阈、痛反应阈和痛耐受阈。

2. 患者疼痛的测定 临床上只能采用由患者主观判定的各种量表，国内外较常用的有：视觉模拟评分法、口述描绘评分法、数字评分法、疼痛问卷表、行为疼痛测定法、生理生化指标测定法和手术后疼痛评分法等，其中最常用的是视觉模拟评分表（visual analogue scale，VAS）。其具体方法是：用一根长 10cm 的直线，两端分别标为"无疼痛（0）"和"剧痛（10）"，患者根据自身所感受的疼痛程度在线上某一点做记号，表示疼痛的程度和心理上的冲击。医生记录数值后进行评分，从起点到记号处的距离长度反映疼痛的量。此外，同时观察某些生理反应，如诱发电位、心率、血压、呼吸、皮肤电反射、肌电图的变化，再结合行为变化进行综合分析，将提高估计痛量度的精确性。

（三） 影响疼痛的因素

对于一个特定的刺激，受试者的痛阈是相对固定的。例如，绝大多数受试者对 50℃ 的热刺激感到疼痛。但不同个体痛阈存在差异，不同状态下痛阈也可发生变化。影响疼痛的因素如下。

1. 主观因素 包括：①人格因素，性格内向者对疼痛的耐受性高于性格外向者；②注意力，过分关注疼痛，注意力过度集中时疼痛感觉加重；③情绪的影响，积极的情绪、放松的心情可使痛阈升高;④既往的经验,过去的生活经历、疼痛的经验及对疼痛的理解,都与疼痛的感受和反应有关;⑤精神异常,如精神分裂症、神经官能症、精神抑郁症等患者,常伴有疼痛症状,痛阈降低。

2. 客观因素　包括:①环境的变化,如昼夜不同的时间内,夜间疼痛可以加重,光线照射也可以影响患者疼痛的感受性反应;②社会文化背景,每个人所受的教育程度和文化水平不同,对疼痛的反应也不同;③性别,一般认为男性的痛阈高于女性;④年龄,随着年龄的增长,老年人的痛阈升高;⑤暗示作用,临床上利用暗示、催眠、安慰剂可产生镇痛作用。

(四) 疼痛对机体的影响

手术本身是一种组织损伤,手术损伤能使伤害性感受器受到刺激,引起机体的一系列复杂的生理、病理反应,表现为患者感觉上和情绪上的一种不愉快。术后疼痛对患者的病理、生理会产生多方的不良影响,是术后并发症和死亡率增高的相关因素之一。

1. 精神心理状态　急性剧烈的疼痛可以引起患者精神兴奋、烦躁不安以及强烈的反应,如大哭大喊。长时间的慢性疼痛大部分患者呈抑制状态、情绪低落、表情淡漠。

2. 神经内分泌系统　急性剧烈的刺激,中枢神经系统表现为兴奋状态,其中浅表痛多表现为交感神经兴奋,深部痛为副交感神经兴奋。内分泌系统由于疼痛刺激交感神经和肾上腺髓质,儿茶酚胺分泌增多,肾上腺素抑制胰岛素分泌促进胰高血糖素分泌,增强糖原分解和糖异生,血糖升高,呈负氮平衡。由于垂体肾上腺皮质激素分泌增加,皮质醇、醛固酮、抗利尿激素增加。甲状腺激素和三碘甲状腺原氨酸亦增加。

3. 循环系统　心脏在剧烈疼痛时心电图 T 波、ST 段可出现变化,特别是冠状动脉病变的患者。脉搏频率在浅表痛时增快,深部痛时减慢,变化与疼痛程度有关。强烈的内脏痛可引起心搏停止。血压一般与脉搏变化一致,高血压患者因疼痛而血压升高。反之,剧烈的深部疼痛引起血压下降,发生虚脱、休克。

4. 呼吸系统　强烈疼痛时呼吸快而浅,特别是发生在胸壁或腹壁痛时明显,一般每分通气量无变化,但是与呼吸系统无关部位的疼痛,由于精神紧张、兴奋不安也可以产生过度通气。

5. 消化系统　强烈的深部疼痛引起恶心、呕吐和腺体分泌停止或延续。

6. 泌尿系统　由于反射性血管收缩,垂体抗利尿激素增加,尿量减少。

第四节　麻醉与躯体运动

一、神经-肌接头的兴奋传递和功能检测

骨骼肌属于随意肌,需在神经系统的调控下进行协调的收缩与舒张来实现躯体运动。

(一) 神经-肌接头的兴奋传递

1. 神经-肌接头的超微结构　神经-肌接头是由运动神经末梢的接头前膜与骨骼肌细胞终板膜即接头后膜构成,其间为 50nm 的接头间隙。在轴突末梢内有大量含有 ACh 的囊泡,终板膜上有 N_2 型 AChR 阳离子通道,在接头间隙和终板膜上有水解 ACh 的乙酰胆碱酯酶。

2. 神经-肌接头兴奋传递的过程　即电-化学-电传递:当动作电位传到运动神经末梢时,激活 P 型电压门控 Ca^{2+} 通道,Ca^{2+} 顺浓度差进入接头前膜内,诱发含 ACh 的囊泡出胞,量子式释放的 ACh 从接头间隙扩散到终板膜,激活 N_2 型 AChR 阳离子通道,通过 Na^+ 内流为主的离子电流,使终板膜去极化而产生终板电位(end-plate potential),终板电位总和达到阈电位时,肌细胞产生动作电位。

3. 神经-肌接头兴奋传递的特点 ①1∶1传递,即一次神经冲动引起肌细胞一次动作电位和一次收缩;②单向传递;③时间延搁;④对内环境变化和药物敏感与易疲劳。

4. 神经-肌接头兴奋传递的影响因素 凡能改变 ACh 的释放、与受体的结合及降解等环节的因素,都可以影响神经-肌接头的兴奋传递(表2-4)。

表2-4　影响神经-肌接头兴奋传递的因素

影响的环节	代表性因素	作 用 机 制
ACh 的释放	细胞外 Mg^{2+} 浓度↑	与 Ca^{2+} 竞争致 Ca^{2+} 内流↓,ACh 释放↓
	细胞外 Ca^{2+} 浓度↓	Ca^{2+} 内流↓,ACh 释放↓
	肉毒毒素中毒	抑制 ACh 释放
	肌无力综合征	自身抗体破坏了神经末梢的钙通道
ACh 与受体的结合	重症肌无力	自身抗体破坏了终板膜上的 N_2 型 AChR
	筒箭毒	阻断终板膜上的 N_2 型 AChR
ACh 的降解	新斯的明	抑制胆碱酯酶活性
	有机磷农药	抑制胆碱酯酶活性
	解磷定	使被抑制的胆碱酯酶复活

(二) 神经-肌接头兴奋传递功能的检测

神经-肌接头兴奋传递功能可通过临床特征、诱发肌肉收缩的观察以及肌电图记录来检测。

1. 临床特征 主要观察患者能否随意活动,如能正常睁眼、抬头、举臂和握力等,表明神经-肌接头的兴奋传递功能正常。因需要患者清醒配合,常用于术后评定肌力恢复。

2. 诱发的肌肉收缩 在生理状态下,电刺激外周运动神经的强度只要超过一定强度,相应肌肉即可产生最大收缩。因此,通常采用超强的恒流刺激(在阈值刺激电流上增加10% ~ 20%),使被刺激的神经干中全部运动神经纤维兴奋,以观察最大的收缩反应。由于肌松药主要通过阻滞神经-肌接头的兴奋传递而发挥作用,故在肌松药的作用下,恒定强度超强刺激神经干诱发肌肉收缩的肌力降低程度,与被阻断神经-肌接头兴奋传递的肌纤维总数有关,进而反映了神经-肌接头受阻滞的程度。临床上采用肌松监测仪给予方波脉冲刺激进行监测,有单刺激、强直刺激、4 个成串刺激、强直刺激后单刺激肌颤搐计数和双短强直刺激等。

(1) 单刺激:单刺激引起的肌收缩效应与刺激频率有关,一般使用0.1Hz 和 1.0Hz。肌松药消退过程中,肌颤搐的幅度由 25% 恢复到 75% 的时间称恢复指数,反映肌肉收缩功能的恢复速率。

(2) 强直刺激:非去极化肌松药阻滞时,>20Hz 强直刺激引起的肌强直收缩肌力不能维持,称为"衰减"。而在强直刺激后随即给予单刺激,肌颤搐幅度增强则称为"易化"(图2-12A)。临床上将强直刺激引起的衰减及随后的易化用于鉴别肌松药阻滞的性质,即去极化肌松药阻滞时不出现此现象。"衰减"的机制在于高频刺激使神经末梢内储存的可立即被动用的 ACh 大量释放而衰竭,持续高频刺激则 ACh 释放量减少,同时非去极化阻滞又导致 N_2 型 AChR 阳离子通道被阻断,继而强直收缩不能维持;而"易化"的机制在于此单刺激时 ACh 的释放量仍维持在强直刺激后 ACh 合成量较高的水平。

(3) 4 个成串刺激(TOF):给 4 个 2Hz 的单刺激后分别产生 4 个肌颤搐,称为 T_1、T_2、T_3 和 T_4。用 T_4/T_1 比值来评定阻滞程度,根据有无衰减来确定阻滞性质。去极化阻滞时,虽然四

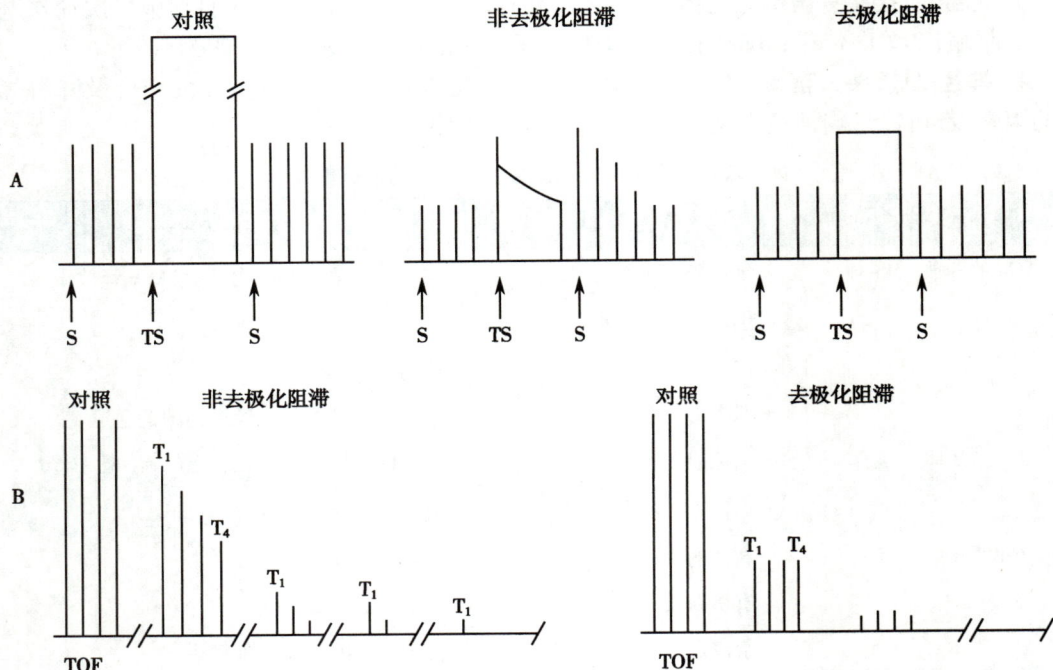

图 2-12　强直刺激和 4 个成串刺激监测的示意图

A. 强直刺激(TS)和单刺激(S)监测,在非去极化阻滞时强直收缩衰减并伴有其后的单收缩易化;B. 4 个成串刺激(TOF)监测,在非去极化阻滞时出现 T_4/T_1 比值的逐渐降低

个肌颤搐幅度均降低,但 $T_4/T_1 > 0.9$ 或接近 1.0;若在持续去极化阻滞时出现 $T_4/T_1 \leqslant 0.5$,则表明转变为 II 相阻滞(即非去极化阻滞或脱敏感阻滞)。非去极化阻滞时,T_4/T_1 比值逐渐降低,当 T_4、T_3、T_2 和 T_1 依次消失时,对应于单刺激肌颤搐抑制 75%、80%、90% 和 100%(图 2-12B)。

(4) 强直刺激后单刺激肌颤搐计数(PTC):即先给予 50Hz 的强直刺激 5s,间隔 3s 后给予 1Hz 单刺激,观察单刺激肌颤搐次数,原理同上述"易化"。PTC 可用于估计阻滞深度,测算不同肌松药肌颤搐恢复时间。

(5) 双短强直刺激(DBS):即给予 2 串间距 750ms 的 50Hz 强直刺激(3~4 脉冲/串),观察收缩反应的变化。DBS 的肌收缩衰减较 TOF 衰减更明显。在无记录装置时用手触感觉评定术后残余肌松,用 DBS 较 TOF 分辨效果好。

3. 肌电图　将针式电极刺入肌肉内,可记录出运动单位的动作电位;将表面电极粘贴在肌肉所在的皮肤表面,则记录出多运动单位动作电位的总和,便于观察随意收缩运动。

用单个方波脉冲电刺激人的周围神经(如胫神经)可在所支配肌肉的皮肤表面(如小腿比目鱼肌)记录出诱发肌电图(H 波和 M 波,如图 2-13 所示)。随着刺激强度的增强,首先出现 H 波,随后出现 M 波,H 波波幅先增加后减弱,M 波则随刺激强度的增加而增加。M

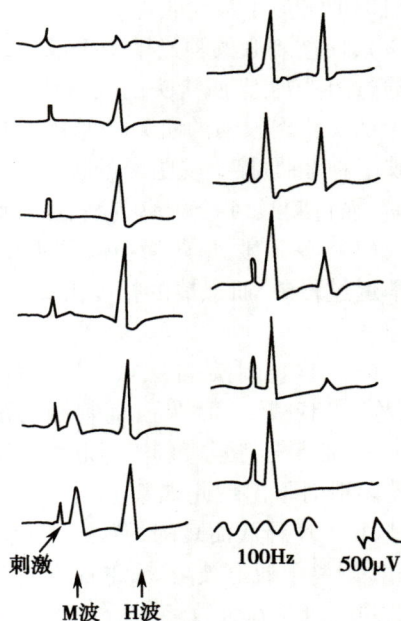

图 2-13　诱发肌电图的 H 波与 M 波的显现过程

波是运动神经受刺激产生的冲动直接传递到肌肉引起的肌电活动,反应时间为 4~5ms;而 H 波是牵张反射的活动所引起的肌电变化,即胫神经内Ⅰa类传入纤维受刺激后,其冲动经单突触传递到脊髓前角运动神经元,后者发放的冲动再经运动神经传到肌肉并引起肌肉产生的动作电位。由于Ⅰa传入纤维的阈值低,故随着刺激强度的增强 H 波比 M 波易诱发。

临床应用的麻醉药或肌松药,可因不同机制阻断神经-肌接头的兴奋传递,上述各类肌电图均可减弱甚至消失。

二、肌紧张的产生机制

骨骼肌的牵张反射(stretch reflex)是指有完整神经支配的骨骼肌在受到牵拉时引起同一肌肉发生收缩的反射,包括肌紧张和腱反射两种类型。其中肌紧张(muscle tone)是指缓慢持续牵拉肌腱引起肌肉持续收缩的反射,所产生的张力使机体得以保持一定的姿势和进行各种复杂的活动。

1. 肌紧张 肌梭(muscle spindle)是牵张反射的感受器,与梭外肌纤维并联,属长度感受器。肌梭内所含的梭内肌纤维接受γ运动神经元支配,其收缩成分在肌梭的两端,感受装置位于中间部,故梭内肌收缩可以提高肌梭的敏感性。肌梭的传入纤维属于Ⅰa类和Ⅱ类感觉纤维。肌紧张的反射中枢在脊髓等部位,如脊髓前角的α运动神经元和β运动神经元。α运动神经元的轴突为传出神经,其在肌肉中分成多个小分支,每一分支末梢支配一条骨骼肌纤维(梭外肌纤维)。由一个α运动神经元及其支配的全部肌纤维所组成的功能单位称为运动单位(motor unit)。当肌肉被拉长时,肌梭因被动拉伸而兴奋,冲动沿Ⅰa类和Ⅱ类感觉纤维传入中枢(脊髓前角),反射性引起被牵拉肌肉收缩,产生肌紧张。而脊髓前角的γ运动神经元可被高级中枢的下行冲动和外周传入冲动所兴奋,通过γ运动神经元传出冲动使梭内肌纤维收缩,兴奋肌梭而反射性地引起梭外肌收缩,此即γ环路(γ loop)(图 2-14)。

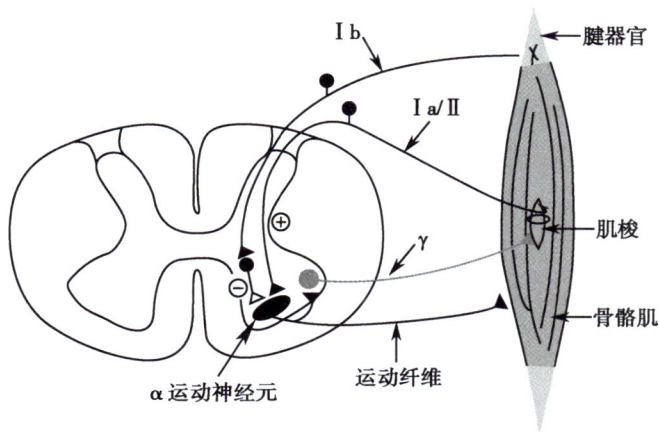

图 2-14 骨骼肌牵张反射模式图

2. 各级中枢对肌紧张的调控

(1) 脊髓:除作为牵张反射的基本中枢外,还有反馈调节作用。①反牵张反射(inverse stretch reflex):当梭外肌收缩时可兴奋位于肌腱中的腱器官,通过Ⅰb传入纤维使脊髓抑制性中间神经元兴奋,进而抑制α运动神经元,使该腱器官所在肌肉收缩减弱或消失;②侧支抑制:脊髓前角α运动神经元轴突在离开脊髓前,发出侧支与抑制性中间神经元形成突触联系,进而抑制α运动神经元,使骨骼肌不致产生过度的张力。

（2）脑干网状结构：对肌紧张有易化和抑制两方面的调节。①易化区：即包括延髓网状结构的背外侧部分、脑桥的被盖、中脑的中央灰质及被盖等脑干中央区域，具有增强肌紧张及躯体运动作用。易化区除了能自行发放冲动，还接受小脑红核和前庭核、上行感觉通路的侧支及小脑前叶两侧部传来的冲动。②抑制区：即延髓网状结构的腹内侧部分，对肌紧张和躯体运动有抑制作用。抑制区无自发放电，接受大脑皮质和小脑的兴奋传入。由脑干网状结构易化区和抑制区发出的冲动，通过网状脊髓束下传兴奋脊髓前角运动神经元，调节肌紧张。

（3）其他：除此之外，纹状体、苍白球、小脑均可通过相应通路调节肌紧张。

三、麻醉药物对躯体运动的影响

（一）全麻药对躯体运动的影响

全麻药主要作用于中枢神经系统，自上而下对各级中枢逐渐产生抑制作用。大脑皮质被抑制后，呈现意识、感觉如痛觉和随意运动消失。若皮质下调节运动中枢未被抑制而处于兴奋时（如乙醚麻醉第二期），患者可出现无意识的挣扎、乱动、肌肉紧张度增加等现象。当麻醉逐步从大脑皮质向下移行，直至脊髓 α 运动神经元和 γ 运动神经元时才开始出现骨骼肌松弛。吸入麻醉药所致的肌肉松弛不能被新斯的明等逆转，推测可能是干扰了离子通道所致，与非去极化肌松药的作用机制不同。在研究哺乳动物的神经-肌接头兴奋传递时发现，一些吸入和静脉麻醉药可增加终板电流的衰减速率，因而降低离子通道的平均开放时间，其作用强度与该药的脂溶性密切相关。研究表明，一定浓度的异丙酚和依托咪酯对脊髓运动神经元的兴奋性、兴奋性突触传递也具有抑制作用。

值得注意的是，不同的全麻药对躯体运动和肌肉松弛程度的影响存在差异。例如，吸入性全麻药乙醚，麻醉的第三期第一级骨骼肌较紧张，第二级才开始出现肌肉松弛，第三级肌肉才完全松弛。静脉全麻药硫喷妥钠等无明显肌肉松弛作用。甚至有的静脉全麻药可引起肌肉震颤或僵直。基于上述原因，在使用某些全麻药时常需辅以适量的肌松药。

（二）局麻药对躯体运动的影响

不同的局麻药种类和给药途径对躯体运动的影响各异。如椎管内麻醉可使麻醉范围内的肌肉松弛，局麻药主要作用于局部神经组织，抑制兴奋的产生。适量的局麻药通常对麻醉范围以外的躯体运动和肌张力无明显作用；倘若用药过多，血液中局麻药的浓度骤然升高，则可引起一系列中毒症状，如出现肌肉震颤和惊厥。这可能是局麻药进入血液循环后，选择性作用于边缘系统、海马和杏仁核以及大脑皮质的下行抑制性通路，使下行抑制系统的抑制作用减弱，大脑皮质和皮质下的易化神经元的活动相对加强，肌牵张反射亢进而发生惊厥。

（三）影响肌肉张力的麻醉辅助药

骨骼肌松弛药（skeletal muscular relaxants）简称肌松药，是临床施行全麻时的重要辅助药，能降低肌张力，以避免深度全麻对人体的不良影响。肌松药的作用机制主要是竞争性阻滞，少数肌松药是非竞争性阻滞。

1. 竞争性阻滞肌松药 肌松药的主要作用位点在接头后膜。主要有非去极化型（如右旋筒箭毒碱、阿曲库铵、顺式阿曲库铵、罗库溴铵、维库溴铵等）和去极化型（如琥珀胆碱）两类。这些肌松药的分子结构与 ACh 相似，能与接头后膜上 N_2 型 AChR 可逆结合，与 ACh 竞争受体。根据产生阻滞的方式不同，可分为非去极化肌松药和去极化肌松药。

（1）非去极化肌松药:该类药与 N_2 型 AChR 阳离子通道结合后不能激活离子通道,不能产生终板电位,且阻碍了运动神经末梢释放的 ACh 与 AChR 结合,抑制神经-肌接头的兴奋传递,导致肌肉松弛。

（2）去极化肌松药:该类药物与 N_2 型 AChR 阳离子通道结合后,能激活通道引起 Na^+ 内流为主的终板电位。但该类药不能被胆碱酯酶水解,进而使接头后膜持续去极化,导致其周围肌细胞膜上的电压门控 Na^+ 通道失活,则药物和运动神经末梢释放 ACh 诱发的接头后膜去极化均不能引起整个肌细胞膜的兴奋,故肌肉松弛。去极化肌松药产生 II 相阻滞时,则是接头后膜持续去极化导致 N_2 型 AChR 阳离子通道对运动神经末梢释放的 ACh 失敏,阻滞了神经-肌接头的兴奋传递,导致肌肉张力降低或消失。

2. 非竞争性阻滞肌松药　有些肌松药通过改变 N_2 型 AChR 阳离子通道的功能而产生肌松作用。

（1）离子通道阻滞肌松药:由肌松药直接阻断离子通道,非竞争性阻止或影响离子通道的离子流而发生阻滞。抗生素、奎尼丁、三环类抗抑郁药和纳洛酮以及局麻药均可通过离子通道阻滞干扰神经-肌接头的兴奋传递。离子通道阻滞可分为关闭型阻滞和开放型阻滞两种。关闭型阻滞是药物阻塞在离子通道口部,在离子通道关闭时即可发生;开放型阻滞仅在激动药激活离子通道后药物方能进入通道内,发挥其阻滞效应,其效应强弱取决于离子通道开放的多少和开放的频率。

（2）受体脱敏阻滞肌松药:终板膜长时间受到 ACh 和其他激动剂作用后,对激动剂开放 N_2 型 AChR 阳离子通道的作用不再敏感。如吸入麻醉药氟烷或异氟烷、局部麻醉剂、巴比妥类、AChR 激动剂和抗胆碱酯酶药、钙通道阻滞剂和多黏菌素等。受体脱敏的机制可能与上述药物影响 AChR 蛋白中酪氨酸的磷酸化有关。

3. 作用于接头外和接头前 AChR 的肌松药　接头外 AChR 是指存在于接头后膜以外肌纤维膜上的受体,该类受体的数量在正常人很少。但在肌纤维失去神经支配等病理情况下,接头外受体大量合成,这时使用琥珀胆碱等去极化肌松药可造成大面积肌纤维膜去极化,引起大量 K^+ 外流导致高钾血症。接头前膜也有 AChR 存在,该受体兴奋时使 ACh 囊泡成为可释放型囊泡,从而加速 ACh 的释放。其生理作用是通过正反馈机制使神经-肌接头能适应高频刺激（>1Hz）的需要。非去极化肌松药可阻断接头前膜受体,减缓 ACh 由储存部向释放部位转运,使 ACh 释放量减少,肌张力出现减弱。

四、重症肌无力时麻醉考虑的生理学基础

重症肌无力（myasthenia gravis）是一种骨骼肌的神经-肌接头兴奋传递障碍,进而影响收缩功能的获得性自身免疫性疾病。尽管该病的确切病因尚不清楚,但已知是体内产生的属于 IgG2 亚类的致病性抗体 AChR 抗体（AChR-Ab）,与接头后膜上的 N_2 型 AChR 阳离子通道结合后,影响通道的开放时间、阻止 ACh 与其结合、加速 ACh 的降解,并引起补体介导性溶解,导致神经-肌接头兴奋传递障碍。重症肌无力的病理特征是终板膜面积减小, N_2 型 AChR 阳离子通道含量降低。重症肌无力的临床特征是骨骼肌活动后容易疲劳,休息或用胆碱酯酶抑制剂可以缓解。手术治疗是切除产生 AChR-Ab 的器官胸腺。

重症肌无力患者的麻醉,涉及两类手术:其一是治疗重症肌无力的胸腺切除术,其二是重症肌无力患者的其他手术。不过,除了胸腺切除术可能直接损伤胸膜外,麻醉需要考虑的关键因素比较一致,就是神经-肌接头兴奋传递障碍和抗胆碱酯酶药物治疗,以预防呼吸功能不全和重症肌无力危象（抗胆碱酯酶药物不足、过量和耐药导致的呼吸肌麻痹状态）。特别是重症肌无力患者对非去极化肌松药敏感、对去极化肌松药耐药,一般不主张用肌松药,并选用对神

经-肌接头兴奋传递影响轻的麻醉药进行复合麻醉,遵循尽可能不影响神经-肌接头兴奋传递及呼吸功能的原则。

第五节　麻醉与自主神经系统的功能

自主神经系统(autonomic nervous system)对机体稳态的维持是与意识无直接关系的自主调节,具体是指调节内脏功能活动的神经系统,也称为自主神经系统(vegetative nervous system)。尽管自主神经系统的调节功能涉及传入神经和传出神经,但自主神经系统一般仅指支配内脏器官的传出神经。自主神经分为交感神经和副交感神经,近年将肠道神经系统看作自主神经系统的一部分。

一、自主神经的结构和功能特点

(一) 交感神经、副交感神经的结构及特点

交感神经和副交感神经的结构及特点见表2-5。

表2-5　交感神经和副交感神经的结构及特点

	交 感 神 经	副交感神经
起源	脊髓的胸腰段($T_1 \sim L_3$)灰质侧角神经元	Ⅲ、Ⅶ、Ⅸ、Ⅹ对脑神经核的副交感神经元和脊髓骶段($S_2 \sim S_4$),相当于侧角部位的神经元
节前纤维	短	长
节后纤维	长	短
节前纤维:节后纤维	$1:11 \sim 1:17$	$1:1 \sim 2:1$
分布	广泛	局限

(二) 交感神经、副交感神经的功能及特点

1. 交感神经和副交感神经的功能　自主神经的功能主要是调节内脏活动以维持机体内环境稳定,使其适应整体环境的需要。

2. 自主神经系统的功能特点

(1) 对同一效应器的双重神经支配:大多数内脏器官同时接受交感神经和副交感神经支配,只有少数器官仅有交感神经支配。在受双重神经支配的器官中,交感神经和副交感神经的作用往往是相反的,称为拮抗作用(antagonism)。不过,交感神经和副交感神经对唾液腺的分泌都有促进作用,但前者引起的唾液分泌量少而黏稠,而后者引起的唾液分泌量多而稀薄。

(2) 紧张性支配:自主神经对效应器官的支配,一般具有紧张性作用,即在静息状态下,自主神经中枢经常发放低频的神经冲动,控制效应器官的活动。这种紧张性作用的产生与神经反射和体液调节有关。例如,主动脉弓区和颈动脉窦区的压力感受器和化学感受器的传入性冲动以及中枢内的 CO_2 分压和 O_2 分压,对维持自主神经的紧张性活动有重要作用。

(3) 效应器所处功能状态的影响:自主神经的调节作用与效应器本身的功能状态有关。例如,刺激交感神经可以引致动物无孕子宫收缩受到抑制,而对有孕子宫却可加强其收缩。

(4) 对整体生理功能调节的意义:在环境急剧变化的条件下,交感神经系统可以动员机体许多器官的潜在功能以适应环境的急变。如剧烈运动时,副交感神经系统活动减弱,交感神

经系统活动增强,并伴有肾上腺髓质分泌的增加,这一功能系统被称为交感-肾上腺髓质系统(sympathetico-adreno-medullary system)。表现为心率加快,心收缩力量增强,皮肤及内脏血管收缩,血压升高,同时骨骼肌血管舒张,肌肉的血流量增多,肝糖原分解加速,血糖升高,肾上腺素分泌增加等,这些变化有利于机体适应剧烈运动的需要。副交感神经系统的作用主要是为机体保存能量储备和维持器官的生理功能,以及应激后机体的复原。

二、交感、副交感神经的主要递质与受体

一般认为交感神经与副交感神经的节前神经元末梢释放的递质是 ACh,神经节内的神经元膜上的受体为 N_1 型 AChR。交感神经节后纤维释放的递质除支配汗腺、胰腺、骨骼肌和腹腔内脏的舒血管纤维是 ACh 外,其他交感神经节后纤维释放去甲肾上腺素(NE),其相应效应器上的受体种类和效应则随器官而异。副交感神经节后纤维释放的递质是 ACh,与其相对应的效应器上的受体为 M 型 AChR(表 2-6)。另外,自主神经存在递质共存、突触前自身受体,以及各类受体均有亚型。目前已知突触前自身受体调制递质的释放是通过 G 蛋白耦联受体介导的信号转导通路发生作用的。

表 2-6　自主神经的受体分布与效应

效应器	肾上腺素能神经		胆碱能神经	
	受体	效应	受体	效应
瞳孔开大肌	α_1	收缩		
瞳孔括约肌			M_2	收缩
睫状肌	β_2	舒张	M_2	收缩
窦房结	β_1	心率加快	M_2	心率减慢
房室传导系统	β_1	传导加快	M_2	传导减慢
心肌	β_1	收缩加强	M_2	收缩减弱
冠状血管	α、β_2(主)	收缩、舒张(为主)	M	舒张
皮肤黏膜血管	α	收缩	M	收缩
骨骼肌血管	α_1、β_2(主)	收缩、舒张(为主)	M	舒张
脑血管	α	收缩	M	舒张
腹腔内脏血管	α(主)、β_2	收缩(为主)、舒张		
支气管平滑肌	β_2	舒张	M_3	收缩
胃肠道平滑肌	β_2	舒张	M_3	收缩
胃肠道括约肌	α_1	收缩	M_3	舒张
逼尿肌	β_2	舒张	M_3	收缩
三角区和括约肌	α_1	收缩	M_2	舒张
子宫平滑肌	α_1	收缩(有孕子宫)	M	不定
	β_2	舒张(无孕子宫)		
竖毛肌	α	收缩		
糖酵解代谢	β_2	增加		
脂肪分解代谢	β_3	增加		

在临床上,还有通过外科手术切断或麻醉技术阻滞交感神经的方法进行疾病的治疗。如胸交感神经切断术是目前手汗症的有效治疗办法,其原理就是去除交感神经促进汗腺分泌的作用。星状神经节阻滞是将局部麻醉药注入颈交感神经及其附近组织,用于治疗头、面、上肢循环障碍及疼痛有关的多种疾病,其机制在于调整相关支配区的功能和阻断"疼痛-交感、运动神经兴奋局部缺血缺氧-疼痛"的恶性循环。由于此类治疗,特别是交感神经切断术导致相应区域交感神经功能的减弱或丧失,有此类手术史的患者再次进行手术麻醉时,需要重视其对麻醉用药和维持内环境稳态的影响。

三、肠道神经系统

胃肠道壁内有丰富的神经元分布,这些神经元构成肠道神经系统(enteric nervous system,ENS)。ENS可看作是自主神经系统的一个组成部分。ENS分别在黏膜下和肠肌中构成神经丛。ENS除涉及NE和ACh两种经典递质外,还有或共存有数十种递质,包括降钙素基因相关肽、缩胆囊素、强啡肽、脑啡肽、P物质等。ENS具有局部自主调节能力,当脊髓横断或腰麻后,尽管括约肌功能可能受损,但是消化功能和胃肠蠕动仍可进行。在腹部手术处理腹腔脏器时肾上腺素能神经的作用能够在很长时间内抑制小肠的活动,这种抑制作用被认为是术后肠梗阻发生的生理基础。

四、麻醉药物对自主神经功能的影响

麻醉药物对自主神经系统的影响广泛且多样,主要是通过抑制交感神经系统和压力感受性反射,从而影响心血管系统。椎管内阻滞时还可影响胃肠功能。

1. **吸入麻醉药** 吸入麻醉药对交感神经系统影响所引起的临床表现主要涉及对压力感受器和压力感受性反射的作用。吸入麻醉药抑制交感神经系统,引起外周血管扩张,或对心肌有直接的抑制作用,血压下降。如果对压力感受性反射没有明显的影响,低血压将通过压力感受性反射激活交感神经系统,维持血压不致过低。但如果吸入麻醉药同时还抑制压力感受性反射时,则导致血压显著降低。如氟烷、恩氟烷抑制交感神经系统和压力感受性反射,高浓度时引起外周血管扩张,血压下降,心率减慢;而异氟烷浓度为1.5%～2.5%能直接抑制交感神经系统,但对压力感受性反射几乎没有影响,表现为血压可无显著改变,但心率可能增快。不过,地氟烷在麻醉诱导和迅速增加吸入浓度时,能够显著地增加交感神经系统的活性,这是由于地氟烷直接作用于中枢神经系统及对呼吸道刺激兴奋的结果。

2. **静脉麻醉药** 异丙酚(2.5mg/kg)诱导时,交感神经传出冲动减少34%,在其稳态输注[0.1mg/(kg·min)]过程中,交感神经传出冲动减少37%。异丙酚能够抑制交感神经活性和压力感受性反射,故动脉血压降低,心动过缓。硫喷妥钠(4mg/kg)诱导能显著减少交感神经活动达50%。氯胺酮引起交感神经兴奋,使心率增快、血压升高。麻醉剂量的依托咪酯对自主神经系统无明显影响,对心脏传导系统亦无抑制作用。

3. **麻醉性镇痛药** 麻醉性镇痛药,特别是在给予大剂量时,抑制交感神经系统,激活支配心脏的迷走神经纤维,引起心动过缓和一定程度的血压降低。有证据提示,麻醉性镇痛药兴奋中枢μ受体能够增强上述心率和血压的改变。麻醉性镇痛药中,芬太尼对心肌收缩力和外周血管阻力无明显影响。

4. **肌肉松弛药** 去极化肌松药琥珀胆碱,特别是其中间代谢产物琥珀酰单胆碱能够兴奋心脏M型AChR,引起心动过缓或心律失常。非去极化肌松药泮库溴铵能够阻断心脏M型AChR,抑制交感神经对去甲肾上腺素的再摄取,产生心动过速和血压升高。其他临床常用的

非去极化肌松药对自主神经系统并无显著影响。

5. 椎管内阻滞 局麻药注入蛛网膜下腔或硬膜外腔阻滞感觉神经的同时,产生交感神经阻滞,交感神经阻滞的范围比感觉神经阻滞范围宽 2～6 个节段。交感神经被阻滞后外周血管扩张,机体将依靠减压反射维持血压。如果心交感神经同时被阻滞,心率减慢,血压不易维持。腹部手术时对肠道的触摸将激活交感神经并抑制肠道活动,导致术后肠麻痹。椎管内阻滞达到中胸部至腰部水平时,能够阻断交感神经对肠道的抑制,括约肌松弛,小肠收缩,肠蠕动存在,加上完全的肌松作用,为腹部手术提供了非常满意的条件。术后使用硬膜外患者自控镇痛(PCEA),亦有利于胃肠功能的恢复。

五、中枢神经系统各部位对内脏活动的调节

(一) 脊髓

脊髓是自主神经调节内脏活动的低级中枢,可完成一些调节内脏功能的基本反射,如血管张力反射、发汗反射、排尿反射、排便反射、勃起反射、胃肠反射等。

(二) 低位脑干

延髓是"生命中枢"所在部位,由延髓发出的自主神经支配心脏、支气管等以完成许多与生命有关的反射,如调节心血管活动的加压与降压反射、呼吸调节有关反射、胃肠运动与消化腺分泌反射。此外,延髓还是吞咽、咳嗽、喷嚏、呕吐等反射的整合中枢。中脑是瞳孔对光反射的中枢,与下丘脑和边缘前脑的自主神经功能密切相关。此外,脑干网状结构中许多神经元通过其下行纤维,调节脊髓的自主性功能。

(三) 下丘脑

下丘脑是调节自主神经与内分泌功能的较高级中枢。下丘脑不仅是交感与副交感中枢,而且可调节体温、营养摄取、水平衡、内分泌腺的分泌、情绪反应和控制生物节律等。

(四) 大脑皮层

调节内脏的主要代表区在边缘系统,包括大脑半球内侧的边缘叶以及与此相关的大脑皮层岛叶、颞极、眶回和皮层下的杏仁核、隔区、下丘脑前核等皮层下结构。此外,8 区、19 区与瞳孔的扩大和缩小有关。边缘系统的功能有:①参与控制情绪的发生与表现;②参与调节个体生存和种族延续有关的功能;③参与调节呼吸、心血管活动、胃肠道的运动与分泌活动。④参与学习、记忆等高级活动。

临床上将急性脑血管意外引起的继发性冠状动脉疾患称为脑-心综合征或脑-心卒中,广义的概念指各种颅内疾患引起的继发性心脏损伤。蛛网膜下腔出血对循环系统的影响常见的是脑-心综合征,主要临床表现为心电图的异常、并发急性心肌梗死及心内膜下心肌梗死,以及心肌酶谱的改变,这是相关患者的临床麻醉中需要注意的问题。不过,有部分患者可出现假性心肌梗死,即心电图出现心肌梗死或类似心肌梗死的变化,如出现 ST 段及 T 波改变,异常 Q 波等。在发病后 72 小时以内最为明显。但随着机体应激状态的缓解,临床症状好转,心电图也完全恢复正常。这提示着病情的好转,对预后的评估有重要意义。

六、麻醉与某些内脏的反射活动

（一）循环系统的反射

重要的内脏反射有：①主动脉弓和颈动脉窦的压力感受性反射：其生理意义是维持血压的相对稳定，又称降压反射。②心肺感受性反射：由心肺感受器介导的反射，引起交感紧张性降低，心迷走紧张性增强。③眼心反射：即压迫、刺激眼球或眼眶，或牵拉眼外肌引起的由迷走神经介导的心动过缓甚至停搏。传入神经是三叉神经的眼睫支，中枢在脑干心血管中枢，传出神经为心迷走神经。应特别注意眼心反射倾向者，可对所有迷走神经刺激产生强烈反应。另外，要注意首次刺激反应最显著。预防方法包括术前使用阿托品等抑制迷走神经的作用。④内脏感受器引起的心血管反射：手术牵拉、扩张内脏时反射性引起心率变慢、血压下降，甚至心脏停搏。

（二）呼吸系统的反射

重要的内脏反射有：①颈动脉体和主动脉体化学感受性反射：主要在于调节呼吸运动。②肺内感受器反射：吸气抑制性反射。③肺毛细血管旁感受器反射：运动时呼吸加强，肺毛细血管充血。④呼吸肌本体感受性反射：由呼吸肌本体感受器传入冲动引起的反射性呼吸变化。⑤防御性呼吸反射：咳嗽反射和喷嚏反射。

（三）呕吐反射

呕吐是麻醉时较常出现的一个症状，常伴有恶心、唾液增多、心动过速、痉挛性呼吸、低血压、面色苍白和瞳孔扩大等，是广泛性自主神经兴奋而引起的一种复杂的反射活动。

（四）其他反射

如眨眼反射（睫毛反射）、眼睑反射、咽反射、腹膜反射、喉反射等。瞳孔对光反射是重要的临床观察指标，即用适当光亮照射一侧瞳孔，反射引起双侧瞳孔括约肌收缩，瞳孔缩小，称瞳孔对光反射；被照射侧瞳孔缩小称直接对光反射；非照射侧瞳孔缩小，称间接对光反射。该反射的传入神经为视神经，基本中枢在中脑上丘，传出神经为第Ⅲ对脑神经，进入眶后终止于睫状神经节，换神经元后为睫状短神经。

第六节　麻醉与脑脊液

脑脊液（cerebral spinal fluid，CSF）是充满于脑室和蛛网膜下腔内的无色透明液体，产生于脑室内的脉络丛，由蛛网膜颗粒或绒毛引流至硬脑膜静脉窦，脑脊液主要对脑和脊髓起缓冲、保护、营养、运输代谢物以及维持正常颅内压的作用。成人脑脊液容量为 140～180ml（婴儿 40～60ml，儿童 60～120ml），其中侧脑室 30～40ml，第三脑室和第四脑室 25～30ml，蛛网膜下腔 55～65ml，脊髓蛛网膜下腔约 10～15ml，终池 20～30ml。

一、脑脊液的成分和功能

（一）脑脊液的成分

脑脊液是澄清液体，内含多种无机离子、葡萄糖，还有氨基酸、尿素、维生素和酶等。蛋白质含量极少,为15~45mg/100ml,细胞成分很少,主要为单核细胞和淋巴细胞。脑脊液内还有多种活性物质,主要为生长抑素(SRIF)、P物质(PS)、脑啡肽(ENK)、血管紧张素(ANG)等十多种肽类物质,这些物质与脑的功能和内分泌活动密切相关。

(二)脑脊液的功能

脑脊液对中枢神经系统起缓冲和排泄作用。

1. 保护脑和脊髓 颅骨和脊柱受到外力时,脑脊液提供的浮力可预防脑组织对神经根和血管等组织的牵拉作用。

2. 调控化学环境 脑脊液的酸碱特点可影响呼吸、脑血流的自身调节和脑代谢。脑脊液中的Ca^{2+}、K^+和Mg^{2+}可影响心率、血压、呼吸、肌紧张、血管运动和其他自主神经反射。在一定限度内,通过血脑屏障的调节脑脊液中的大分子物质、非脂溶性药物和一些代谢产物几乎全部被排除。

3. 转运递质 脑脊液参与神经内分泌活动循环,可作为脑内神经递质的转运工具,例如下丘脑合成的神经内分泌释放因子进入脑细胞外液和脑脊液,由脑脊液运输到相应受体。对垂体瘤患者,当血浆激素浓度正常而脑脊液激素浓度升高时,可出现激素失衡症状。

二、血脑屏障和血脑脊液屏障

(一)血脑屏障

血液和脑之间存在一种保护性屏障,即血-脑屏障(blood-brain barrier, BBB),其可限制脑内液体和其他物质流动,以维持脑内环境稳定,保证神经元的正常活动。血脑屏障由毛细血管内皮细胞、基膜及星形胶质细胞突组成(图2-15)。

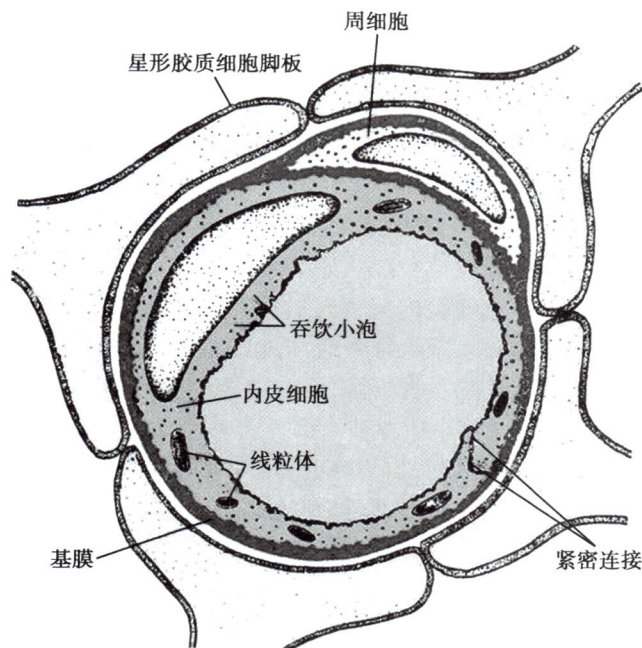

图2-15 血脑屏障超微结构模式图

1. 血脑屏障的结构特征 血脑屏障是一种生理性屏障,对不同物质具有不同的通透性,可限制毛细血管内血液和脑组织细胞外液之间物质自由交换。脑毛细血管的内皮细胞之间以紧密连接封闭,内皮细胞之间无空隙,是构成血脑屏障的主要结构。内皮外有基膜、周细胞及星形胶质细胞突起的脚板围绕。血脑屏障的毛细血管具有高密度的线粒体,一层厚厚的基膜位于血管内皮旁。星形胶质细胞在细胞间裂隙或通道处起包围和支撑的作用,其可以分泌化学物质,降低毛细血管内皮细胞的通透性。这种屏障允许脂溶性物质通过,但限制离子及大分子质量物质通过。特定物质在血脑屏障上的移动由其分子质量大小、电荷、脂溶性、与蛋白质结合的程度来决定。如二氧化碳、氧和脂溶性分子(如大多数麻醉剂)可以自由进入大脑,而大多数离子、蛋白质和大分子物质(如甘露醇)穿透力很差。

2. 血脑屏障的功能

(1) 维持脑内环境恒定:血脑屏障具有被动转运、易化弥散、主动转运和载体转运等选择性交换系统。如单糖(葡萄糖)因其亲水性自身无法穿过细胞膜进入细胞内,必须依靠转运蛋白这一专门的载体送至血脑屏障为大脑提供能量,该机制同样被认为负责运送己糖、戊糖、5-羟色胺、生物胺和某些药物。葡萄糖转运体镶嵌于细胞膜上,分为两类:一类是钠依赖的葡萄糖转运体(SGLT),以主动方式逆浓度梯度转运葡萄糖;另一类是易化扩散的葡萄糖转运体(GLUT),以易化扩散的方式顺浓度梯度转运葡萄糖,其转运过程不消耗能量。胰岛素可促进葡萄糖转运蛋白在细胞膜上的表达。大分子胶体物质不能通过血脑屏障,而脂溶性高的物质易通过血脑屏障,巴比妥、氯胺酮、异丙嗪、普鲁卡因和利多卡因等药脂溶性高,能自由通过血脑屏障进入脑组织。水溶性物质如 Na^+、Cl^- 等不易通过血脑屏障入脑,但水可以自由通过。该交换系统能根据脑内各种成分的需要做出调节,而不受血中物质浓度的影响,从而维持脑内环境稳定。Na^+ 不易通过血脑屏障,因此,当血浆 Na^+ 浓度快速变化时所引起的继发性血浆渗透压的变化可在血浆与脑组织之间形成暂时性渗透压梯度,影响水跨血脑屏障的移动。如血浆急性高渗可引起脑组织脱水,而血浆急性低渗可引起水自血浆进入脑组织引起脑水肿。甘露醇不能通过正常血脑屏障,临床上给予高渗甘露醇快速提高血浆渗透压达到降低脑水含量和减轻脑水肿的目的。

(2) 保证神经元的正常活动:神经元产生静息电位、动作电位、启动电位和突触电位均有赖于血脑屏障形成的离子梯度,而且神经冲动的传递和准确再现也有赖于血脑屏障对神经元和神经纤维的屏障作用。中枢神经递质如乙酰胆碱、多巴胺、去甲肾上腺素、5-羟色胺和 γ-氨基丁酸等在特定部位发挥正常功能也有赖于血脑屏障功能完整。血脑屏障使递质仅在局部环境中循环,也使突触周围环境免受神经活性药物和循环中类神经递质的影响。血脑屏障通透性改变也能影响中枢神经系功能。

(3) 影响神经系统药物的作用:脑毛细血管内皮细胞和酶系统对某些作用于神经系统的药物有重要作用,一些酶的活性随机体功能状态和血中成分而变化,长期应用巴比妥类药后,可诱导一些酶系统促进药物分解,使脑内药物含量减少,药效降低。γ-氨基丁酸是中枢神经系统抑制性递质,不能通过血脑屏障。脑毛细血管内皮细胞中含 L-多巴脱羧酶、单胺氧化酶、乳酸脱氢酶和胆碱酯酶,能对特定药物发挥屏障作用,使药物在达到脑细胞外液前失效。

3. 病理情况下血脑屏障的变化 中枢神经系统疾病常引起血脑屏障结构和功能的剧烈变化。如新生儿核黄疸和血管性脑水肿时,由于脑毛细血管内皮细胞间紧密连接开放,屏障的通透性显著提高以致血浆白蛋白等大分子物质都可通过屏障。严重脑损伤、缺氧、急性高血压均可导致血脑屏障的严重破坏,使血清蛋白也可通过屏障进入脑组织。当血脑屏障功能破坏时,水的跨血脑屏障的移动不再取决于血脑屏障两侧的渗透压梯度,而是取决于血脑屏障两侧的静水压梯度。随着损伤的修复,大分子物质入脑首先停止;完全恢复后小分子物质交换加快现象也会消失,此时血脑屏障功能已经正常。电离辐射、激光和超声波都可使血脑屏障的通透性增加。

(二) 血-脑脊液屏障

脑脊液主要是由脉络丛分泌的,但其成分和血浆不同,脑脊液中蛋白质的含量很少,葡萄糖含量也较血浆为少,但 Na^+ 和 Mg^{2+} 的浓度较血浆中的高,K^+、HCO_3^- 和 Ca^{2+} 的浓度则较血浆中的低。可见,血液和脑脊液之间物质的转运并不是被动的过程,而是主动转运过程。另外,一些大分子物质较难从血液进入脑脊液,仿佛在血液和脑脊液之间存在着某种特殊的屏障,故被称为血-脑脊液屏障(blood-cerebrospinal fluid barrier)。这种屏障对不同物质的通透性不同。例如 O_2、CO_2 等脂溶性物质可很容易地通过屏障,但许多离子的通透性则较低。血-脑脊液屏障的基础是无孔的毛细血管壁和脉络丛细胞中运输各种物质的特殊载体系统。

血-脑脊液屏障的存在,对于保护脑组织周围稳定的化学环境和防止血液中有害物质侵入脑内具有重要的生理意义。例如,脑脊液中 K^+ 的浓度较低,即使在实验中使血浆 K^+ 浓度加倍,脑脊液中 K^+ 浓度仍能保持在正常水平。因此脑内神经元的兴奋性不会因血浆中 K^+ 浓度的变化而发生明显的变化。由于血-脑屏障的存在,循环血液中的乙酰胆碱、去甲肾上腺素、多巴胺、甘氨酸等物质就不易进入脑,否则,血浆中这些物质浓度的改变将会明显地扰乱脑内神经元的正常功能活动。

三、脑脊液循环

脑脊液 70% 是脑室由脉络丛分泌(脑室及脊髓中央管表面的血管丛被覆脑室管膜上皮细胞和纤毛细胞),另外 30% 由大脑毛细血管内皮细胞分泌。脑室管膜细胞上的纤毛推动脑脊液自第四脑室、Luschka 裂孔和 Magendie 裂孔向枕大池流动。再经枕大池达到小脑半球表面的蛛网膜下腔,向尾侧进入脊髓蛛网膜下腔,向头侧进入基底池。再由基底池经视交叉前池、大脑外侧裂达到侧方及前方皮质区,通过另一路径到达中部及后方大脑皮质(图 2-16)。

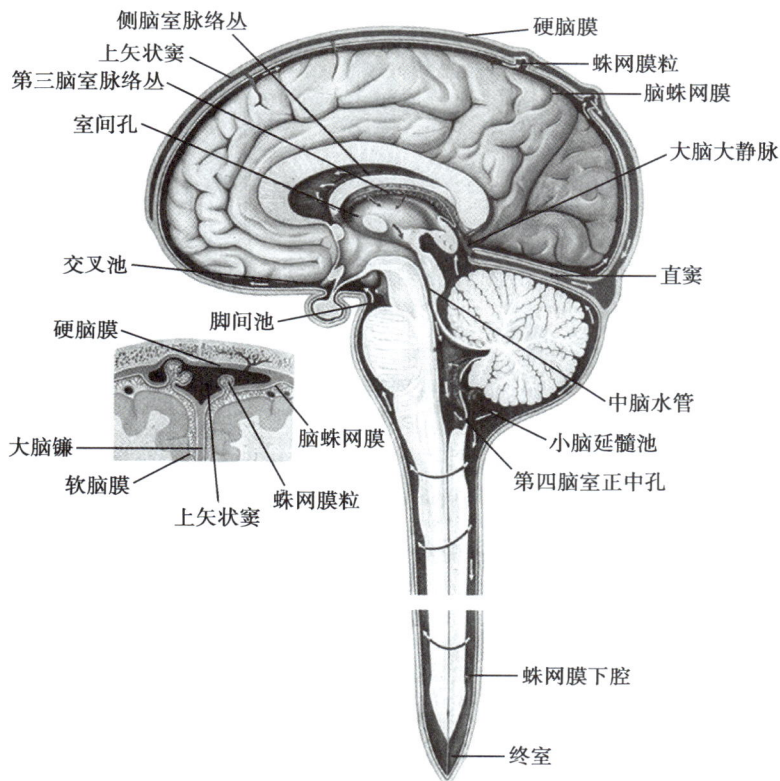

图 2-16　脑脊液循环图

44

呼吸运动、脑动脉及脉络丛搏动都为脑脊液循环提供推动助力。脑脊液的重吸收是通过位于矢状窦和乙状窦硬脑膜上的蛛网膜颗粒及背根神经节硬脑膜窦硬脑膜上的脊髓蛛网膜颗粒重吸收入硬脑膜静脉窦。

脑脊液重吸收依赖脑脊液压（15cmH$_2$O 为代表）与静脉压（8cmH$_2$O 为代表）之间的压差，及血浆胶体渗透压（25mmHg 为代表）与脑脊液胶体渗透压（0mmHg 为代表）之间的压差。脑脊液压增高（创伤性脑损伤）可引起脑脊液重吸收加快。蛛网膜颗粒的功能近似一单向阀门，当脑脊液压力高于静脉压 1.5mmHg 或者更多时，蛛网膜颗粒促使脑脊液向脑静脉窦流动。人类脑脊液压力均值 15cmH$_2$O（11.25mmHg），上矢状窦处脑脊液压力为 9cmH$_2$O（6.75mmHg），为蛛网膜颗粒重吸收脑脊液创造 6cmH$_2$O（4.5mmHg）的压力梯度。85%～90%脑脊液重吸收是依靠矢状窦和乙状窦硬脑膜上蛛网膜颗粒，10%～15%是依靠脊髓硬脊膜上蛛网膜颗粒。

脑脊液的转运主要依赖蛛网膜颗粒内皮细胞的胞饮作用，其次通过细胞外途径来完成即通过打开细胞间隙来转运。随脑脊液压力的升高，脑脊液重吸收速率加快。当颅内压升高，胞饮和细胞间隙的开放加快，脑脊液重吸收加快。只有当脑脊液压力大于 22.5mmHg（30cmH$_2$O），脑脊液重吸收阻力才会明显减少。正常情况下脑脊液的生成与重吸收处于平衡状态。脑脊液生成处于正常，相对不受颅内压升高或降低的影响。当颅内压升高引起脑灌注压降低至 70mmHg，脑脊液生成减慢。当颅内压低于 7mmHg，脑脊液重吸收减慢至最低水平。当颅内压处于 7～22.5mmHg（30cmH$_2$O）之间，脑脊液重吸收随颅内压升高而线性增加。

脑脊液的重吸收主要为脑脊液从蛛网膜颗粒吸收进入静脉窦，另一小部分脑脊液由脊神经根处和脑膜淋巴吸收。虽然机制不明，但脑脊液的重吸收与颅内压成正比，与颅内静脉压成反比。由于脑和脊髓缺乏淋巴系统，脑脊液的重吸收是血管周围和间质中蛋白回到血液的主要途径。人类脑脊液生成是依赖过滤和活性分泌两者，其速度为 0.35～0.4ml/min，或 500ml/d。每日脑脊液（颅骨内 60ml 与脊髓周围 60ml）大约交换 4 次。

四、颅 内 压

颅内容积相对固定，由脑组织（占 80%）、脑血流（占 12%）、脑脊液（占 8%）组成。传统意义的颅内压是指幕上侧脑室或大脑皮层上的脑脊液压力，静水压正常值为 5～15mmHg。颅内压波形呈节律变化，可随呼吸运动和血压的变化而变化，喷嚏、咳嗽、弯腰可致颅内压升高达 45mmHg。不同部位测量出来的颅内压稍有不同，但水平侧卧位腰穿测得的脑脊液压力与幕上压力近似。

血脑屏障的结构是否完整、脑脊液与脑血流循环状态等均与维持正常颅内压有关。任何一成分逐渐和小量增加会引起另外一种或两种成分代偿性地中度减少，以保持颅内压在正常范围，称之为 Monro-Kellie 假说。颅内容量增加的初期，颅内压可以很好地代偿，一旦达到最大极限，任何一种成分的增加均会导致明显的颅内压升高。颅内压升高，各种代偿机制得到启动。脑脊液分布的改变是最早启动的代偿机制，颅内脑脊液向脊髓蛛网膜下腔转移，同时脑脊液重吸收增加。随后可出现脑血容量的减少和脑组织体积的减少，这两者的代偿能力相当有限。主要代偿机制包括：①脑脊液从颅腔转移到脊髓；②脑脊液重吸收增加；③脑脊液生成减少；④脑血容量降低（主要为静脉）。脑血管的自动调节功能可预防因平均动脉压波动引起脑血容量的增加。正常情况下，最初的脑血容量增加并不立即引起颅内压的升高，因为可以通过减少脑血流和脑脊液代偿。监测颅内压有助于判断脑灌注流压、脑顺应性以及脑循环的状态，对于指导临床治疗具有重要意义。

虽然不同部分脑组织的顺应性不同，颅内总顺应性的概念在临床上仍然很有用，且受动脉血压和动脉二氧化碳分压的影响。由于脑自动调节机制的存在，使血压升高时脑血管收缩，脑血容量减少以维持正常的脑血流。相反,低血压时脑血管扩张,脑血容量增加以维持正常的脑血流。动脉二氧化碳分压每增加 1mmHg,脑血容量大约增加 0.05ml/100g。

脑顺应性可以通过向脑室内穿刺注射生理盐水来判断。每注射 1ml 生理盐水,颅内压升高超过 4mmHg,则说明颅内顺应性较差。此时,脑处于失代偿血流状态,脑血流随颅内压的增高而减少。持续严重的颅内压升高还可导致脑疝。脑疝常出现的四个部位:扣带回疝、颞叶沟回疝、小脑枕大孔疝及颅骨缺损部位疝。

五、麻醉对脑脊液的影响

(一) 麻醉药对脑脊液的影响

1. 吸入麻醉药的影响 挥发性麻醉药影响脑脊液的生成和重吸收。氟烷减少脑脊液的分泌,同时还减少脑脊液的吸收;地氟烷增加脑脊液的分泌;恩氟烷可增加脑脊液的分泌、减少脑脊液的吸收,异氟烷不影响脑脊液分泌但减少其重吸收,这也是恩氟烷、异氟烷升高颅内压的原因之一。

2. 静脉麻醉药的影响 巴比妥类药物促进脑脊液的吸收,减少脑脊液的量。脑脊液的减少、脑血量降低使巴比妥类药物非常有效地降低颅内压,其抗惊厥特性可以降低神经外科患者癫痫发作风险。氯胺酮对脑脊液直接形成没有影响,但是通过妨碍吸收脑脊液,间接增加脑脊液的量。氯胺酮麻醉时可使脑血流增加 50%,氧代谢率增加 20%,颅内压也相应增加。

(二) 麻醉期间某些因素对脑脊液的影响

相对全身麻醉而言,椎管内麻醉对脑脊液影响较大,尤其是椎管内麻醉的并发症。其中硬脊膜穿破后头痛(post dural puncture headache,PDPHA),是椎管内麻醉后常见并发症,一般认为与硬脊膜穿破后脑脊液通过硬脊膜穿刺孔不断漏入硬膜外腔,使脑脊液压力降低有关。椎管内麻醉并发症中,脊髓蛛网膜下隙粘连、硬膜下血肿等可以引起脑脊液循环受阻,影响吸收和分布。

全身麻醉时术中特殊体位和特殊情况,如气腹时腹内压急剧升高,可以引起下腔静脉受压(导致腰部静脉丛引流减少)、中心静脉压升高,导致静脉淤血增加以及矢状窦压力增加,从而使脑脊液重吸收减少等,引起颅内压增加。颅脑手术常用体位有坐位、俯卧位或侧卧位,额部、颞部、顶枕部开颅采取平卧位,头部抬高 15°~30° 有利于静脉回流和脑脊液引流,头部转向一侧可充分暴露术野,但是过分扭曲或者旋转头部可阻碍静脉回流升高颅内压。蛛网膜绒毛的内皮细胞主要通过胞饮作用和胞间间隙开放进行脑脊液重吸收。脑脊液的重吸收率随着脑脊液压力增大而增加。但是在非正常情况下,如脑肿瘤切除后出现颅内压下降时可减少重吸收率,当颅内压小于 7mmHg,脑脊液的重吸收率最低。

颅脑外伤或颅脑术后由于手术或外伤导致脑循环量减少和局部脉络丛血管的反射性痉挛引起脑脊液的减少,表现为脑外伤后的低颅压综合征。其临床特点是头痛剧烈,呈全头痛或枕颈额颞持续性胀痛或无固定位置痛,可向项肩放射,具有直立性头痛、眩晕加剧,平卧时症状减轻或消失,常伴有恶心、呕吐、耳鸣、畏光、眩晕、步态不稳,少数有短暂的晕厥发作。应使患者去枕平卧,对于较重的患者床尾抬高 10°~30°,适当增加液体入量,促进脑脊液的分泌,提高颅内压及相关对症处理。

病例 2-1

患者,男,58 岁,肥胖。因胆总管结石进行胆囊切除、胆总管切开取石、T 管引流术。患者术前同意硬膜外置管进行术后镇痛,但术前因肥胖使硬膜外穿刺置管失败,原定术后镇痛方法无法应用。切口为右侧肋缘下切口。患者清醒拔除气管导管后述伤口剧痛,呼吸浅快,频率35 次/分,静脉注射吗啡 5mg 后,疼痛减轻,渐入睡。诊断:术后疼痛。

问题:

    1. 该患者疼痛发生的机制是什么?

    2. 疼痛对机体的影响主要有哪些方面?

病例 2-2

    患者,女,25 岁,临产,因胎儿窘迫进行剖宫产术。术前检查无特殊,血压、呼吸正常。进行 $L_{2\sim3}$ 腰硬联合麻醉。腰麻药为罗哌卡因 0.5% 2.5ml。患者平卧后出现恶心、呕吐,呼吸困难,血压(BP)75/40mmHg,脉搏(P)50 次/分。经左侧卧位后无好转。诊断:腰麻后平面过广。

问题:

    1. 该产妇为什么会出现血压下降?

    2. 该患者为什么会出现呼吸困难?

(汪萌芽　曹红)

呼吸(respiration)是机体与外界环境之间 O_2 和 CO_2 的交换过程,包括:①外呼吸:含肺通气(肺泡与外界环境之间的气体交换)和肺换气(肺泡与肺毛细血管血液之间的气体交换);②气体在血液中的运输;③内呼吸,即组织换气以及细胞内的氧化代谢。上述任一环节发生障碍,均将导致呼吸功能紊乱或呼吸效率降低。在麻醉手术过程中,麻醉用药、手术操作和术前已有疾患等均可能改变呼吸功能,影响手术的实施和效果以及术后康复。因此,了解麻醉过程中的呼吸变化及其机制,有利于提高麻醉管理水平,防治呼吸功能紊乱。

第一节 肺通气的动力学

肺通气(pulmonary ventilation)的原动力来源于呼吸肌的缩舒所引起的呼吸运动,后者使胸腔容积改变,经胸膜腔内压的传递使肺内压发生变化,从而克服阻力实现肺通气。

一、肺通气的动力

(一) 肺内压

肺内压(intrapulmonary pressure)是指肺泡内的压力。在自然状态下,呼吸时气体进出肺的直接驱动力是肺内压与外界环境(大气)之间的压力差。吸气时肺容积扩大,使肺内压低于大气压,气体入肺;呼气时肺容积缩小,肺内压高于大气压,气体由肺内呼出。在吸气末或呼气末,肺内压等于大气压,气体停止流动。因此,肺的自然通气是一种负压通气。紧急情况下若患者出现呼吸停止,则可人为地建立肺内压与大气压之间的压力差实现吸气或呼气,称为人工呼吸(artificial respiration)。人工呼吸分为正压通气和负压通气两大类。正压呼吸是人为地提高气道开口处的压力,使之高于肺内压,将气体压入肺内,形成吸气;借助胸廓的弹性回缩形成呼气。正压呼吸机以及口对口人工呼吸属于人工正压通气。通过人为地降低胸廓外压力以促进胸廓扩大而吸气则属于负压通气,如负压通气机和铁肺等。

(二) 呼吸运动

肺没有骨骼肌,本身不能主动扩张与缩小。生理情况下,肺的扩大是由于吸气肌即膈肌和肋间外肌的收缩,使胸廓容积增大、肺容积增大、肺内压降低,产生吸气;而呼气则是由于膈肌和肋间外肌的舒张(平静呼气)或者同时有呼气肌即肋间内肌和腹壁肌的收缩(用力呼气),使胸廓容积变小、肺容积缩小、肺内压升高,产生呼气。由此可见,由呼吸肌的收缩和舒张所引起的胸廓节律性的扩大与缩小即呼吸运动(respiratory movement)是肺通气的原动力。用力吸气或用力呼气时还有辅助呼吸肌参与,使胸廓容积改变的幅度加大,单次呼吸的通气量增大。自主呼吸不依赖意识,但可受意识影响,如主动屏气、说话、唱歌和吹奏管乐等。当患者昏迷、深度麻醉和高位截瘫时,呼吸肌收缩的中枢驱动障碍或呼吸肌本身无力,则需要施行机械通气来重建呼吸。

某些疾病如慢性阻塞性肺病,由于肺过度负荷加之营养不良,呼吸中枢驱动持续增高,易致呼吸肌慢性疲劳、呼吸肌萎缩、呼吸肌肌力和耐力进行性下降,最终形成呼吸机依赖。在较长时间使用呼吸机的情况下,可发生膈肌肌力降低,导致脱机困难。

(三) 胸膜腔内压

胸膜腔是由脏层胸膜和壁层胸膜密封形成的潜在腔隙,腔内没有气体,但有少量浆液,使胸膜的脏层和壁层之间润滑并使肺能够随胸廓运动。胸膜腔内的压力称为胸膜腔内压(intrapleural pressure),简称胸内压。胸廓运动导致胸膜腔内压的变化、肺的扩大与缩小以及肺内压的变化。平静呼气末胸膜腔内压为-5 ~ -3mmHg,吸气末为-10 ~ -5mmHg。在正常平静呼吸过程中胸膜腔内压始终低于大气压,故称为胸膜腔负压。胸膜腔负压具有重要的生理意义:①有利于肺保持扩张状态;②促进胸腔内大静脉和淋巴液的回流。特殊情况下胸膜腔内压亦可出现正值,在通气阻力明显增高时,如用力呼气胸膜腔内压可升高到110mmHg,此时将导致静脉回心血量减少和颈静脉怒张。

临床上当胸壁或肺破裂时,胸膜腔与大气相通,空气将自外界或肺泡进入胸膜腔内,形成气胸(pneumothorax)。此时,胸膜腔内压等于大气压,促进肺扩张的跨肺压消失,肺将因自身的内向回缩力而塌陷,不再能随胸廓运动而扩张或缩小。气胸不仅使肺通气功能受损,也将因胸内负压的消失而使血液与淋巴的回流减少。严重时由于纵隔移向健侧,甚至因吸气与呼气时两侧胸膜腔的压力不平衡,出现纵隔在吸气时移向健侧呼气时移向患侧,随呼吸左右摆动,同时也将累及健侧的呼吸与循环功能。进入胸膜腔内的气体可通过胸膜腔溶于血浆或被血红蛋白所携带而逐渐减少,症状减轻直至痊愈,但吸收速率存在个体差异。当积气量大或积气虽少、但伴有持续漏气和肺部感染时,则难以自行吸收,必须进行相应处理。

二、肺通气的阻力

肺通气过程中所遇到的阻力可分为弹性阻力和非弹性阻力。弹性阻力包括肺弹性阻力和胸廓的弹性阻力;非弹性阻力的主要部分是气道阻力。呼吸运动过程中必须克服肺通气的阻力,才能实现肺通气。

(一) 肺弹性阻力和顺应性

肺属弹性组织,变形时会产生弹性阻力。肺组织在外力作用下扩张的难易程度称为肺顺应性(compliance of lung, C_L),肺顺应性与肺弹性阻力成反变。肺顺应性的大小可用单位跨肺压的变化(ΔP)所引起的肺容积变化(ΔV)来表示,即 $C_L = \Delta V/\Delta P$。

1. 肺通气的压力-容积曲线　图 3-1 为经典的猫离体肺压力-容积曲线,又称静态肺顺应性曲线,其横坐标为跨肺压差,纵坐标代表肺容积增量。曲线上任意一点的切线斜率反映不同容量时肺顺应性或弹性阻力的大小。曲线斜率大,表示肺顺应性大,弹性阻力小;曲线斜率小,则肺顺应性小,弹性阻力大。正常成年人在平静呼吸时,当肺扩张程度达到50%时,位于斜率最大的曲线中段(简称陡直段),相当于肺容积的功能余气量至高位拐点之间的位置,肺顺应性最大,表明平静呼吸时肺弹性阻力小,呼吸省力。曲线上段简称高位平坦段,斜率或顺应性小,高位平坦段与陡直段之间的交点称为高位拐点(upper inflexion point),相当于肺总量85% ~90%的位置。在该位置机体进行机械通气(如呼气末正压通气)或进行自主呼吸(如危重哮喘发作或慢性阻塞性肺疾病的呼吸衰竭),则呼吸阻力呈指数式增高,气压伤发生的机会显著增加。此时进行经面罩机械通气时发生面罩漏气和胃胀气的机会增加,故应尽可能避免在该位置进行机械通气或自主呼吸。在肺容量占肺总量的67%的位置时胸廓处于自然位置,为零弹性状态。超过该位置呼吸阻力也将明显增加。低位平坦段与陡直段之间的交点称为低位拐点(lower inflexion point)(图3-1)。健康成人自然呼吸时,呼气末在正常功能余气量(相当于肺容量占肺总量的40%)位置,潮气量位于中间段,此时呼吸阻力最小,是自然呼吸或机械通气的最佳位置。

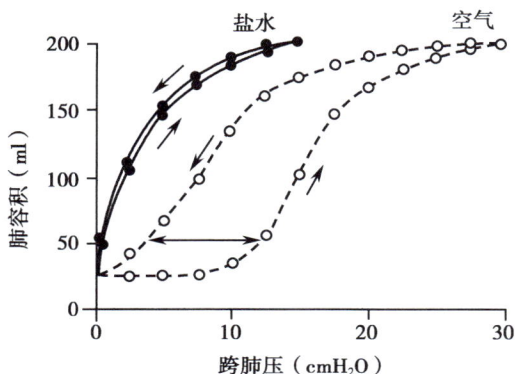

图3-1 分别用空气和生理盐水改变猫肺容积时的肺顺应性曲线

同时,顺应性可随肺容积而变化,单位肺容积下的顺应性称为比顺应性(specific compliance)。因此,在比较体型差异大的个体的肺弹性阻力时采用比顺应性更为合理。

在活体呼吸时,连续记录肺容积和跨肺压可描出一次呼吸的压力-容积环,即动态顺应性曲线。与静态顺应性曲线比较,动态顺应性曲线处在肺扩张度的中段,故顺应性值较高,肺通气的弹性阻力最小,是最佳的做功范围。

2. 肺泡表面张力与肺表面活性物质 肺的弹性阻力除来自弹性纤维回缩力外,主要来自肺泡液-气界面的表面张力(约占肺弹性阻力的2/3)。肺泡表面张力是产生于肺泡液气界面的液体分子间吸引力,其合力指向肺泡中央,阻碍肺的扩张。正常情况下,肺内存在某种物质可以调节大小肺泡内的表面张力,研究证实该物质为肺表面活性物质(pulmonary surfactant,PS),其主要成分为二棕榈酰卵磷脂(dipalmitoylphosphatidyl choline,DPPC)。DPPC为双极性分子,非极性端朝向肺泡腔,极性端插入液体分子之间,以单分子层垂直排列于肺泡液-气界面,进而降低肺泡表面张力。DPPC在大小肺泡内的密度存在差异,且随肺泡的张缩而变化。肺表面活性物质的主要作用是降低肺泡表面张力,减少肺泡的回缩力,因而具有重要的生理意义:①降低吸气阻力,减少吸气做功,增加肺顺应性;②维持大小肺泡容积的稳定(大小肺泡的半径相差3~4倍);③维持肺组织适当的扩张与回缩,防止肺不张;④防止肺水肿等。

肺表面活性物质的合成与分泌受多种因素影响:①肺扩张刺激:是出生后促进和调节肺表面活性物质释放的主要因素。当持续浅快呼吸后,因肺表面活性物质释放减少而使肺泡表面张力渐趋增加,常发生反射性叹息式深吸气动作,这种间歇性增大肺扩张可促进肺表面活性物质释放。同理,人工呼吸时也常间歇地加大潮气量,防止肺泡表面张力增加。胸腹外科手术后,患者常惧怕疼痛而不敢深呼吸,故应鼓励患者进行周期性深吸气以防止肺不张的发生。若呼气过度致肺容积过小(如肺不张时),将使大量肺表面活性物质被挤出液-气界面而失活。因此,呼气末维持一定的功能余气量可减少肺表面活性物质的失活。②激素:糖皮质激素可促进肺表面活性物质的合成与分泌,β受体激动剂肾上腺素可促进肺表面活性物质的释放。③麻醉药物:吸入非脂溶性全身麻醉药后,肺泡Ⅱ型上皮细胞能及时分泌表面活性物质,增加其在肺泡腔表面的含量,代偿了非脂溶性麻醉药升高表面张力的作用;吸入脂溶性麻醉药后,尽管全肺组织表面活性物质含量增加,但主要滞留在细胞内,难以顺利分泌到肺泡腔表面,可造成肺泡表面张力升高。

(二) 胸廓的弹性阻力和顺应性

胸廓也具有弹性,呼吸运动时也产生弹性阻力。胸廓的弹性阻力可用胸廓顺应性表示。

在肥胖、胸廓畸形、胸膜增厚和腹腔内占位病变等情况下,胸廓顺应性降低。

(三) 肺和胸廓的总顺应性

肺和胸廓是相互串联的两个弹性体,其总弹性阻力为肺和胸廓的弹性阻力之和。因弹性阻力是顺应性的倒数,故肺和胸廓的总弹性阻力为

$$\frac{1}{C_{L+T}}=\frac{1}{C_L}+\frac{1}{C_T}=\frac{1}{0.2}+\frac{1}{0.2}$$

式中 C_{L+T} 为肺和胸廓总的顺应性, C_L 为肺顺应性, C_T 为胸廓顺应性。据测定,正常成人的肺顺应性和胸廓的顺应性均为 $0.2L/cmH_2O$。因此,肺和胸廓的总顺应性约为 $0.1L/cmH_2O$。

(四) 气道阻力

呼吸道(respiratory tract)是气体进入肺的通道,又称为气道(airway),包括鼻、咽、喉、气管、左右主支气管及其分支。喉以上部分为上呼吸道,气管以下部分为下呼吸道。气管逐级分支形成各级支气管,共分为23级。以气管为0级,主支气管为1级,依此类推。随着气道的分支,气道口径变小,软骨逐渐减少消失,平滑肌相对增多。16级以前的气道无气体交换功能,为传导区。常将内径≤2mm的非呼吸性细支气管称为小气道,受神经、体液因素的调控,是调节气道阻力的活跃部分,也是小气道阻力增高疾病的常发部位。17~19级为呼吸性细支气管,20~22级为肺泡管,23级为肺泡囊。呼吸性细支气管、肺泡管、肺泡囊以及所属肺泡共同组成一个肺功能单位。肺泡管通至肺泡的开口处有环形平滑肌,收缩时,肺泡管缩窄、肺泡变扁,使肺容积及肺顺应性降低。气道阻力(airway resistance)指气体流经呼吸道时气体分子之间以及气体分子与气道壁之间的摩擦力。气道阻力属动态阻力,占非弹性阻力的80%~90%。产生于鼻、声门以及气管和支气管的气道阻力分别约占总阻力的50%、25%及15%。仅10%的气道阻力产生于直径小于2mm的细支气管。气道阻力可表示为维持一定气流量(Q)所需的气道两端的压力差($\triangle P$),即 $R=\triangle P/Q[mmHg/(L\cdot s)]$。健康人平静呼吸时的总气道阻力为 $1~3cmH_2O/(L\cdot s)cmH_2O\cdot s/L$

1. 影响气道阻力的因素　气道阻力受气流速度、气流形式、气道口径(r)、气体的黏滞性(η)和气道的长度(L)等因素的影响,其中以气道口径对气道阻力的影响最大。

$$R=\frac{8\eta L}{\pi r^4}$$

当气流速度太快或管道不规则时易发生湍流,使气道阻力增加。气道阻力在呼吸过程中的周期性变化主要与小气道的口径变化有关。气流为层流时气道阻力的大小与呼吸道半径的4次方成反比,即 $R\propto 1/r^4$;气流为湍流时气道阻力则与呼吸道半径的5次方成反比,即 $R\propto 1/r^5$。

在呼吸过程中,由于小气道口径随呼吸而改变,气道阻力发生周期性的变化:①小气道壁周围肺泡组织的弹性纤维对气道壁起外向牵拉作用,以维持没有软骨支撑的细支气管通畅。吸气时肺扩张,弹性纤维拉紧,对气道壁的牵引加大,故管径扩大,阻力减小;呼气时则相反。②气道跨壁压的变化。吸气时胸膜腔内压增大,气道外压力降低,气道扩张,阻力减小;呼气时则相反。③支气管平滑肌的紧张性随呼吸时相而改变。吸气时紧张性降低,气道阻力减小;呼气时紧张性增高,气道阻力增大。在哮喘,由于小气道炎症和痉挛,导致气道阻力增加,且呼气时气道阻塞更为明显,故呼气阻力显著大于吸气阻力。呼气时当气道内压渐降至等于胸膜腔内压(即等压点)时,气道便可能闭陷,呼气越用力,越促使气道闭陷。

气道功能也受吸烟等其他因素的影响。吸烟可损伤气道黏膜的清除功能,增加气道的敏

感性,香烟烟雾使气道上皮细胞黏蛋白基因 *MUC5AC* 表达增加,气道杯状细胞显著增生,使痰量、痰液黏度及酸度明显增加,因此吸烟者日常咳嗽咳痰增多。香烟烟雾还可减慢气道上皮细胞的损伤修复,诱导气道高分泌和炎症反应等。长期吸烟者的周围气道中,可见黏膜炎症、黏液栓和平滑肌肥大。小气道炎症导致气道狭窄,使呼气末小气道提前关闭,闭合气量增加,影响通气与血流的匹配,减慢全麻的呼吸恢复。若戒烟时间大于 4 周,则可改善纤毛功能并减少气道分泌及刺激性,择期手术至少要求患者戒烟 2 周,以改善通气功能。

上呼吸道感染可使气道分泌物增多,气道呈高反应性并持续 4~6 周。上呼吸道病毒感染可抑制具有灭活速激肽作用的中性肽链内切酶的活性,增强迷走神经的紧张性,引起支气管平滑肌收缩和腺体分泌增多。因此,上呼吸道感染会增加麻醉的风险。

2. **等压点** 气道跨壁压(pressure across wall of airway)是指气道内压力与气道周围压力之差。当跨壁压为正值时,气道开放;反之,跨壁压为负值时,气道闭合。跨壁压随空间和时间而变化:气流下游的气道内压低于上游,同时肺内压随呼吸时相而改变。大气道有软骨环支持而对跨壁压变化不敏感,但小气道在吸气时受弹性纤维外向牵拉而扩张,呼气时牵拉减少且胸膜腔内压增加,小气道趋向闭合。跨壁压为零的部位称为等压点(isopressure point),是气道闭合的临界点。在呼气过程中,等压点由高位气道移向低位气道,当移动到无软骨支持的小气道时,小气道开始关闭。如果用力呼气,胸膜腔内压将增加,一方面增加气道内压,促进气体流动;另一方面也增加肺间质压力,压迫气道。但总的趋势是肺间质压的增加超过气道内压,对胸内气道起挤压作用,使其口径缩小;越用力呼气,该挤压力越大,挤压的气道范围越广。用力呼气时,胸膜腔内压对气道的压迫称为气道的动态挤压(dynamic compression)作用。

气道外周的压力接近胸膜腔内压。直立位时,肺底部的胸膜腔内压较肺尖部高,故跨壁压在肺底部小于肺尖部。呼气到余气量(residual volume)时,肺尖部跨壁压约 3.3mmHg,气道开放;而此时肺底部跨壁压是 -2.2mmHg,气道闭合。若在余气量开始吸气,胸膜腔内压普遍降低约 2.2mmHg,则可使部分或全部吸入气体进入气道开放的肺尖中,而几乎没有气体进入气道闭合的肺底部。

3. **时间常数** 气道与其连接的肺泡呈串联关系,肺泡充气或排空的速度取决于时间常数(time constant,RC),即肺顺应性与气道阻力的乘积,单位为 s。RC 是反映肺机械性能的指标。正常人气道阻力为 $2cmH_2O/(L \cdot s)$,肺和胸廓的总顺应性为 $0.1L/cmH_2O$,其时间常数为 0.2s。在 1 个 RC 时限(0.2s)内肺泡充气 63%,2 个 RC(0.4s)充气 81%,3 个 RC(0.6s)充气 95%,肺泡全部充气或全部排空需 5 个 RC 的时限。可见,不同肺泡的扩张时间不同步。口径小于 2mm 的正常小气道-肺泡单位的 RC 约为 0.01s,其充气或排空皆很快,成为快肺泡。小气道阻力或肺组织顺应性增加时,受累呼吸单位的 RC 值变大,充气或排空的速度变慢,成为慢肺泡。因此,实施机械通气时应考虑 RC 的概念,若吸气时间设定过短则肺泡充气不足,有效通气减少(高频通气除外)。

4. **呼吸功** 在呼吸过程中,呼吸肌为克服弹性阻力和非弹性阻力实现肺通气所做的功称为呼吸功(work of breathing)。正常人平静呼吸时,呼吸肌收缩所做的功均用于吸气时,主要克服肺的弹性阻力和气道阻力;而呼气时因肺的弹性回缩力足以克服通气阻力(主要是气道阻力),无需额外做功。

(五) 单肺通气与高频通气

临床上胸外科手术时因涉及肺、食管和胸椎等常要求手术侧的肺停止通气,而对另一侧肺进行单肺通气(one-lung ventilation,OLV)。单肺通气需要双腔导管,导管一侧与呼吸机连接,另一侧与大气相通。未进行通气的肺将发生萎陷,当胸膜打开、胸膜腔与大气相通时萎陷更明显。单肺通气通常于仰卧位时进行,但大部分胸外科手术时患者处于侧卧位,使单肺通气的难度增加。因单肺通气肺容量减少一半,气道无效腔也显著减小,故常设定中小潮气量(7~10ml/kg)和较快的呼吸频率。如果患者处于侧卧位,通气侧肺处于下方受到纵隔的重力压迫,通气侧肺的顺应性降低。侧卧位时的血流优先分布于下方的肺(通气侧肺),使上方非通气侧肺的血流减少,但其血流灌注量并未降低至零,因此仍然有高达30%的静动脉分流。当仰卧位进行单肺通气时,两侧肺的灌注平均分配,静动脉分流将进一步增多。单肺通气时,维持合适的PaO_2的关键是减少非通气侧肺的静动脉分流,尽量保证通气侧肺的通气和血流灌注的良好匹配。

高频通气是以较低的气道压(约0.74mmHg)和较高的通气频率(成人>60次/分)进行通气,其机制较为复杂,至今尚未完全阐明,目前认为频率加快使气流振幅增加,气体分子弥散加速,气体在并联的肺泡间交流使肺内的气体浓度达到一致,从而使肺泡气体交换更为有效。高频通气因其呼吸道内压力较低,具有不干扰患者的自主呼吸、对回心血流量干扰较小以及有利于降低脑压等优点。主要形式包括高频正压通气、高频喷射通气和高频振荡通气。

三、无效腔和肺通气效率

(一) 无效腔

在肺或呼吸道中虽有通气但不能进行气体交换的区域,称为呼吸无效腔或死腔(dead space)。无效腔包括:①解剖无效腔:指由鼻到终末细支气管之间的管腔,仅起传导气流的作用,不能进行气体交换;②肺泡无效腔:进入肺泡的新鲜气体不一定都能参与气体交换。当肺内血流分布不均时,可造成一些肺泡虽有通气而血流灌注不足未能进行气体交换。进入肺泡未与血液进行气体交换的新鲜气体量,称为肺泡无效腔。解剖无效腔和肺泡无效腔合称为生理无效腔。正常情况下,健康人平卧时肺泡无效腔的量极小,此时生理无效腔量接近于解剖无效腔量。在麻醉时,由麻醉面罩和接管等麻醉器械所造成的无效腔,称为机械无效腔,相当于增加了解剖无效腔,可降低肺通气的效率。

(二) 通气效率

肺的通气效率可用生理无效腔(physiological dead space volume, V_D)与潮气量(tidal volume, V_T)的比值(V_D/V_T)来反映,即

$$通气效率 = 1 - V_D/V_T$$

正常人的V_D/V_T比值约为0.3,表示有30%的通气停留于无效腔内。该比值减小,表示通气效率增加;比值增大,表示通气效率相对减低。浅快呼吸时,无效腔气量在潮气量中所占的比例增大,通气效率降低;而增加呼吸深度,则可增加有效通气量。

(三) 生理无效腔的测定

1879年Christian Bohr根据物质不灭定律提出了测定无效腔的Bohr公式,其原理是呼出气的CO_2全部来自肺泡气,由于受到无效腔的稀释作用,呼出气中的CO_2浓度低于肺泡。无效腔越大,则对呼出气中的CO_2的稀释作用越大,肺泡腔中的CO_2越低,但两者总的CO_2含量应该相等。因此,生理无效腔可以按以下公式计算:

$$生理无效腔 = 潮气量 \times \frac{动脉血 PCO_2 - 混合呼出气 PCO_2}{动脉血 PCO_2 - 吸入气 PCO_2}$$

上式中的动脉血 PCO_2 可用来代替肺泡气 PCO_2，考虑到吸入气 PCO_2 很低，因而可以忽略不计，故

$$生理无效腔 = 潮气量 \times \frac{动脉血\ PCO_2 - 混合呼出气\ PCO_2}{动脉血\ PCO_2}$$

因此，只要收集混合呼出气并测定其 PCO_2，再采取动脉血测定其 PCO_2，即可计算出生理无效腔量。

四、肺通气的化学性调节

呼吸运动是肺通气的原动力。当机体动脉血中的 PaO_2 和 $PaCO_2$ 以及 H^+ 浓度发生变化时可兴奋化学感受器，反射性调节呼吸的频率和深度，以保证肺通气适应机体代谢。

（一）化学感受器

化学感受器包括外周化学感受器和中枢化学感受器两类，最重要的外周化学感受器是颈动脉体和主动脉体。当动脉血 PaO_2 下降、$PaCO_2$ 以及 H^+ 浓度增高时，均可兴奋颈动脉体和主动脉体。

中枢化学感受器位于延髓腹外侧浅表部位，能被脑脊液中的 H^+ 浓度增高所兴奋。当动脉血中 $PaCO_2$ 升高时，CO_2 能穿过血-脑屏障进入脑脊液，在碳酸酐酶作用下与 H_2O 结合生成碳酸（H_2CO_3），后者解离出 H^+，刺激中枢化学感受器。

（二）CO_2 对呼吸的影响

CO_2 是兴奋中枢化学感受器的生理性刺激因素。当 $PaCO_2$ 增高时，呼吸加深加快，通气量增大；反之，$PaCO_2$ 降低时，呼吸运动减弱甚至暂停，待 $PaCO_2$ 回升后才恢复正常呼吸运动。CO_2 可通过刺激中枢化学感受器和外周化学感受器兴奋呼吸，中枢化学感受器较外周化学感受器对 CO_2 的升高更为敏感，但外周化学感受器反应更直接更快。吸入气中 CO_2 含量增加到 5% 时，肺通气量可增加 3~4 倍。当吸入气中 CO_2 达 10% 时，肺通气增加 8~10 倍，但可出现头昏、头痛等症状。吸入气中 CO_2 达 15% 以上，肺通气量不能再相应增大，可出现意识丧失和惊厥等。超过 20% 时，会出现 CO_2 的呼吸中枢麻醉作用，抑制呼吸。

（三）低氧对呼吸的影响

低氧对呼吸中枢的直接作用是抑制，但 PaO_2 下降可以兴奋外周化学感受器间接兴奋呼吸中枢。轻度缺氧时，PaO_2 降低对呼吸中枢的间接兴奋强于直接抑制，呼吸将加深加快。低氧在正常呼吸活动调节中所起的作用不大，但在某些特殊情况下，如严重肺心病时，由于中枢化学感受器对 CO_2 的敏感性降低，CO_2 对呼吸中枢的兴奋效应逐渐减弱。此时将主要依靠低氧兴奋外周化学感受器，反射地兴奋呼吸中枢以增大通气量，补偿肺气体交换的不足。严重缺氧时，则 PaO_2 降低对呼吸的直接抑制超过间接兴奋，将引起呼吸停止。

（四）H^+ 对呼吸的影响

H^+ 是外周化学感受器的有效刺激物。代谢性酸中毒患者出现深大呼吸。因血浆中的 H^+ 不易透过血-脑屏障，故呼吸增强效应主要是兴奋外周化学感受器所致。

总之，$PaCO_2$ 升高、PaO_2 降低和 H^+ 浓度增高均能刺激呼吸，且三者之间可相互影响。

在某些疾病如窒息,缺氧同时伴随有 CO_2 潴留及 H^+ 浓度增高,此时对肺通气的影响需要综合分析。

五、常用肺通气功能评价的指标及其意义

(一)基本肺容积与肺容量

应用肺量计进行测定,可得到基本肺容积与肺容量(表 3-1)。

表 3-1　基本肺容积与肺容量

肺容积	基本概念	正常值(ml)
潮气量(tidal volume,TV)	每次呼吸时吸入或呼出的气体量	400～600
补吸气量(inspiratory reserve volume, IRV)	平静吸气末,再尽力吸气所能吸入的气体量	1500～2000
补呼气量(expiratory reserve volume, ERV)	平静呼气末,再尽力呼气所能呼出的气体量	900～1200
余气量(residual volume,RV)	最大呼气末尚存留于肺内不能呼出的气体量	1000～1500
深吸气量(inspiratory capacity,IC)	平静呼气末用力吸气所能吸入的最大气体量	TV+IRV
功能余气量(functional residual capacity, FRC)	平静呼气末尚存留于肺内的气体量	RV+ERV
肺总量(total lung capacity,TLC)	肺所能容纳的最大气体量	TV+IRV+ERV+RV

(二)常用的肺通气功能评价指标

临床上衡量肺通气功能的重要指标有:

1. 最大通气量和通气储量　最大通气量(maximal voluntary ventilation,MVV)也称为最大随意通气量,是指每分钟以最大力气、最快速度呼吸所得到的通气量。MVV 是反映肺通气功能储备能力的指标,因此可用于手术前评价胸、腹部手术的安全性和术后生活质量。MVV>65% 预计值可实行全肺切除,MVV>50% 预计值可行肺叶切除,MVV<50% 预计值一般不宜做肺切除术。MVV 是一种负荷试验,严重心肺疾病及咯血患者不宜做 MVV 检查。

将平静呼吸时的每分通气量与最大通气量进行比较,可了解通气功能的储备能力,通常用通气储量表示。通气储量可用来评价胸科手术前患者肺功能的情况,鉴定职业病劳动能力。正常通气储量>95%,<86% 为通气功能储备不佳,60%～70% 为气急阈。

$$通气储量(\%)=\frac{最大通气量-静息通气量}{最大通气量}\times100\%$$

2. 肺活量和用力肺活量　肺活量(vital capacity,VC)是最大吸气后所能呼出的最大气量,VC 是潮气量、补吸气量与补呼气量之和。一般来说,肺活量越大,肺的通气功能越好。但由于测定肺活量时不限制呼气的时间,在某些肺组织弹性功能降低或呼吸道狭窄的患者,可通过延长呼气时间使其肺活量正常。因此,肺活量难以充分反映肺组织的弹性状态和气道通常程度等变化。

用力肺活量（forced vital capacity，FVC）是指一次最大吸气后，尽力尽快呼气所能呼出的最大气体量。正常时，用力肺活量略小于在没有时间限制条件下测得的肺活量；但在气道阻力增高时，用力肺活量却低于肺活量。采用肺量计描绘时间-容积曲线（time-volume curve，T-V 曲线）（图 3-2），该曲线是指在用力呼气过程中各呼气时间段内发生相应改变的呼气时间与肺容积的关系。用力肺活量检查的适应证包括提供客观、定量肺功能测定；评估和监测疾病；手术前评估；环境与保险评估以及肺移植患者发生阻塞性细支气管炎的早期检测。第 1 秒钟内的用力肺活量称为第 1 秒用力呼气量（forced expiratory volume in first second，FEV_1）。为排除肺容积的影响，通常以 FEV_1 所占用力肺活量的百分数表示。用力肺活量和 1 秒用力呼气量能更好地反映肺通气功能。

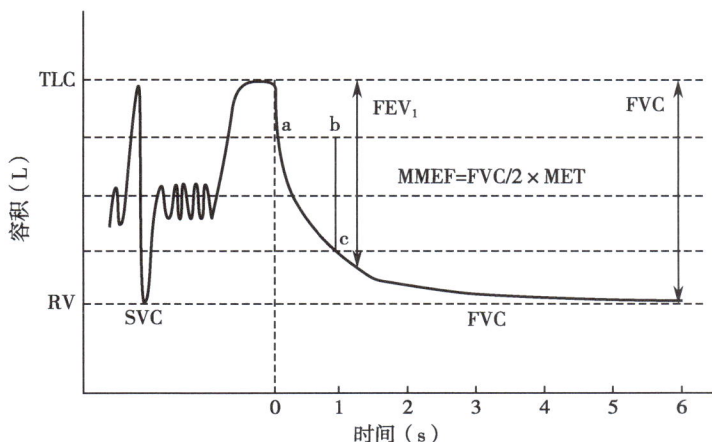

图 3-2　用力肺活量的时间-容积曲线

FVC：用力肺活量；FEV_1：第 1 秒用力呼气容积；MMEF：最大呼气中段流量；TLC：肺总量；RV：残气量；SVC：慢肺活量；MET：最大呼气中段时间

3. **最大呼气中段流量**　最大呼气中段流量（maximum mid-expiratory flow，MMEF，MMF）是由 T-V 曲线计算得到的用力肺活量 25% ~75% 的平均流量（图 3-2）。将 FVC 曲线起、止两点间平行垂直分为 4 等份，取其第 2、3 等份（即肺活量为 25% ~75% 的 2 个等份），分析肺容量与其所用的呼气时间（最大呼气中段时间，mid-expiratory time，MET）的关系。正常男性为（3452±1160）ml/s，女性为（2836±946）ml/s。

$$MMEF = \frac{FVC}{2\,MET}$$

4. **闭合容量和闭合气量**　闭合容积（closing volume，CV）也称闭合气量，是指深呼气至余气量时，肺低垂部位小气道开始闭合所能继续呼出的气体量。而小气道开始闭合时肺内留存的气体量则称为闭合容量（closing capacity，CC），即闭合容量等于闭合容积与余气量之和。

5. **最大呼气流速-容量曲线**　临床上，让受试者尽力吸气后，尽快呼气至余气量，并同步记录呼出的气量和流速，即可绘制成最大呼气流速随肺容积变化而变化的关系曲线，即最大呼气流速-容积（maximum expiratory flow volume，MEFV）曲线（图 3-3），肺容积变化常用肺容积所占肺活量的百分比（% 肺活量）表示。MEFV 曲线的升支较陡，在肺容积较大时呼气流速随呼气肌用力程度（力度）的增加而加大，曲线很快达到峰值。MEFV 曲线的降支下降缓慢，表示呼气过程中不同肺容积时的最大呼气流速，可用于诊断气道阻塞的情况。在小气道阻力增高时，在某一给定的肺容积，其最大呼气流速降低，且 MEFV 缺陷降支下移。

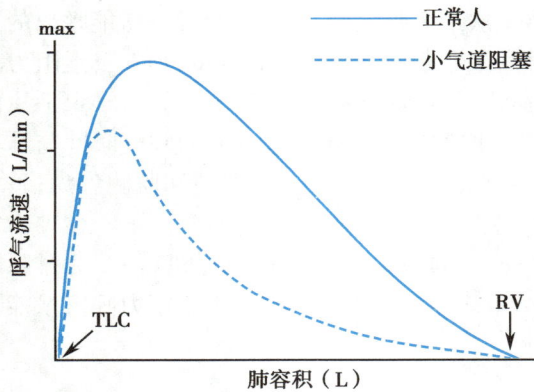

图 3-3　最大呼气流速-容积（MEFV）曲线
TCL：肺总量；RV：余气量

6. 最大吸气压、最大呼气压和口腔阻断压　最大吸气压（maximum inspiratory pressure，MIP）是指在余气位或功能余气位，气道阻断时，用最大力吸气能产生的最大口腔吸气压。MIP 反映全部吸气肌的综合吸气力量，当其小于正常预计值的 30%，易出现呼吸衰竭；MIP 也作为撤机的参考指标，MIP ≥ 20cmH$_2$O 时，成功撤机的可能性大。最大呼气压（maximum expiratory pressure，MEP）是指在肺总量位，气道阻断时，用最大力呼气能产生的最大口腔呼气压。MEP 可用于评价神经肌肉疾病患者的呼吸肌肉功能。MEP 是有效咳嗽的重要因素，也用于评价患者的咳嗽和排痰能力。通常 MEP 超过 100cmH$_2$O 即表示有效，再高无更多临床意义。口腔阻断压（mouse occlusion pressure，P$_{0.1}$）是指平静呼气末即位于功能余气位时阻断气道，吸气努力开始后 0.1s 时口腔内产生的压力。口腔阻断压是研究呼吸中枢吸气驱动水平的一个指标，不受呼吸系统力学及肺牵张反射的影响，是反映呼吸中枢输出功能的较好指标。

六、麻醉期间肺通气功能的监测

麻醉期间肺通气功能的监测内容很多（表 3-1，表 3-2），除了一般的临床观察如呼吸频率与节律、呼吸动度、口唇颜色、呼吸音等之外，常用的有潮气量、分钟通气量、吸/呼比、气道压力（气道峰压、平台压等）以及脉搏氧饱和度（pulse oxygen saturation，SpO$_2$）、呼气末二氧化碳分压（pressure of end-tidal carbon dioxide，P$_{ET}$CO$_2$）和血气分析等。当发生气道分泌物增加、气道痉挛、气胸等情况时，由于完全或部分气道内机械性梗阻、气道物理管径缩小、胸膜腔内压及跨肺压增加等原因，均可能导致麻醉期间正压通气时气道压力明显升高。SpO$_2$ 监测可反映体内动脉血氧合情况的变化，当肺通气功能障碍时，SpO$_2$ 值下降。P$_{ET}$CO$_2$ 监测可直观反映肺通气功能情况，当发生通气不足、上呼吸道梗阻、机械无效腔增加等情况时，CO$_2$ 不能有效排除可产生蓄积，从而导致 P$_{ET}$CO$_2$ 增高，P$_{ET}$CO$_2$ 降低则见于通气过度及肺动脉血流减少等情况。血气分析可综合提示通气情况、氧合情况等。

七、麻醉和手术对肺通气的影响

（一）麻醉药对肺通气的影响

常用的吸入麻醉药和静脉麻醉药都是肺通气抑制药，其抑制的程度和表现可因药物、给药方式不同和剂量大小而异，随剂量增加抑制程度加深。

1. **吸入麻醉药**　氟烷、恩氟烷、地氟烷可使有自主呼吸的患者潮气量减少，呼吸频率代偿性增加，呼吸变浅变快，但这种代偿是不完全的。异氟烷降低潮气量但不增加呼吸频率。患者 PaCO$_2$ 均随麻醉深度的增加而增加，以恩氟烷的肺通气抑制作用最强。氟烷、恩氟烷、异氟烷可抑制二氧化碳通气反应，在低于产生麻醉所需剂量如 0.1 MAC（minimum alveolar concentration，最低肺泡有效浓度）时无明显影响；浅麻醉使二氧化碳反应曲线右移，斜率降低；加深麻醉则使反应曲线进一步右移，最终反应消失（图 3-4）。

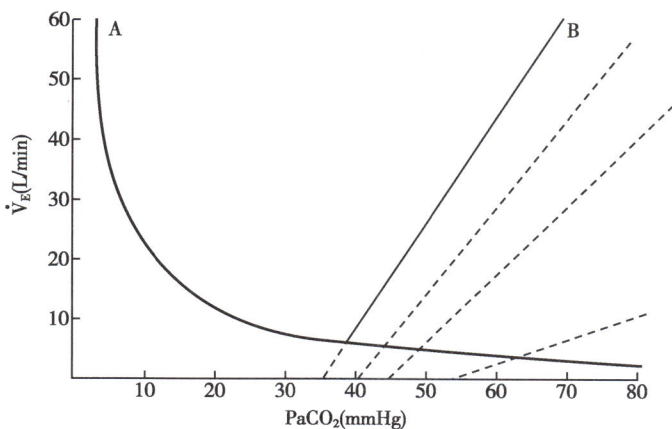

图 3-4 二氧化碳通气反应曲线

七氟烷和地氟烷亦能抑制二氧化碳通气反应。氧化亚氮有轻微抑制肺通气作用,可使 $PaCO_2$ 轻度增加。当其他麻醉药与氧化亚氮合用时,对该麻醉药的肺通气抑制有协同作用,但仍小于单独应用氧化亚氮达到同样麻醉深度所产生的抑制效应。

上述吸入麻醉药包括氧化亚氮均抑制低氧血症通气反应,甚至 0.1MAC 即可产生一定程度的抑制,1.1MAC 可完全抑制此反应。吸入麻醉药还可使二氧化碳通气反应与低氧血症通气反应之间的协同作用减弱。

2. 静脉麻醉药 硫喷妥钠和异丙酚抑制呼吸作用较强,对二氧化碳通气反应的抑制程度与注射速度或剂量呈正相关。硫喷妥钠对低氧血症通气反应的抑制较吸入麻醉药小。依托咪酯对呼吸的影响较硫喷妥钠轻,但剂量过大、注射过快或联合使用了阿片类镇痛药,可引起呼吸抑制甚至呼吸暂停。氯胺酮经静脉缓慢注射时,可轻度增加二氧化碳通气反应。若注射速度过快,剂量偏大,可出现一过性呼吸抑制;若辅用麻醉性镇痛药时,则可造成明显的呼吸抑制。

3. 麻醉性镇痛药 此类药物几乎对呼吸都有不同程度的抑制,且与剂量呈正相关。大剂量静脉注射吗啡可使呼吸频率降低、潮气量减小,甚至导致自主呼吸完全停止。肌内注射等效镇痛剂量的哌替啶对肺通气的抑制作用为吗啡的 1.3 ~ 1.9 倍,其降低潮气量的效应强于减少呼吸频率的效应。芬太尼及其衍生物舒芬太尼、阿芬太尼和瑞芬太尼对呼吸都有抑制作用并抑制低氧血症通气反应,且因其脂溶性较高,易发生二相分布,停药 3 ~ 4 小时后仍可能再次发生呼吸抑制,故需加强潮气量和呼吸频率的监测。

4. 苯二氮䓬类药 以常用剂量作静脉注射可引起程度不等的肺通气抑制,主要表现为潮气量减少,对慢性阻塞性肺部疾病患者的抑制作用较明显,当与麻醉性镇痛药合用时,呼吸抑制加重。静脉注射咪达唑仑诱导呼吸暂停发生率低于等效剂量的硫喷妥钠。地西泮可抑制低氧血症通气反应,但不影响呼吸中枢对二氧化碳的反应。

由于低氧血症通气反应极易受麻醉药物的抑制,故麻醉恢复早期出现的低氧血症不易引起肺泡通气增加。麻醉下的手术刺激能明显增加分钟通气量,降低 $PaCO_2$。因此,在手术后早期应该警惕终止手术刺激而重新出现抑制肺通气的情况。

(二) 麻醉期间其他影响肺通气的因素

1. 麻醉方法和麻醉装置 硬膜外阻滞平面过高可减少肺活量,全身麻醉致潮气量减少。麻醉机故障,气管导管过长、过细或扭曲可增加呼吸道阻力。气管内插管或气管造口一般可使解剖无效腔减少1/2。吸气末的肺容量每增加100ml,解剖无效腔相应增加2~3ml。全麻装置常增加机械无效腔。较长时间吸入纯氧或高浓度氧、二氧化碳蓄积、体外循环等多种原因导致的肺血流减少（如肺栓塞）均可使肺泡表面活性物质减少或活性下降。脂溶性吸入麻醉药也可能影响肺泡表面活性物质的活性,降低肺顺应性。

2. **呼吸道梗阻**　各种原因引起的呼吸道梗阻可增加呼吸道阻力,延长肺泡充气所需时间。吸气有阻力时,肺内压下降可造成闭合容量增加和低通气。持续低通气量呼吸时,肺顺应性逐渐下降。

3. **低血压**　麻醉期间使用控制性降压,或因椎管内麻醉平面过高、过广,伴血压下降,或有大出血、休克等,均可降低心输出量和肺血流量,进而增大肺通气/血流比值,使肺泡无效腔明显增加。

(三) 手术对肺通气的影响

1. **体位**　某些手术体位可限制胸廓或膈肌活动,或因液体重力作用增加肺血容量(如头低脚高位)导致胸廓和肺的顺应性降低,潮气量和肺活量减少。通常手术体位可减少功能余气量,影响功能余气量与闭合容量的相对关系。

(1) 仰卧位:患者仰卧于手术台上,双臂放于身体两侧,膝关节固定带固定,是临床最常用的体位。仰卧位时膈肌受腹腔内脏的挤压上抬约4cm,故仰卧位较直立位肺总量约减少500ml,肺活量减少约200ml,功能余气量减少500~1000ml。当患者处于头低倾斜30°~45°的头低倾斜位(Trendelenburg 位)时,由于腹腔脏器的重力作用,使膈肌上抬,吸气时膈肌收缩所致的下降幅度亦受到影响,使自主呼吸做功增加。该体位使血液在重力作用下流向原本通气较差的肺尖部,导致通气/血流比值严重失调。在控制通气过程中需要更高的吸气正压使肺膨胀。

(2) 侧卧位:患者侧身躺于手术台上。侧卧位时,如果患者胸廓顺应性良好,其下侧肺容量减少。因为在胸部自身重量的压迫下,下侧胸廓的扩张程度受限。因重力作用纵隔还可压迫下侧胸壁,将进一步减少下侧肺的容积。如果躯干长轴呈头低位,则腹腔脏器可将下侧膈肌向上推移,导致下侧膈肌上抬。由于拉长的膈肌肌纤维收缩力增加,所以在自主呼吸时下侧胸腔的膈肌收缩,部分代偿性增加。因受压的肺底部和肺Ⅲ区血管充血,肺顺应性降低,在正压通气的过程中可以影响气体的分布。

侧卧位的上侧胸腔比下侧胸腔承受的挤压要轻得多,又因上侧胸腔的肺高于心房水平,所以上侧肺比下侧肺血管充血要轻。因此,在正压通气时气体首先直接进入顺应性好的上侧肺,其结果很容易导致灌注不足的上侧肺过度通气,而充血的下侧肺通气不足,引起明显的通气/血流比值失衡,这对存在肺部疾患的患者尤其明显。

(3) 俯卧位:俯卧位时,当胸廓顺应性良好,患者自身的重力作用可使松弛的胸廓前后径因受压而缩小。俯卧位还可使腹腔脏器受到较大的压力,甚至压迫膈肌使其上移,从而引起肺沿长轴方向缩短。由于肺的前后径与上下径均减小,且肺血管相对充血,肺的顺应性进一步下降,其结果可能导致自主呼吸时呼吸做功增加,采用正压通气时则需要更高的通气压力。若在俯卧位时,适当使用腹部支撑物,尽可能避免腹部受压,降低膈肌上移的幅度,可使患者肺顺应性基本维持正常。

俯卧位通气可作为一种治疗方法用于改善急性呼吸窘迫综合征(acute respiratory distress syndrome, ARDS)患者的氧合。在 ARDS 的早期水肿阶段,俯卧位最有可能获得有益的效果。由于仰卧位时,背侧肺承受较高的压力,当变为俯卧位时,背侧肺已倾向于显著扩张,而胸骨侧肺只有中等程度受压。因此,俯卧位增加总静态肺容量,使背部肺组织的通气得到明显改善,从而改善通气/血流比值,提高 ARDS 患者的氧合。

2. **特殊手术**

(1) 胸科手术:胸科手术多需剖开一侧胸腔和(或)采取侧卧位,两者均可对肺通气产生较大影响。一侧胸腔被剖开后,该侧胸腔由于大气进入导致胸腔内负压消失,肺发生弹性回缩使大部分肺组织萎缩,从而该侧肺的通气和气体交换面积急剧减少,虽然存在缺氧性肺血管收缩等有限的代偿机制,仍不可避免地出现肺通气和血流比例失衡。正常情况下,左右两侧胸膜腔内负压以及呼吸运动时的压力变化相等。而一侧胸腔剖开后,该侧肺内压、胸膜腔内压均为大气压,吸气时,健侧肺内压低于大气压,故剖胸侧肺内的一部分气体会被吸入健侧肺。反之,呼气时,健侧肺内压高于大气压,其呼出气的一部分会进入剖胸侧肺。因此,剖胸侧肺的膨胀与回缩运动与正常呼吸时完全相反,称为"反常呼吸"。往返于两侧肺的气体称为"摆动气",这部分气体未能进行气体交换,相当于无效腔气体,摆动气的出现增加或相应地增加了无效腔,可导致严重缺氧或二氧化碳蓄积。

(2)腹腔镜手术:腹腔镜手术多需建立人工气腹,目前临床使用二氧化碳气体。建立气腹的速度、压力,二氧化碳气体的吸收及术中体位的改变等均可对肺通气功能产生影响。人工气腹使腹内压升高,可引起膈肌向头侧移位,导致肺容量减少,功能余气量下降,肺泡无效腔量增大,肺顺应性下降,气道阻力增大,气道压升高。非全身麻醉患者建立人工气腹后,则表现为腹式呼吸运动受限,呼吸频率加快,分钟通气量增加等。二氧化碳人工气腹易产生高碳酸血症,是因为医源性给予二氧化碳吸收过多,而并非肺通气和弥散功能障碍。

(四)围术期肺不张的生理学基础及临床应对

患者因素、手术因素以及麻醉因素均可导致围术期肺不张。麻醉中所用的肌松药使呼吸肌的张力消失,削弱胸廓向外弹性回缩的张力,特殊的手术体位、手术方式使膈肌向头侧运动,胸廓限制性和膈肌向上移位的改变可减少跨肺压,使肺部分组织因膨胀不全而不能正常地进行气体交换,相应肺组织丧失换气功能,促使肺泡的塌陷和压缩性肺不张;机械通气采用小潮气量、术中通气不足及高浓度氧气($FiO_2 \geqslant 80\%$)吸入等可导致低通气、低灌注区域肺泡里的气体逐渐被吸收,肺泡逐渐塌陷,肺不张逐渐形成。患者高龄、肥胖、吸烟史、肺部感染灶、合并重要器官基础疾病等是围术期肺不张发生的高危因素。

肥胖、胸廓畸形、多根多处肋骨骨折等患者由于胸廓顺应性下降活动受限,用力肺活量减少,功能余气量和总肺容量随着补呼气量的减少而减少。呼吸系统顺应性的下降,肺容量的减少和内源性呼气末正压(PEEP)增加可使呼气流速受限,特别是在仰卧位时,呼吸阻力明显增加。

针对围术期肺不张的生理基础,对术前存在较多危险因素的患者,应进行充分术前准备,如戒烟、抗感染、祛痰、解痉及呼吸功能锻炼等;在不影响手术操作的前提下,术中患者的体位尽可能保持头高脚低仰卧位,在满足手术要求的前提下可采用保持自主呼吸的方式以保留呼吸肌张力,吸入氧浓度低于80%,小潮气量联合适度的PEEP以保持呼气末肺泡开放,间断吸痰,反复手法肺通气,术后也需尽量采用头高脚低仰卧位,充分镇痛与排痰,酌情给予持续正压通气(CPAP)、PEEP等,以防治围术期肺不张。

八、通气方式对机体的影响

在临床麻醉、重症监测治疗和复苏中,常常采用人工方法干预机体的通气功能。这种干预包括手法通气和机械通气。机械通气是借助呼吸机进行呼吸,与正常人的自主呼吸有明显差别。正常人自主吸气时,胸廓扩张、膈肌下移使胸腔内产生负压,在气管到肺之间形成一个压力梯度,产生吸气气流。呼气则是通过胸廓的弹性回缩而产生。而机械通气时,呼吸机产生正压,吸气过程中胸膜腔内压从$-0.49kPa$($-5cmH_2O$)增至$+0.294kPa$($+3cmH_2O$),这种胸膜腔内压和肺内压力的增加是呼吸机对人体正常生理过程产生影响的基本原因。临床常用的机械通气方式及其基本参数见表 3-2。

表 3-2　常用机械通气方式及其基本参数

通气方式	基本概念	基本参数
间歇正压通气（IPPV）	经呼吸道内施行间歇性的压力将外界气体送入肺内，使肺泡节律性张缩形成对流通气	潮气量：6～8ml/kg 通气频率：常频，12 次/分
呼气末正压通气（PEEP）	呼吸时施以某种程度的阻力负荷，使呼气末气道内仍维持正压	PEEP：4～6cmH$_2$O
高频喷射通气（HFJV）	用接近或低于解剖无效腔的脉动气流以高速通过细套管（针）向患者气道内喷射气流的方法	频率范围：1～20Hz 通气频率：60～150 次/分
低频通气（LFV）	以较低频率的 IPPV 缓慢将相当于潮气量和补吸气量的气体压入肺内的方法	通气频率：2～4 次/分 每次吸入时限：6～10 秒 压入气量：潮气量+补吸气量
反比通气	延长吸气时间，在较低吸气峰压时保持较高的平均气道压，增加功能残气，防止肺泡萎陷	吸/呼时间比>1，可达 2∶1，甚至 3∶1

机械通气对机体生理功能的影响主要表现在以下几个方面：

（一）对呼吸系统的影响

1. 增加肺泡通气量　机械通气可扩张气道和肺泡，增加肺容量，使肺泡通气量增加。肺泡通气量不仅与潮气量和呼吸频率有关，而且与无效腔/潮气量（V_D/V_T）比值相关。潮气量增加则 V_D/V_T 的比值减小（最好维持在 0.3～0.4），可改善肺泡通气。但潮气量过大，V_D/V_T 则小于 0.3，可致过度通气，减少回心血量，影响循环稳定。

2. 肺内气体分布变化　机械通气时进入气体的分布取决于呼吸道内压力、气道阻力和局部组织的弹性。纵隔及中间部位的支气管周围肺组织充气较多，边缘肺组织充气相对较少，相同压力下，气道阻力低和弹性好的肺泡先充气，充气量也较多；而气道阻力高，弹力差的肺泡充气慢、充气量也少。此外机械通气时，气流通过分支曲折的呼吸道，吸气流速越高，就越容易形成涡流，可增加气道阻力，加重气体分布不均。适当延长吸气时间或吸气末加压，可使吸入气体分布均匀。

3. 对通气/血流（V/Q）比值的影响　正常人在自主呼吸时，因重力影响可引起胸腔内压力梯度的变化，有利于吸入气体分布到肺下部。机械通气时，这种压力梯度被改变，全肺可发生通气分布不均。由于重力影响，肺血流在低垂部位分布较多，所以机械通气时可产生较大的比例失调，表现为生理无效腔增加和不均增加。

4. 对呼吸动力的影响

（1）增加肺顺应性：机械通气后肺泡通气增加，减轻肺充血及肺水肿，复张萎陷的肺泡，改善肺泡弹性，从而增加肺顺应性。

（2）降低气道阻力：可扩张细支气管，增加肺泡充气，提高肺泡压力，有利于增加咳嗽和排痰效能，保持气道通畅。还可改善缺氧和呼吸性酸中毒，扩张细支气管。应用较慢的呼吸频率，较大潮气量，控制吸气流速，可使气道阻力相对下降。

（3）减少呼吸功：机械通气应用适当，代替了人体呼吸肌的做功，氧耗量也降低，循环负担可减少。但呼吸机应用不当，自主呼吸与呼吸机相对抗，呼吸肌做功反可增加。

（二） 对循环系统的影响

正常情况下,心输出量与静脉回流量有关。静脉回流量又与周围静脉与中心静脉的压力差有关。自主呼吸时,吸气期间胸内负压增大,中心静脉压下降,使外周静脉与中心静脉之间的压力差增大,促使静脉回流及心脏充盈。

恰当地应用机械通气,能够使继发于缺氧和二氧化碳潴留的心功能不全得到改善,缓解心肌缺血。然而正压通气时,胸膜腔及肺内成为正压,导致静脉回心血量减少,心输出量下降,血压降低。回心血量、心输出量和血压降低的程度受吸气压、吸气时间、呼气末正压和平均气道压等因素的影响。过高的气道压还会减少肺循环血量。

由于机械通气对循环系统的作用,故在调整呼气与吸气的比值时,应在保证肺泡通气及氧合的前提下,尽可能缩短吸气时间,减轻其对静脉回流和心输出量的副作用。

机械通气对循环的影响,如患者心功能良好,血容量正常,则能通过交感神经反射和血管加压受体使外周静脉收缩,可维持外周静脉与中心静脉的压力差,维持足够的静脉回流。

（三） 对中枢神经系统的影响

机械通气时,如通气过度,$PaCO_2$ 低于 20mmHg,脑血流量可减少到正常血流量的 40%。这与呼吸性碱中毒使脑血管收缩、脑循环阻力增加有关。同时脑脊液压力也降低,从而降低颅内压。临床上可应用机械通气,减轻脑水肿及降低颅内压。另一方面,当通气压力过高时,胸膜腔内压增加,中心静脉压也增加,可影响上腔静脉回流,血液淤积在头颈部,使颅内压升高。为减轻这种影响,可抬高床头 30°。

（四） 对肾功能的影响

一方面,通过改善缺氧和高碳酸血症,可以缓解由此引起的肾血管收缩和水钠潴留,改善肾功能;另一方面,机械通气时如果压力过大,使心输出量和血压降低,肾灌注不良,导致肾血流量减少、肾小球滤过率降低和尿量减少。此外,机械通气还可影响肾交感神经兴奋,血中抗利尿激素、肾素和醛固酮水平升高,进一步减少尿液生成和排出。

（五） 人机对抗对机体的影响

人机对抗(patient-ventilator asynchrony)实质是呼吸机与自主呼吸两个呼吸泵节奏不同引起的异常人机关系,是机械通气最常见问题之一,也是机械通气最基本和最重要的问题之一。危重症呼吸机辅助治疗和全身麻醉自主呼吸苏醒期,若此时仍使用控制呼吸即会出现人机对抗。人机对抗对机体有如下影响:

1. **通气量下降** 发生人机对抗时,患者自主呼吸产生的吸气动作与呼吸机吸气对抗,使患者呼吸道内压力增高,潮气量降低。若对抗较为频繁,则降低每分通气量,肺泡通气量减少而导致缺氧和二氧化碳潴留加重。

2. **循环障碍** 增高的气道内压可使部分肺泡过度膨胀,压迫肺泡毛细血管,增加生理无效腔并加重右心负担。同时,增高的肺内压又使静脉回心血量减少,心输出量降低,组织氧供不足,加重缺氧。

3. **气胸** 增高的肺内压可能导致肺泡破裂,发生气胸。在慢性阻塞性肺病、肺气肿及有肺大疱的患者尤为多见。

保持人机协调是减小机械通气负效应的前提。合理使用机械通气,降低患者呼吸功耗和呼吸频率,改善组织氧供,有利于术后恢复。可借助简易呼吸器辅助呼吸,顺应患者的频率,调整呼吸机参数,采用允许"人机共存"的通气模式,如间歇指令通气(intermittent mandatory ventilation,IMV)、同步间歇强制通气(synchronous intermittent mandatory ventilation,SIMV)、压力支持通气(pressure support ventilation,PSV)等,由患者的呼吸动作触发呼吸机的指令通气,以减少人机对抗,降低气道压力,减轻对循环的影响,使之更符合人体的呼吸生理,促进呼吸功能恢复及早日脱机。

近年来出现新的通气方式,即"肺保护性通气",采用小潮气量 6~8ml/kg,调高通气频率,持续加用适当的呼气末正压(PEEP)以增加功能残气量,也可间歇采用阶梯式 PEEP,即从较低的 PEEP 水平阶梯式逐级提升,再逐级下调,如从 5cmH_2O 开始,酌情阶梯式逐级提升至 10cmH_2O、15cmH_2O,再逐级降至初始水平或撤销 PEEP。肺保护性通气是主要针对小气道闭塞、肺不张、肥胖患者限制性呼吸模式、肺氧合功能障碍以及因体质量增加所引起上腹部高腹压的一种保护性机械通气策略,在维持适当的氧合和机体的基本氧供的前提下,尽量减少肺损伤的发生率,以保护和改善肺功能、促进肺病理改变的恢复。

第二节 肺换气及气体在血液中的运输

一、肺 换 气

肺换气即肺泡与肺毛细血管之间的气体交换。当静脉血流经肺毛细血管时,血液中的 PO_2 低于肺泡气、PCO_2 高于肺泡气。因此,O_2 在分压差的驱动下由肺泡向肺毛细血管内扩散,同时肺毛细血管血液中的 CO_2 向肺泡扩散,使血液中的 O_2 增加而 CO_2 降低,最终静脉血转变为动脉血。肺换气过程气体的扩散极为迅速,仅需 0.3 秒即可完成,而一般血液流经肺毛细血管的时间约 0.7 秒,即血流不到一半的路程时就已完成气体交换,可见肺换气有较大的储备。

影响肺换气的因素主要有:①呼吸膜(肺泡膜)的厚度:气体交换通过肺泡与毛细血管之间的膜进行,气体扩散速率与呼吸膜厚度成反变。呼吸膜由六层结构组成:含肺表面活性物质的极薄的液体层、肺泡上皮细胞层、上皮基膜层、肺泡上皮基膜和毛细血管基膜之间含有胶原纤维及弹性纤维的间隙、毛细血管基膜层和毛细血管内皮细胞层。任何原因使呼吸膜增厚,如肺水肿、肺纤维化等,均可降低肺换气效率。而在剧烈运动时,血流加速,流过肺毛细血管的时程短,则使呼吸膜厚度改变对肺换气的影响更为明显。②呼吸膜的面积:气体扩散速率与扩散面积成正比。正常成人有数亿个肺泡,其总扩散面积约为 70m^2,安静时仅 40m^2 的呼吸膜面积即可满足肺换气需要,可见有相当大的面积储备。运动时,肺毛细血管开放的程度和数量均增加,因而扩散面积增大。肺不张、肺实变、肺叶切除或肺血流减少,使呼吸膜面积减少,影响肺换气。③呼吸膜两侧的气体分压差:呼吸膜两侧的 O_2 分压差和 CO_2 分压差分别是 O_2 和 CO_2 跨膜扩散的动力。分压差越大,越有利于相应气体的扩散。吸氧是临床常用的措施,给患者吸入高浓度氧可提高肺泡气与肺血流氧分压差,提高肺换气的效率,以改善机体缺氧。④通气/血流比值(ventilation/perfusion ratio),指每分钟肺泡通气量与每分钟肺血流量的比值,正常平均值为 0.84,是肺通气和肺循环的最适匹配状态。比值增大,提示通气过剩而血流不足,使肺泡无效腔增大;比值减小,提示通气不足而血流过多,血液中的气体不能得到充分更新,发生功能性动-静脉短路。

混合静脉血不经肺部气体交换直接进入动脉的过程称为分流,正常情况下静动脉分流小于5%。大于5%则说明静动脉分流增加。正常人 PaO_2 达到 150mmHg 时,血红蛋白氧合达到饱和。此时再增加吸入气 PO_2,只能增加血液中物理溶解的氧量,使 PaO_2 升高,两者呈线性关系。当患者分流增加时，PaO_2 随吸入气氧分压改变而升高的幅度越来越小，机体供氧将降低。患者经治疗后分流量下降表明病情好转，否则病情无好转或恶化。

已知肺泡是气体交换的基本单位，要达到最大气体交换效率，吸入气必须均匀分布于每个肺泡，但肺内不同部位的气体分布是不均匀的。胸内负压的区域性差异是导致不同层面肺泡气体分布不均的主要因素。直立位时，胸内负压以 0.19mmHg/cm 的梯度自肺尖向肺底部递减。深吸气时，上肺区肺泡先扩张，气体优先进入分布于上肺区；继而上、下肺区肺泡同时充气，充气时间和数量亦基本相同；吸气至肺总量位时，上肺区先终止扩张充气（属快肺泡），而下肺区肺泡继续充气（属慢肺泡）。此外，气体在终末肺单位内呈层状分布不均，近肺泡端吸入气分布少，而近气道端气体分布多。因此，肺泡内气体是不均匀分布的，受到体位等多种因素的影响。

二、无呼吸（无通气）氧合

当出现呼吸暂停而循环继续的情况时，机体处于无呼吸或无通气状态。此时肺泡内的气体与进入肺毛细血管的混合静脉血内的气体很快平衡，肺泡气的氧分压由 102mmHg 降至 40mmHg，CO_2 分压由 40mmHg 升至 46mmHg。CO_2 的弥散力强，在几秒钟内即完成平衡，而氧的平衡则需要 1 分钟以上。

机体的氧储备不大，仅能维持机体代谢 6 分钟左右。但如果在呼吸停止前吸入纯氧，提高机体的氧储备，则呼吸停止而不致发生严重缺氧的时间可适当延长。

麻醉时常见无呼吸状态。麻醉诱导、气管内插管多在无呼吸下进行，因此掌握其安全时限十分重要。

三、体外膜肺氧合

体外膜肺氧合（extracorporeal membrane oxygenation，ECMO）技术是一种持续体外生命支持手段，是以体外循环系统为基本设备，采用体外循环技术进行操作和管理的一种中、短期心肺辅助治疗技术，ECMO 治疗时先将体内血液引流至体外，然后由机械泵将血泵入氧合器，经过特殊材质人工心肺旁路即膜肺将血液氧合、排出二氧化碳（CO_2）并加温后再通过另一路管道输回患者体内。

ECMO 能使心脏和肺得到充分休息，有效地改善低氧血症，避免长期高浓度氧吸入所致的氧中毒，以及机械通气所致的气道损伤；心脏功能得到有效支持，增加心输出量，改善全身循环灌注，为心肺功能的恢复赢得时间。然而，ECMO 运行期间可对患者的重要脏器功能、血流动力学、出凝血、水电解质、酸碱平衡、糖代谢等各方面产生严重干扰，可能引起血栓形成、空气栓塞、出血、肾功能不全、感染、溶血、内环境紊乱及多器官功能障碍等诸多并发症。因此，ECMO 期间应加强管理及监测，包括有创动脉血压、中心静脉压、肺毛细血管楔压等血流动力学指标；温度、血气分析、氧供、氧耗、渗透压等机体内环境稳态及重要脏器功能等。

目前临床上 ECMO 主要用于呼吸功能不全和心脏功能不全的支持，对于一些心肺功能没有恢复可能的病例，仍可延伸使用 ECMO 技术，依赖对其他器官的保护，避免多个器官损害，并与器官移植技术结合形成一个理想的救治过程，来实现最终脱离 ECMO 达到康复。人工脏器在移植技术中具有极其重要的地位，而 ECMO 提供了脏器功能维护的保障，这有力地促进了移植技术的发展。

四、麻醉和手术对肺内气体交换的影响

（一）麻醉对通气/血流比值的影响

体位和全麻对闭合容量的影响轻微，但对功能余气量的影响较大。清醒成人从直立位改为仰卧位时，功能余气量平均减少800ml，全麻诱导后可进一步减少20%，肌松药也有同样的作用，但与全麻药的作用并不相加。因此，在体位和全麻的影响下，若闭合容量大于功能余气量，则可使肺内分流增加。

体位也影响吸入气和肺血流量的分布。仰卧位时两侧肺的相对通气无改变；侧卧自主呼吸时则低侧肺通气较好，因低侧膈肌顶部位置较高，可比高侧的膈肌形成更为有力的收缩。但在全麻下则不论患者保持自主呼吸或人工通气，高侧肺通气较好而肺血流量分布较少，致肺泡无效腔量增加。侧卧位时，约有2/3的肺血流分布在低侧肺，如于侧卧位进行开胸术，因手术操作限制或妨碍高侧（术侧）肺的活动，肺通气转向低侧肺，则可与肺血流量的增加相匹配。作单肺麻醉或通气时，如正常肺的容量过度增加，则可压迫肺泡膜的毛细血管，增加正常肺的血流阻力，使血液转向术侧肺。在全麻时，不论采用自主呼吸或人工通气，肺泡无效腔量均有所增加。此可能与潮气量增大、肺血流减少及肺动脉压降低、吸气时间缩短（吸入气易分布到血流灌注不良的肺泡）以及体位因素有关。已经证明，在全麻吸入纯氧并用肌松药后，仰卧时即有 V_A/Q 比值失调，侧卧位时更为严重。前已述及，各种原因引起的心输出量减少均可使肺血流量相应减少，肺泡无效腔量明显增大，V_D/Q_T 增加。手法或机械通气，如操作不当或所选择的参数欠妥，均可使 V_A/Q 比值失调，增加肺泡无效腔量或增加肺内分流。

在肺通气与肺血流的关系之间存在着自身调节机制。肺泡氧分压（P_AO_2）< 9.31kPa（70mmHg）时造成肺血管收缩，此种现象称为缺氧性肺血管收缩（hypoxic pulmonary vasoconstriction, HPV）。在局部肺缺氧的情况下，肺泡低通气区的肺血管收缩，从而减少该区的血流量，使血液从缺氧的部位转向不缺氧的部位，这样就能够调节局部通气/血流比值，减少肺内分流，维持 PaO_2。但这种调节机制可受很多因素的影响。凡能增加肺动脉压的临床情况（如左房室瓣狭窄、血容量增加、低温、血管活性药物等）都能抑制 HPV。二氧化碳分压上升可促进局部 HPV，二氧化碳分压下降则可直接抑制 HPV。常用的血管扩张药（如硝普钠、硝酸甘油等）也能抑制局部的 HPV。吸入全麻药对 HPV 的影响不一，恩氟烷抑制局部 HPV，氟烷对 HPV 影响极小，最初认为异氟烷抑制 HPV，但以后的报道未能证实。临床上做支气管内麻醉（单侧肺通气）时若将 FiO_2 从100%渐减至50%~30%，此种吸入气中氧浓度的降低也可引起通气侧肺血管的阻力增加，减少血液从对侧向通气侧肺的转移。故单侧通气一般均用纯氧，以促进对侧萎缩肺的 HPV。此外，混合静脉血氧分压（PvO_2）的增加或降低均能抑制 HPV。

在麻醉中采用合理措施，使患者能获得适当的通气量以保证有足够的肺泡通气量，并维持良好的循环功能，对保持较正常的通气与血流的配合关系具有极其重要的意义。

（二）单肺通气对通气/血流比值的影响

胸腔镜微创手术借助双腔支气管插管肺隔离技术使手术侧肺叶完全萎陷，为手术器械操作提供足够空间，而剩下对侧单肺承担通气任务。目前的技术条件可在手术中保护健侧肺的气道通畅、减少纵隔摆动，从而维持术中的通气安全。但是，长时间单肺通气对机体可产生不良影响，主要表现为低氧血症和缺氧性肺血管收缩。①低氧血症和高碳酸血症。麻醉条件下，胸腔镜手术患者侧卧位，双肺血流分布不均。由于手术侧肺萎陷，血液流经无通气肺泡，形成功能性动静脉短路，动脉血氧分压降低。若肺内动静脉短路分流量超过心排出量的2%，可出

现低氧血症。健侧肺处于下方,虽然仍进行通气,但同时因重力影响血流量增多,局部通气/血流比值降低,也可形成功能性动静脉短路。若健侧肺因通气/血流比值降低而不能完全代偿手术侧肺的 CO_2 呼出,则易发生高碳酸血症。②缺氧性肺血管收缩。单肺通气麻醉时手术侧肺不通气,局部缺氧可诱导局部肺血管收缩,是机体针对无通气局部减少功能性动静脉分流的自身适应性调节反应。HPV 反应迅速,缺氧 5 分钟即可发生,60 分钟达到高峰,可持续长达 4 小时。吸入缺氧性气体,HPV 反应较肺不张、肺泡萎陷所致缺氧来得更快。HPV 的机制目前尚不十分清楚,可能与局部缩血管活性物质释放、肺血管平滑肌细胞去极化等因素有关。

(三) 麻醉对肺内气体弥散的影响

气体弥散受到各种因素的影响。麻醉对肺内气体弥散的影响主要表现在:

(1) 吸入麻醉时麻醉气体在吸入气中占有一定的分压,使吸入气体中的氧分压相对减少。因此无论患者保持自主呼吸还是进行人工通气,均需给予一定浓度的氧,以增加吸入气中的氧分压,从而提高肺泡气中氧分压。吸入氧化亚氮(nitrous oxide,N_2O)时,由于其在血中溶解度比氮气大 35 倍,若吸入浓度过高,血中可溶解大量 N_2O,当停止吸入时,体内的大量 N_2O 可迅速从血液进入肺泡,使肺泡内氧被稀释而造成弥散性缺氧,为避免其发生,须严格控制其吸入浓度不高于 70%,停止吸入 N_2O 后应继续吸入纯氧 5~10 分钟。

(2) 全麻诱导前预充氧是吸氧去氮的常规方法。由于吸入气中氧分压的明显增加,无疑将增加氧的弥散速率。吸入纯氧 1 分钟,PaO_2 可上升至 53.3kPa(400mmHg);吸入纯氧 5 分钟,PaO_2 可上升至近 66.5kPa(500mmHg),此时改吸空气仅 2 分钟,PaO_2 便可降至正常水平。

(3) 施行全麻时合理地采用各种通气方法以及解除支气管痉挛、清除支气管内分泌物等措施,克服有效交换面积的减少(如肺梗死、小支气管堵塞、肺不张或肺泡通气量不均匀)、气体弥散距离增厚(如肺水肿)等异常情况,增大其他肺区的通气,开放萎陷肺泡,增大功能余气量,改善气-血弥散功能,从而提高 PaO_2 和排除二氧化碳的蓄积。

(4) 全身麻醉过程中,如果通气量不足,只要肺泡气内氧分压不低于 7.98kPa(60mmHg),对氧的弥散可无明显的影响,但肺泡气二氧化碳分压很快升高,造成二氧化碳蓄积。

(5) 全身麻醉诱导期进行气管内插管时,一般可使患者呼吸停止。为防止插管时发生低氧血症,在插管前先用纯氧气吸入并进行正压通气。正常人用纯氧通气 2 分钟后,停止呼吸 90 秒时动脉血氧饱和度(arterial oxygen saturation,SaO_2)仍维持在 95%~100%。用纯氧气通气 3 分钟后,体内氧储存量增加,呼吸停止 4 分钟,PaO_2 仍维持在 16kPa(120mmHg)以上。但在无呼吸运动状态下,$PaCO_2$ 以 0.4~0.67kPa/min(3~5mmHg/min)的速度升高[第 1 分钟可达 0.67~1.33kPa(5~10mmHg)]。

五、氧 的 运 输

(一) 氧在血液中的运输形式

氧在血液中以两种形式运输。约 98.5% 的氧与血红蛋白结合形成氧合血红蛋白(oxy-hemoglobin,HbO_2),约 1.5% 的氧则以溶解于血浆的形式运输。血氧分压(PaO_2)即是溶解在血浆中的氧所产生的张力。每克血红蛋白可与 1.34~1.39ml 的氧结合。如按正常人血红蛋白浓度为 150g/L 计算,则在血红蛋白氧饱和度为 100% 时,每升血液可携氧约 200ml。该 200ml 氧中约有 50ml 释放给组织细胞利用,血氧饱和度因而降至约 75%,混合静脉血的 PO_2

相应为 40mmHg。当 PO_2 为 95mmHg 时,每升血约可溶解 2.9ml,其中约 1.7ml 供给组织。在吸入高浓度氧气时,PO_2 每上升 100mmHg,每升血中可溶解 3ml 氧。

血液每分钟输送的氧量称为流动氧量。静息状态下,如心输出量为 5L/min,动脉血氧含量(oxygen content of arterial blood,CaO_2)为 200ml/L,则流动氧量为 1L/min,释放至组织代谢消耗的氧量约为 250ml。心输出量增加,则流动氧量增加,组织可得到更多的氧。动脉血氧含量主要是与血红蛋白结合的氧量,故氧含量的大小取决于血红蛋白的浓度及动脉血氧饱和度。可见在心输出量、血红蛋白浓度和动脉血氧饱和度这三个重要因素中,任何一个因素的降低都可以引起流动氧量的减少。

(二) 氧解离曲线

氧解离曲线(oxygen dissociation curve)是表示血红蛋白与氧结合和解离特性的曲线(图 3-5)。血红蛋白与氧结合的饱和度主要取决于 PO_2,两者呈正相关。PO_2 降低,氧解离增多、氧饱和度下降。

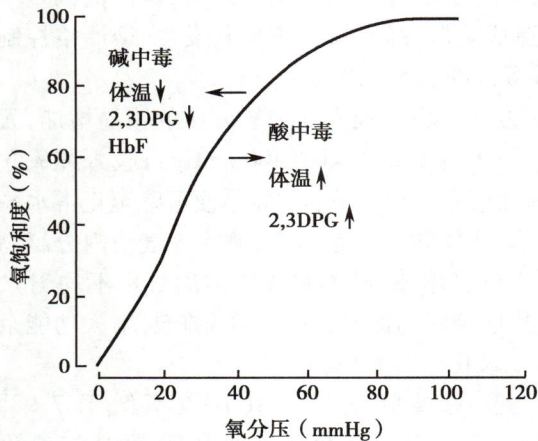

图 3-5　氧解离曲线

1. 氧解离曲线的生理意义　氧解离曲线呈 S 形,曲线上部较平坦,表明当 PO_2 为 60～100mmHg 时,虽有氧分压的较大变化,但氧饱和度的变化却很小。只要肺泡 PO_2 不低于 60mmHg,血氧饱和度仍可保持在 90% 以上,即可维持对全身组织氧的供应。如将肺泡 PO_2 提高到 100mmHg 以上,在增加血氧饱和度上却作用甚微。曲线下部坡度陡直,特别是在 PaO_2 为 20～40mmHg(相当于组织 PO_2 波动的范围)的一段更为明显,表明轻微的 PO_2 下降即可促使较多的氧解离,则 O_2 的利用系数提高,有利于对组织的供氧。

2. P_{50} 及其意义　P_{50} 是指 pH 7.4、$PaCO_2$ 40mmHg 及 37℃ 温度的条件下氧饱和度为 50% 时的 PaO_2 值。在正常成人 P_{50} 为 26.5mmHg。P_{50} 位于氧解离曲线的陡直部分,其变化可以简略地反映氧解离曲线位置的偏移,亦即可作为血红蛋白与氧的亲和力的指标。P_{50} 增大表示氧解离曲线右移,血红蛋白与氧的亲和力下降,有利于释放 O_2;反之,P_{50} 减小表示氧解离曲线左移,血红蛋白与氧的亲和力增高,不利于组织细胞获氧。

3. 影响氧解离曲线的因素

(1) pH 和 PCO_2:pH 降低或 PCO_2 增高,氧解离曲线右移,血氧饱和度下降;pH 升高或 PCO_2 下降,则氧解离曲线左移,血氧饱和度增高。pH 和 PCO_2 引起的这种氧解离曲线的偏移称为波尔效应(Bohr effect)。pH 每降低 0.1,P_{50} 可增大约 15%。该效应具有重要的生理意义。当血液流经肺泡壁时,由于 CO_2 弥散入肺泡使血液 pH 升高而增强血红蛋白与 O_2 的亲和力,有利于 O_2 与血红蛋白结合。当血液流经组织细胞时,CO_2 进入血液使其 pH 降低,氧解离曲线右移,有利于 O_2 从红细胞释放。

(2) 温度:温度对氧解离曲线的影响可能与温度升高时 H^+ 的活度增加有关。组织代谢活动增强(如运动)时,局部组织温度升高,CO_2 和酸性代谢产物增加,均有利于 HbO_2 解离,因此组织可获得更多的 O_2,以适应代谢增加的需要。如果温度降低至 20℃,此时若 PO_2 为

60mmHg,Hb 氧饱和度仍高达 90%,组织可因 HbO_2 对 O_2 的释放减少而导致组织缺氧。因此,在临床低温麻醉手术时应加以考虑。

（3）吸入麻醉药:使氧解离曲线轻度右移,P_{50} 增加 $2\sim3.5$ mmHg。

（4）2,3-二磷酸甘油酸(2,3-diphosphoglyceric acid,2,3-DPG):2,3-DPG 是红细胞内无氧酵解的产物,带负电荷的 2,3-DPG 易与存在于 Hb 两条 β 链之间的正电荷结合,促使 Hb 向紧密型转变,降低 Hb 对 O_2 的亲和力。此外,因红细胞膜对 2,3-DPG 的通透性很低,红细胞内 2,3-DPG 的增加也提高了 H^+ 的浓度,使 Hb 对 O_2 的亲和力降低,P_{50} 增大,氧解离曲线右移;低氧血症、贫血、心力衰竭、甲状腺素、生长激素等均可使红细胞内的 2,3-DPG 浓度增加。库存血在冷储过程中红细胞内 2,3-DPG 浓度逐渐下降,用 CPD(含枸橼酸钠、枸橼酸、葡萄糖、磷酸二氢钠的混合液)作库存血保存液者较用 ACD 液(含枸橼酸钠、枸橼酸、葡萄糖的混合液)保存者,其 2,3-DPG 浓度降低程度较轻。大量输入库存血会影响氧的释放。皮质醇可降低血红蛋白与氧的亲和力,可在大量输库存血时使用。

（5）ATP:ATP 增加使氧解离曲线右移,ATP 减少则曲线左移。

此外,多种因素使体内一氧化碳(CO)增多时,CO 与血红蛋白结合形成碳氧血红蛋白(carboxyhemoglobin,HbCO)。CO 与血红蛋白的结合力比 O_2 与血红蛋白的结合力大 $200\sim300$ 倍,但碳氧血红蛋白的解离速度只有氧合血红蛋白的 1/3600。因此 CO 与血红蛋白结合生成碳氧血红蛋白,不仅减少了红细胞的携氧能力,而且抑制和减慢氧合血红蛋白的解离及 O_2 的释放。一般情况下,血液中的碳氧血红蛋白在不吸烟者为 $0\sim0.023(0\sim2.3\%)$;吸烟者明显升高,为 $0.024\sim0.042(2.4\%\sim4.2\%,<6.5\%)$;术前戒烟 $24\sim48$ 小时,可降低碳氧血红蛋白含量,故择期手术前应尽早戒烟。

六、二氧化碳的运输

CO_2 在血液中的运输主要形式有三种:①物理溶解,约占总量的 5%;②碳酸氢盐,约占总量的 88%;③氨基甲酰血红蛋白,约占总量的 7%。故 CO_2 运输的主要形式为碳酸氢盐。

从组织扩散入血的 CO_2 首先溶解于血浆,绝大部分经单纯扩散进入红细胞,红细胞内的碳酸酐酶含量远远高于血浆,在碳酸酐酶的作用下 CO_2 与水生成 H_2CO_3,后者再解离成 HCO_3^- 和 H^+,H^+ 被血浆缓冲系统缓冲。在红细胞内生成 H_2CO_3 的速度比血浆快 13 000 倍。由于红细胞内 HCO_3^- 浓度不断增加,HCO_3^- 顺浓度差经红细胞膜扩散进入血浆。因红细胞膜不允许正离子自由通过,而允许小的负离子 Cl^- 通过,经细胞膜上特异的 HCO_3^--Cl^- 载体转运,Cl^- 由血浆扩散进入红细胞,即氯转移(chloride shift),以维持正负离子的平衡。在红细胞内 HCO_3^- 与 K^+ 结合,在血浆中则与 Na^+ 结合生成碳酸氢盐。在上述反应中产生的 H^+,主要与 Hb 结合而缓冲。

碳酸酐酶的催化作用是双向的,如下式所示:

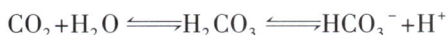

$$CO_2+H_2O \Longleftrightarrow H_2CO_3 \Longleftrightarrow HCO_3^-+H^+$$

CO_2 与血红蛋白的氨基结合形成氨基甲酰血红蛋白的反应是可逆的,主要受氧合作用的调节。因去氧血红蛋白比氧合血红蛋白更易与 CO_2 结合形成氨基甲酰化合物,故在肺毛细血管,由于氧合血红蛋白生成增多,CO_2 从氨基甲酰血红蛋白解离而释放入肺泡。在外周组织,CO_2 分压较高,PO_2 较低,HbO_2 解离释放出 O_2,形成氨基甲酰血红蛋白增多。虽然以氨基甲酰血红蛋白形式运输的 CO_2 仅占总运输量的约 7%,但在肺部排出的 CO_2 中却有 20%~30% 是从氨基甲酰血红蛋白释放出来的,提示这种运输形式的效率较高。

在静脉血（$PvCO_2$ 为 46mmHg）中 CO_2 含量约为 543.2ml/L,动脉血（$PaCO_2$ 为 40mmHg）中 CO_2 含量约为 492ml/L（表 3-3）。

表 3-3　二氧化碳在血中的分布（约值,ml/L）

	溶解	HCO_3^-	氨基甲酰化合物	总计
动脉血浆（550ml/L）	15.6	293.8	2.2	311.6
动脉血红细胞（450ml/L）	11.2	144.7	24.5	180.4
动脉血	26.8	483.5	26.7	492.0
静脉血浆	17.8	318.3	2.2	338.4
静脉血红细胞	13.4	160.3	31.2	204.8
静脉血	31.2	478.6	33.4	543.2
A-V 相差	4.5	40.1	6.7	51.3

七、血氧改变

在双肺通气、肺内气体交换、气体在血液中的运输直至全身毛细血管内血液与细胞间进行气体交换的整个过程中,任何环节出现障碍均会导致缺氧（hypoxia）,出现血氧的改变。

（一）缺氧的分类

一般将缺氧分为以下几种类型。

1. 低氧性缺氧　低氧性缺氧（hypoxic hypoxia）包括由于肺泡氧分压下降、肺泡气体弥散障碍及心脏水平右到左分流（发绀型先天性心脏病）等所引起的缺氧。其血氧变化主要表现在 PaO_2 下降,血氧含量降低。当动脉血氧含量明显降低时,动、静脉血氧含量差可以减小。由于 PaO_2 下降、2,3-DPG 增加及 P_{50} 增大,其血氧饱和度（SaO_2）降低。

2. 血液性缺氧　血液性缺氧指由于血红蛋白数量减少或性质改变,血氧含量降低所引起的缺氧。其原因包括严重贫血、碳氧血红蛋白症（一氧化碳与血红蛋白结合）及高铁血红蛋白症等。血液性缺氧时,因其外呼吸功能及吸入气中的氧分压正常,动脉血氧分压正常。由于血红蛋白数量减少或性质变化,故血氧容量和血氧含量均降低。动、静脉血氧含量差可因动脉血氧含量降低而减小,SaO_2 可正常。

3. 循环性缺氧　循环性缺氧也称低血液动力性缺氧（hypokinetic hypoxia）,是指由于全身性血液循环障碍（休克、心功能不全等）或局部血液循环障碍（如局部缺血、静脉淤血等）使组织器官血液灌流量减少或血液速度减慢而引起的缺氧。如无心输出量下降,PaO_2 可以正常,血氧容量、血氧含量及 SaO_2 均可正常。由于血流缓慢,组织细胞从血液摄取的氧较多,静脉血氧含量明显降低,动、静脉氧含量差增大,动、静脉血氧分压差（$Pa\text{-}vO_2$）也增大。

4. 组织中毒性缺氧　组织中毒性缺氧是由各种原因引起生物氧化障碍,组织、细胞利用氧的能力减弱所致。PaO_2、血氧容量、血氧含量及 SaO_2 可正常,动、静脉氧含量差和 $Pa\text{-}vO_2$ 均减小。

（二）麻醉期间的缺氧

麻醉期间引起的缺氧因素甚多,血氧方面的改变不一致,分述如下。

1. 肺泡气氧分压（P_AO_2）降低　麻醉中使 P_AO_2 降低的原因主要有:①含有麻醉药的混合

气体中的氧浓度不足,氧分压过低,致使吸入气氧分压(PiO_2)下降。这种情况多是由麻醉机部件发生故障或工作错误所致。②肺通气不足。常见引起通气功能下降的因素包括麻醉药物或椎管内麻醉所致的通气量降低、各种原因引起的呼吸道阻塞、手术的不利影响等。

通气量是保证摄入足够氧和排出足够二氧化碳的重要因素。当通气不足时,P_AO_2 随肺泡通气量(V_A)的减少而下降。另一方面,在肺泡气中氧与二氧化碳存在着逆向关系,即肺泡气中氧与二氧化碳的压力具有此长彼消的关系。P_AO_2 受 PiO_2 及肺泡气二氧化碳分压(P_ACO_2)的影响,其关系如下式:

$$P_AO_2 = PiO_2 - (P_ACO_2 \times 1/R)$$

式中,R 为呼吸商,即二氧化碳生成量与氧耗量的比值,不同的食物的 R 值不同。当代谢的底物以糖类为主时,R 为 1.0。脂肪的 R 为 0.7,蛋白质为 0.8,通常按混合食物的 R 标准值为 0.8 计算,正常情况 P_ACO_2 与 $PaCO_2$ 相等,故可将 $PaCO_2$ 代入上式中。

通气不足时,CO_2 排出减少,P_ACO_2 上升。从上式可以看出,在吸入空气的情况下,P_ACO_2 上升必伴有 P_AO_2 的下降。一般 P_ACO_2 每升高 100mmHg,P_AO_2 下降约 12.5mmHg。

2. 肺泡-动脉血氧分压差($A-aDO_2$)增大 回到肺的混合静脉血氧分压(PvO_2)约 40mmHg,P_AO_2 约为 102mmHg,两者间有较大的压力梯度。肺毛细血管血流在流经肺毛细血管行程的 1/3～1/2 时,血红蛋白已达到 95% 的氧合,PaO_2 已接近于 P_AO_2,在余下的行程中进一步完成肺泡气与血液间气体的平衡。此种肺毛细血管内血与 P_AO_2 之间的迅速平衡,有利于肺血液流速增快时血液氧合。当肺泡氧弥散入毛细血管血流时间超过 0.8s,即可造成 PaO_2 降低。

正常人 PaO_2 为 95～100mmHg,并随年龄增加而进行性下降。P_AO_2 与 PaO_2 之间有一定范围的分压差。

$$A-aDO_2 = P_AO_2 - PaO_2$$

前已述及

$$P_AO_2 = PiO_2 - (PaCO_2 \times 1/R)$$

因此

$$A-aDO_2 = [PiO_2 - (PaCO_2 \times 1/R)] - PaO_2$$

由于中国人饮食组成的 R 值为 0.85～0.9,故 $A-aDO_2$ 常为 6mmHg 左右,最大不超过 15～20mmHg。70 岁以上者 $A-aDO_2$ 可达 30mmHg。

通气功能障碍所致低氧时,PaO_2 下降。但 $A-aDO_2$ 可无明显改变。在换气功能障碍时,则不仅有 PaO_2 的下降,同时有 $A-aDO_2$ 增加。

$A-aDO_2$ 是判断肺换气功能的重要指标。肺换气功能障碍的主要原因包括肺的通气/血流比值失调或呼吸膜的病变。

麻醉期间 $A-aDO_2$ 增加可见于以下情况:①肺不张、支气管阻塞和肺部感染等使部分肺组织有血液灌流而无通气,一部分血液得不到正常的气体交换而造成肺内血液自右向左分流,PaO_2 下降。②心输出量下降使肺血流量减少,肺泡无效腔扩大,即使通气正常也因静脉血得不到充分的氧合而使 PaO_2 下降。心输出量下降时,组织从血液中摄取的氧量相对增加(因机体耗氧量未减少),静脉血氧含量降低,肺分流率增加,PaO_2 下降。③肺水肿、创伤后呼吸窘迫综合征等引起肺泡-血液间气体弥散障碍造成 PaO_2 下降。④右到左分流的先天性心脏病或大血管疾病,PaO_2 下降。⑤左房室瓣狭窄、主动脉瓣狭窄造成肺内血液淤滞而有换气功能受损者,PaO_2 下降。⑥提高吸入气中氧分压时,$A-aDO_2$ 随 P_AO_2 的上升而增加。此外,加强通气也使 A-aDO$_2$ 略有增加。

3. 血液运载氧的功能下降 血液运载氧的能力降低必然引起流动氧量的减少,可致对组织的氧供应不足。前已述及,流动氧量的大小取决于心输出量、动脉血氧饱和度及血红蛋白的浓度。即

$$流动氧量 = CO \times SaO_2 \times Hb/L \times 1.34$$

式中,乘 1.34 是指 1g Hb 可结合氧 1.34ml。除心输出量外,在麻醉中引起血液运载氧的能力下降的最常见因素为严重贫血和酸中毒,其能引起动脉血氧饱和度下降。

4. 组织细胞处氧释放障碍 在麻醉中常见的因素包括:①使氧离曲线左移的因素,如碱血症、红细胞中 2,3-DPG 浓度下降和大量输入库存血。组织从血液中摄取的氧减少,故动静脉血氧分压差(Pa-vO$_2$)减小。②组织氧耗量增加,如体温每升高 1℃,耗氧量约增加 10%。耗氧量明显增加时,氧释放不能满足需要,可发生耗氧过多所致的低氧,此时 Pa-vO$_2$ 增大。③局部血流障碍。

八、动脉血二氧化碳分压的改变

二氧化碳分压(PCO$_2$)是指溶解在血浆中的二氧化碳所产生的张力。二氧化碳在血浆中的溶解量与 PCO$_2$ 呈正相关,即当二氧化碳在血浆中的浓度升高时,PCO$_2$ 升高;反之,如 PCO$_2$ 增高,二氧化碳在血浆中的溶解量也增加。当体温为 37℃ 时,二氧化碳在血中的溶解系数为 0.03mmol/(L·mmHg)。正常情况下,动脉血中二氧化碳分压(PaCO$_2$)与肺泡气中二氧化碳分压(P$_A$CO$_2$)相等,均为 40mmHg 左右。每升血浆中溶解的二氧化碳量为 26ml,相当于 1.17mmol/L。肺泡二氧化碳分压受通气的影响,即通气量越大,肺泡二氧化碳分压越低,通气量不足则肺泡二氧化碳分压增加。肺泡通气量与二氧化碳生成量成正比,与单位时间内呼出的二氧化碳浓度(CO$_2$%)亦即 PCO$_2$ 成反比。所以在体内二氧化碳生成量基本上不变或变化较小的情况下,PaCO$_2$ 可以作为反映肺通气功能状态的重要指标。

(一) 麻醉期间的高二氧化碳血症

高二氧化碳血症是指 PaCO$_2$ > 45mmHg。其主要原因是肺泡有效通气量不足,体内二氧化碳蓄积而致 PaCO$_2$ 升高,麻醉期间由于麻醉性镇痛药或全麻药的呼吸抑制作用、对呼吸的管理不善、麻醉器械故障(二氧化碳吸收装置失灵以及腹腔镜二氧化碳气腹)等原因,常易造成体内二氧化碳蓄积。麻醉期间的高二氧化碳血症多为急性,肾的代偿作用尚未及时发挥,HCO$_3^-$ 无显著变化。此外,由于肺泡气中氧与二氧化碳分压之间的消长关系,在吸入空气的条件下,P$_A$CO$_2$ 的升高必然伴有 P$_A$O$_2$ 的下降。急性高二氧化碳血症对人体生理功能有广泛的影响。

1. 对 pH 的影响 pH 一般随 PaCO$_2$ 上升而相应地降低,PaCO$_2$ 每增加 10mmHg,则 pH 下降约 0.08。

2. 对呼吸的影响 二氧化碳可以通过对中枢和外周化学感受器的作用而兴奋呼吸,与肺泡通气量反应曲线几乎呈直线关系。由于麻醉性镇痛药、巴比妥类药物、全麻药等对二氧化碳通气反应的影响,在麻醉中二氧化碳对呼吸的这一作用常不能显示出来。PaCO$_2$ 对氧离曲线位置和血氧饱和度的影响见前述。

3. 对脑血流及颅内压的影响 通过 PaCO$_2$ 来调节脑血管的舒缩是脑血流调节的重要机制之一。急性高二氧化碳血症可导致脑血管的显著扩张、脑血流量相应增加,PaCO$_2$ 在 20 ~ 100mmHg 范围内时,PaCO$_2$ 每升降 1mmHg,脑血流可相应增减 1 ~ 2ml/(100g·min)。PaCO$_2$

在 120mmHg 以上时,脑血管的扩张极为显著。由于脑血管的显著扩张,脑血容量增加,颅内压也随之升高。对原来颅内压正常或脑顺应性正常的患者,$PaCO_2$ 的改变所引起的颅内压的波动较小。如原来的颅内压已有增高(如高于 30mmHg)或脑顺应性差,则 $PaCO_2$ 较小的变化也可引起颅内压明显的升降。$PaCO_2$ 升高时,脑血管的自身调节作用减弱。如 $PaCO_2$ 升高同时伴有低氧血症,则 $PaCO_2$ 的扩张脑血管、增加脑血流的作用更为明显。对脑组织已有损害或占位性病变者,其病变及周围区域脑血管已有舒缩功能障碍,$PaCO_2$ 升高所致脑血管扩张可使血液自病变部位流向正常扩张的血管,产生"窃血综合征"。此外,高二氧化碳血症可增加血-脑屏障的通透性,增加脑组织的含水量,产生脑水肿。

4. 对自主神经和内分泌功能的影响　$PaCO_2$ 升高可刺激肾上腺素能神经和肾上腺髓质,使血管内肾上腺素及去甲上腺素平行地升高。在 $PaCO_2$ 超过 200mmHg 时,肾上腺素的含量急剧上升,去甲肾上腺素含量缓慢上升。此外,$PaCO_2$ 上升还刺激脑垂体,使促肾上腺皮质激素(adrenocorticotropic hormone,ACTH)分泌增加,致血液中皮质醇量也增加。由于 $PaCO_2$ 升高使 pH 相应下降,pH 下降使乙酰胆碱水解缓慢,同时二氧化碳可促进胆碱的乙酰化,使乙酰胆碱的合成增加,所以严重的高二氧化碳血症可使副交感反应延长或加强,易引起反射性的心脏停搏。

5. 对循环系统的影响　二氧化碳对心血管系统方面的影响比较复杂。由于交感神经兴奋和儿茶酚胺的释放,使心肌收缩力和血管张力增加,心率加快,心输出量增加。当 $PaCO_2$ 从 40mmHg 升至 60mmHg 时,心脏指数可增加 1 倍。另一方面,二氧化碳对外周血管又有直接的扩张作用,这种直接作用超过间接的收缩血管作用,故总外周血管阻力轻度下降。二氧化碳对于不同的脏器和组织的局部血流的影响则不一。$PaCO_2$ 升高使脑、心和皮肤的血管扩张,血流量增加,但却使骨骼肌和肺血管收缩。肺血管收缩可加重肺动脉高压。

此外,$PaCO_2$ 增高是全麻过程中发生心律失常的主要原因之一。可能与儿茶酚胺释放增多及心肌对儿茶酚胺的敏感性增高有关,而不是二氧化碳本身直接作用所致。

(二) 人工气腹

人工气腹是出于临床诊疗的目的,向腹腔内注入气体,使脏腹膜和壁腹膜分离,便于诊断和手术操作。二氧化碳是目前建立人工气腹最常用的气体,其理化性质及气腹压力将会干扰机体的呼吸和循环功能。

1. 人工气腹对呼吸的影响

(1) 外源性 CO_2 的吸收:CO_2 通过腹膜可快速吸收,由此引起 $PaCO_2$ 上升,导致高碳酸血症,属于一种非代谢产生的高碳酸血症。有别于疾病时发生的呼吸性酸中毒。高碳酸血症可使分钟通气量较正常时增加 60%。同时,高碳酸血症还可兴奋交感神经系统,导致心率增快、血压升高,心肌收缩力增强以及心律失常。

(2) $PaCO_2$ 上升:人工气腹引起 $PaCO_2$ 升高,主要有两方面的原因:一是胸肺顺应性下降导致的肺泡通气量下降,但更重要的是 CO_2 通过腹膜的快速吸收。所吸收的二氧化碳占机体二氧化碳总排出量的 20%～30%。$PaCO_2$ 增高的其他原因包括腹内压增高、体位影响、机械通气、心输出量减少等可导致肺泡通气/血流比值失调和生理无效腔量增加,尤其对肥胖和危重患者。麻醉深度不足引起的高代谢、保留自主呼吸时的呼吸抑制也是原因之一。二氧化碳气腹时造成的皮下气肿、气胸或气栓等并发症可导致 $PaCO_2$ 显著升高。

二氧化碳排出量和 $PaCO_2$ 的增加是逐步的,这与体内可以储存大量的二氧化碳有关。二氧化碳吸收与其分压差、弥散性能、腹膜面积和腹膜血流灌注情况有关,腹内压的增高仅引起二氧化碳分压的轻微上升,而压力增高对腹膜血流灌注影响更甚(包括心输出量下降和血管受压)。腹内压增高对二氧化碳的吸收起延缓作用,手术结束腹腔降压后,残留的二氧化碳吸收加快,可引起一过性二氧化碳呼出增加,加之组织内潴留的二氧化碳逐渐释放进入血液,所以术后短期内 $PaCO_2$ 仍会偏高,故应注意呼吸监测和支持。

$PaCO_2$ 升高引起呼吸性酸中毒,对器官功能有相应的影响。局麻下保留自主呼吸的患者,主要通过增加呼吸频率进行代偿,$PaCO_2$ 可维持在正常范围,但操作时间应尽量缩短,并保持较低的腹内压,否则需进行辅助通气或控制呼吸。

2. 人工气腹对循环的影响　人工气腹对循环的影响主要为腹内压的增高和 CO_2 所致的高碳酸血症,其中腹内压增高可能是引起血流动力学改变的主要原因。气腹压力超过 $10mmHg$ 者可影响循环功能,表现为心输出量下降、血压增高、体循环和肺循环血管张力升高,其影响程度与压力高低有关。

（1）心输出量的变化:虽然有心输出量不变或增加的报道,但多数情况下心输出量下降 $10\% \sim 30\%$,正常人可以耐受。心输出量下降多发生在人工气腹建立时的充气期,心输出量下降程度与充气速度也有关。手术中由于应激等因素的影响,引起心血管系统兴奋,心输出量一般能够恢复到正常水平。引起心输出量减少的原因很多,下腔静脉受压导致下肢淤血、回心血量减少、心室舒张末期容积减小是主要原因之一。

（2）外周血管阻力的变化:气腹时外周血管阻力增高,使心输出量下降引起交感神经兴奋;另外患者体位变化也会影响外周血管阻力,在头低位时外周阻力低于头高位。外周阻力升高可采用扩张血管药、吸入麻醉药(如异氟烷)进行调节。外周阻力的升高除机械性因素外,神经内分泌因素也参与其中,儿茶酚胺、肾素-血管紧张素、加压素等系统在人工气腹时均兴奋,但仅加压素升高和外周阻力升高在时间上是一致的。

（3）对局部血流的影响:下肢静脉血流淤滞并不能随时间延迟而改善,理论上增加了血栓形成的可能性。腹腔镜胆囊手术时肾血流、肾小球滤过率和尿量在二氧化碳气腹后均降低约 50% 。气腹解除后,尿量明显增加。腹腔内脏血流由于二氧化碳的扩血管作用对抗了压力引起的血流下降,所以总的影响不大。脑血流因二氧化碳的作用而增加,维持二氧化碳正常,气腹和头低位对脑血流的不良影响较小,但会使颅内压升高。

（4）心律失常:高二氧化碳可引起心律失常。快速腹膜膨胀、胆道牵拉等刺激引起迷走神经反射亢进是心律失常原因之一,可导致心动过缓甚至心脏停搏,服用 β 肾上腺素能受体阻断药的患者或麻醉过浅者更易发生迷走神经反射亢进。可减低腹内压、给予阿托品、加深麻醉和加速二氧化碳排除等进行治疗。心律失常也可继发于血流动力学紊乱,严重的原因包括气栓栓塞等。

（三）麻醉期间低二氧化碳血症

低二氧化碳血症实际上即呼吸性碱中毒。麻醉期间发生的低二氧化碳血症是因过度通气致二氧化碳排出过多所致,而且都是急性的,肾的代偿作用常不明显。pH 常随 $PaCO_2$ 的下降而增加,如 HCO_3^- 的浓度无改变,则 $PaCO_2$ 每下降 $10mmHg$,pH 约增高 0.08。低二氧化碳血症对机体可有一定的影响和危害。

1. 脑血管收缩　$PaCO_2$ 下降可使脑血管收缩,脑血流量下降,颅内压相应下降。临床上常利用这一机制来克服某些吸入麻醉药扩张脑血管的作用,降低颅内压。这种效果主要是通过健康脑组织的血管收缩来获得的,如病变部位太大则效果不佳。当 $PaCO_2$ 低于 $15 \sim 20mmHg$ 时,则有造成脑血流量过度减少而使脑组织缺氧的危险。此外,低二氧化碳血症还可使冠状动脉收缩甚至痉挛,造成心肌缺血,因此对心血管病患者不宜过度通气。

2. 氧离曲线左移　低二氧化碳血症可使氧离曲线左移,P_{50} 下降,不利于氧从血红蛋白释放,使组织细胞不能获得足够的氧供应。

3. 呼吸抑制 $PaCO_2$ 降低时,由于对中枢和外周化学感受器的刺激减弱,呼吸神经元的活动减弱,引起呼吸抑制。在应用全麻和麻醉性镇痛药的患者中这种抑制表现得更为明显,自主呼吸恢复延迟,需要调高 $PaCO_2$ 才能使自主呼吸恢复。

4. 血清钾下降 低二氧化碳血症可引起血清钾下降,一般 $PaCO_2$ 每下降 10mmHg,血清钾平均下降 0.5mmol/L,但 $PaCO_2$ 下降到 20mmHg 时,血清钾不再继续下降。严重低钾血症可引起心肌房室传导阻滞、室性期前收缩甚或心室颤动等心律失常。

(四) 二氧化碳排出综合征

高二氧化碳血症通过急速排出二氧化碳可导致低二氧化碳血症表现,并较一般的低二氧化碳血症更严重,表现为血压骤降、脉搏减弱、呼吸抑制或呼吸恢复延迟、意识障碍等征象,即为二氧化碳排出综合征,严重者可出现心律失常,甚或心脏停搏。这是由于二氧化碳蓄积和 $PaCO_2$ 升高已持续一段时间,呼吸或循环中枢对二氧化碳的兴奋阈值已逐渐提高。一旦二氧化碳迅速排出,呼吸和循环中枢失去较高兴奋阈值 $PaCO_2$ 的刺激,即可出现周围血管张力减弱,血管扩张,心输出量锐减,脑血管和冠状血管收缩。对于高二氧化碳血症患者,应逐渐改善通气、降低 $PaCO_2$,使呼吸和循环中枢有一段适应过程,切不可骤然采用过度通气。

九、氧疗与氧毒性

氧疗是氧气吸入疗法的简称,是指通过提高吸入气中的氧浓度,以缓解或纠正机体缺氧状态的医疗措施。提高吸氧浓度,可增加肺泡气氧浓度,促进氧弥散,进而提高动脉血氧分压和血氧饱和度,达到缓解机体缺氧、提高机体氧储备的目的。

但是,不恰当的氧疗对机体也会有害,长时间吸入高浓度(>60%)氧气会发生氧中毒,造成机体组织和功能上的损害,如活性氧引起的肺损害、晶状体后纤维组织形成以及吸氧后抽搐和癫痫大发作等。另外,一些特殊手术术中使用氧疗需警惕其可能有导致气道烧伤的风险,如气管切开手术应避免使用电刀电切或电凝;咽喉部应用激光进行手术时,应吸入空气或将吸入氧浓度降至30%以下,手术野保持一定湿度,以减低激光对周围组织的损伤,从而预防气道烧伤的发生。

第三节 肺 循 环

肺的血液供应有两套血管,分别来自体循环的支气管动脉和肺动脉,前者的功能在于供给气管、支气管及肺的营养需要;后者的功能在于完成气体交换。肺循环(pulmonary circulation)和体循环末梢部分有吻合支沟通,部分支气管静脉血可经过这些吻合支进入肺静脉,使主动脉血液中掺入 1% ~2% 的未经气体交换的静脉血。

一、肺循环的结构生理特点

1. 血管壁薄,可扩张性大 肺动脉壁只有主动脉壁厚度的 40%,弹性纤维少而短,可扩张性较大。当肺循环内的血容量增加时,由于血管腔的扩大,其压力变动较小。因此,肺循环具有贮血库作用。

2. 途径短,阻力小 肺循环途径较短,血管分支较多,血管的总横截面积大,加之肺循环的可扩张性大,故肺循环的阻力低,仅为体循环阻力的 1/10。肺循环的动脉部分总阻力和静脉部分总阻力大致相等,故动脉和静脉间的血流压力落差几乎相等,肺循环毛细血管压大致在右心室压和左心房压力数值的中点。

3. 血压低   健康成人肺动脉收缩压约为 22mmHg，舒张压约为 8mmHg，平均肺动脉压约为 13mmHg，只有体循环压的 $1/4 \sim 1/6$，远低于主动脉压。左右心室的每分输出量基本相等，但由于肺循环的血流阻力低，使肺动脉压远低于主动脉压。低肺循环压有利于降低右心室的后负荷，故右心室壁远比左心室壁薄。肺循环的毛细血管平均压为 7mmHg。肺静脉和左心房内压平均约为 2mmHg。用漂浮导管经外周静脉插入右心室，转入肺动脉，使导管口嵌顿在肺动脉终末分支处，所测得的压力称为肺毛细血管楔压（pulmonary capillary wedge pressure，PCWP），通常比左心房压力高 $1 \sim 2$mmHg。肺毛细血管楔压在一定程度上反映肺静脉压，并间接反映左心房内压。

4. 肺血容量呈周期性变化   正常静息状态下，每分钟通过肺循环的血流量几乎等于左心室的输出量，约 5L/min。肺的血容量约为 450ml，占全身血量的 9%。由于肺组织和肺血管的顺应性大，在呼吸过程中，随着肺的扩张和缩小，肺循环的血容量可发生周期性的变化。例如，用力呼气时，肺部血容量可减少至 200ml，而深吸气时可增加到约 1000ml。呼吸过程中肺血容量的变化也可影响左心室的输出量和动脉血压。吸气时尽管腔静脉回流入右心房的血量增多，但由于肺血管的扩张，能容纳更多的血液，由肺静脉回流入左心房的血液反而减少，故在吸气开始时，左心室射血减少，动脉血压下降。呼气时，由于肺缩小，肺血容量降低，由肺静脉回流入左心房的血液增多，呼气之初，主动脉压反而增高。

5. 受重力影响，肺内血流分布不均匀   由于肺血管壁薄、扩张性大，肺血流分布受重力影响大。人体在直立体时，肺的顶部约比肺门高 15cm，肺的底部约比肺门低 15cm。因此，肺顶部的血管压力很低，将受到周围肺泡的挤压而增加血流阻力，而肺底部的血管内压力高，将被动扩张，阻力减小，以致肺内血流量的分布由顶部向底部递增，这与肺内不同区域的通气/血流比值存在差异有关。

根据人在直立时肺部血压的分布特点，可将肺血流分布划分为三个区，即 1 区、2 区和 3 区。1 区位于距肺底部 20cm 以上的区域内（肺尖部），肺动脉压（pulmonary artery pressure，P_{PA}）或肺静脉压（pulmonary venous pressure，P_{PV}）均小于零或肺泡内压（pulmonary alveolar pressure，P_A）。该区在周围肺泡内压的作用下，肺血管萎陷，血流量极少或终止，形成了无效腔样通气。2 区位于距肺底部 $10 \sim 20$cm 的范围内，该区内 $P_{PA} > P_A > P_{PV}$，故该区的肺血流量取决于 P_{PA} 与 P_A 之间的压差，而与 P_{PA} 与 P_{PV} 之间的压差无关。3 区位于距肺底部 10cm 的范围内，$P_{PA} > P_{PV} > P_A$，该区的肺血流量取决于 P_{PA} 与 P_{PV} 之间的压差。在正常自主呼吸情况下，肺的绝大部分处于 3 区，1 区几乎没有（图 3-6）。当患者仰卧位时，肺中不存在 1 区。在血容量减少时，肺血管内压力下降，可出现 1 区；随着血容量进一步减少，1 区范围进一步扩大，解剖无效腔明显增大。在正压机械通气时，肺泡内压明显增加，高于血管内压，尤其是在应用呼气末气道正压（PEEP）过大的情况下，可导致全肺向 2 区和 1 区转化，肺血流量将明显减少。

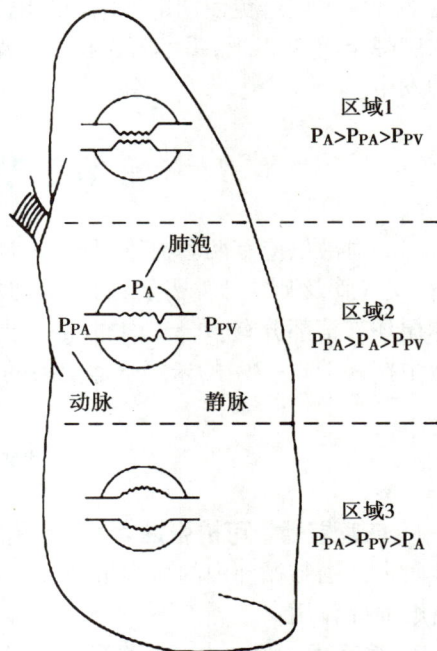

区域1
$P_A > P_{PA} > P_{PV}$

肺泡

P_A

P_{PA} P_{PV}

动脉   静脉

区域2
$P_{PA} > P_A > P_{PV}$

区域3
$P_{PA} > P_{PV} > P_A$

图 3-6 肺血流分区图

P_A：肺泡内压；P_{PA}：肺动脉压；P_{PV}：肺静脉压

二、肺循环毛细血管处的液体交换

肺内气体交换要求呼吸膜尽可能薄,肺泡腔相对干燥,但同时肺组织细胞代谢所需要的营养物质只能通过从组织液中获取,提示肺内存在活跃的液体交换及有效的液体清除机制。当肺内液体交换,即液体生成与清除失衡时,肺呼吸功能将受到影响。

1. 肺泡液体交换的结构基础　肺部气体交换必须经过肺毛细血管与肺泡之间的呼吸膜。相邻两个肺泡之间的结构称为肺泡隔(alveolus interval),肺毛细血管通常穿行于其中。肺泡隔不仅是气体交换的部位,也是液体交换的部位。肺泡隔中的毛细血管呈偏心分布,使两侧的间隙厚度呈非对称性,可分为厚侧和薄侧(图3-7)。

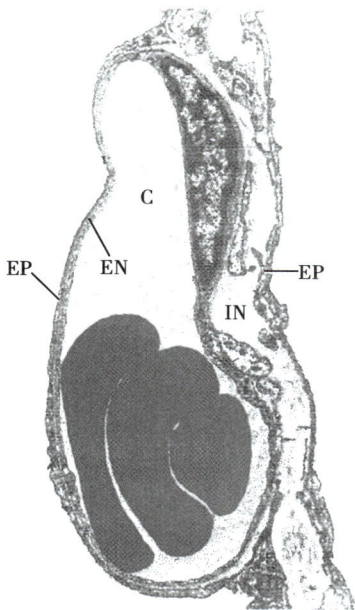

图3-7　肺泡隔的超微结构
EP:肺泡上皮;EN:肺毛细血管内皮;C:肺毛细血管腔;IN:肺间质

毛细血管两侧的非对称性间隙具有不同的功能意义:①薄侧的毛细血管内皮与肺泡上皮间紧密相对,中间仅存在基膜,平均厚度不到1μm,有利于气体交换。同时这三层结构致密,可阻止液体进入肺泡,还可借助肺泡壁中存在的微管道,将液体引流到厚侧。当肺间质轻度水肿时,薄侧的厚度并不增加,以保证气体交换的进行。②厚侧有较宽的疏松结缔组织间隙,不仅具有支撑毛细血管网的作用,而且与液体交换密切相关,可将间质的水和蛋白质迅速吸收到毛细血管或引流到邻近的组织间隙,水和其他营养物质的交换主要通过厚侧进行。

2. 肺内液体交换的功能基础

(1) 肺组织液的生成与回流:组织液生成的量取决于有效滤过压、滤过膜通透性和滤过膜的面积。肺毛细血管内压力较低,平均约为7mmHg,肺泡隔内间质静水压为负值,其有效滤过压为0.3mmHg,促进液体滤出,是肺内淋巴液的来源。细支气管及血管周围的结缔组织鞘形成小叶间隔,与肺泡隔相通。小叶间隔内压力比肺泡壁间质内压力低,有利于肺泡壁间质内的液体向小叶间隔的引流,肺扩张可增大这一压力差而促进液体离开肺泡壁周围。肺泡表面张力也影响肺泡间质的静水压。由于肺泡隔结构的不对称性,在薄侧,毛细血管向肺泡腔内突出,形成一个凹面对着血管腔的曲面,此处表面张力的合力指向血管腔,轻微地对抗了毛细血管内压力;在厚侧,表面张力的合力指向肺泡腔,使该区间质的静水压负值更大,有利于液体优先进入肺泡隔的厚侧。

(2) 抗肺水肿的安全因素:①淋巴引流:当肺毛细血管壁通透性增加或滤过力量增大时,淋巴管液体流量和蛋白质流量代偿性增加,防止肺间质内液体过量积蓄。肺淋巴回流是肺内最重要的抗水肿安全因素。②微血管屏障与肺上皮屏障:肺毛细血管对水及蛋白质的低通透能力是抗肺水肿的第一道防线,而肺泡上皮的通透性更低,是防止液体蛋白质进入肺泡腔的最后一道防线。③肺表面活性物质:在肺泡隔厚侧,肺泡表面张力的合力指向肺泡中心,容易吸引液体滤出到肺泡。肺表面活性物质降低表面张力,可对抗液体滤出。④血浆胶体渗透压:血浆胶体渗透压可促进液体的重吸收入血管。⑤滤过平衡力改变:如因毛细血管内压增高而滤过增多,可使组织液内蛋白质稀释,胶体渗透压下降,同时也使组织静水压增高,因而有效滤过压下降。

三、肺循环的调节

1. **神经调节**　交感神经兴奋可使肺血管收缩,迷走神经对肺血管有舒张作用。在整体情况下,交感神经兴奋时因体循环的血管收缩,将一部分血液挤入肺循环,可使肺循环内血容量增加。

2. **肺泡气的氧分压**　低氧时,体循环血管舒张,而肺循环血管收缩。急性或慢性的低氧都能使肺部血管收缩,血流阻力增大,称为低氧性肺血管收缩反应。低氧性肺血管收缩反应只有当肺泡气氧分压低于 60mmHg 时才会发生,而使肺血管内血液的氧分压降低并引起肺血管收缩。肺泡气氧分压降低所致肺血管收缩具有一定的生理意义。当一部分肺泡因通气不足而氧分压降低时,这些肺泡周围的血管收缩,血流减少,可使较多的血液流经通气充足,肺泡气氧分压高的肺泡,有利于肺内的气体交换。当吸入气氧分压过低时,可引起肺循环微动脉广泛收缩,使肺动脉压显著升高。长期居住在高原地区的人,常可因低氧所致肺动脉高压,右心室负荷加重而导致右心室肥厚。

3. **血管活性物质**　肾上腺素、去甲肾上腺素、血管紧张素 Ⅱ、血栓烷 A_2、前列腺素 $F_{2\alpha}$ 等能使肺循环的微动脉收缩。组胺、5-羟色胺能使肺循环的微静脉收缩。如前述,局部体液因素如 NO 则可舒张肺血管、增加局部血流量。因此,肺血管扩张可以作为治疗肺动脉高压或慢性阻塞性肺疾病的策略。

临床上肺动脉收缩压>40mmHg(相当于多普勒超声检查三尖瓣血液反流速度>3.0m/s)称为肺动脉高压(pulmonary hypertension)。肺动脉高压是在多种疾病过程中出现的病理生理过程。轻度的肺动脉高压不引起任何代谢或功能障碍,严重的肺动脉高压可累及心肺,从而间接影响全身。支气管-肺组织疾病以及肺血管-心脏疾病是导致肺动脉高压的常见原因,其呼吸生理病理变化的主要特点是肺血流绝对或相对减少,生理无效腔增加,弥散量降低。肺动脉高压的治疗除病因学治疗外,氧疗和纠正酸碱紊乱等可减轻肺血管收缩。此外,还可以采用抗凝以及使用扩张血管药物以降低肺动脉压力。

四、麻醉手术对肺循环的影响

围麻醉期对肺循环的影响因素包括体位、麻醉药物及麻醉方式和手术操作。

(一) 体位

肺循环是低压循环,侧卧位时两侧胸部将存在一定的静水压差。尽管在不同方向的侧卧位时因重力作用引起的心脏移位程度不同,但一般而言,大部分位于下侧的肺低于心房水平,而上侧的肺高于心房水平,故上侧的肺处于相对低灌注状态,而下侧肺则处于相对高灌注状态。俯卧位时肺血液灌注和肺血管阻力均增高,肺动脉楔压无明显变化。

(二) 麻醉药物和方式对肺循环的影响

静脉麻醉药物对肺循环并无显著性影响。动物实验也显示,静脉麻醉药物对张力正常的离体肺动脉环无直接作用。此外,静脉麻醉药对先天性心脏病合并肺动脉高压患者的肺循环阻力亦无显著性的影响。

在高动力性的脓毒症大鼠模型中观测到,硬膜外麻醉能够减轻由缓激肽所介导的肺血管收缩,降低肺循环阻力,预防肺水肿的发生。

全身麻醉过程中正压机械通气使肺泡内压升高,萎陷的肺泡复张,抑制毛细血管渗漏,减轻肺泡及间质充血水肿,改善了肺的顺应性。

麻醉诱导期药物强烈刺激、气管插管困难、术中神经牵拉反应等原因可导致围麻醉期呼吸道痉挛梗阻。急性上呼吸道梗阻时,机体缺氧,用力吸气造成胸膜腔负压增加,促进血管内液进入肺组织间隙。又因缺氧和交感神经活性极度亢进,可导致肺小动脉痉挛性收缩,肺小静脉收缩,肺毛细血管通透性增加,导致肺水肿。

围术期使用硝酸甘油、硝普钠等血管扩张剂对多数肺动脉高压的即时降压有效,但可引起体循环阻力下降。一氧化氮(NO)即血管内皮舒张因子,主要由血管内皮细胞产生,具有极强的亲脂性,易透过细胞膜激活鸟苷酸活化酶使 cGMP 升高,从而使肺血管扩张肺动脉压下降。NO 半衰期短易被血红蛋白灭活,故吸入 NO 后只扩张肺血管而对体循环无影响。

病例 3-1

患者,男性,30 岁。因"急性阑尾炎"在椎管内麻醉下行"阑尾切除术"。术中牵拉阑尾时患者诉疼痛,给予芬太尼、咪达唑仑静脉注射。患者入睡后自主呼吸减慢减弱,脉搏血氧饱和度(SpO_2)迅速下降,口唇发绀。诊断:低氧性缺氧。

问题:

1. 该患者出现低氧性缺氧的诱发原因是什么?

2. 根据所学的生理知识,推测该患者血氧将发生哪些变化?

3. 根据所学的生理知识,应该对该患者进行哪些处理?

病例 3-2

患者,男性,50 岁。诊断为"急性胆囊炎",全身麻醉行腹腔腔镜下胆囊切除术,建立 CO_2 气腹约 20 分钟,患者血压升至 158/92mmHg,心率升至 113 次/分,血气分析提示 $PaCO_2$ 58mmHg,经调整呼吸参数及麻醉深度后血压、心率逐渐降至正常范围。

问题:

1. 请分析该患者 $PaCO_2$ 升高的原因?

2. 围术期还有哪些原因可能导致 $PaCO_2$ 升高?

3. 请分析 $PaCO_2$ 升高对循环系统的影响。

(管茶香　闵苏)

麻醉与手术过程中,循环系统的变化最为常见,许多麻醉方法和麻醉药物对循环功能均有不同程度的影响。熟悉循环系统功能的正常生理活动及其调控机制,对掌握麻醉与手术对机体的影响、麻醉的安全实施、心血管监测数据的分析及危重患者的救治,均具有重要的意义。

第一节 心脏的电活动

心肌细胞按其结构和功能特点,可分为两大类:一类专司收缩和舒张功能的普通心肌细胞,包括心房肌和心室肌,称为工作细胞。这类细胞缺乏自律性,也称非自律细胞,但能接受外来刺激而产生和传导兴奋。另一类是一些特殊分化了的心肌细胞,构成心脏内特殊传导系统,包括窦房结、房室交界、房室束(希氏束)及其分支和浦肯野纤维,大多具有自律性,称为自律细胞,但因其肌浆中肌原纤维甚少或完全缺乏,故无收缩性,其主要功能是产生和传播兴奋。心脏的电活动异常将引起心律失常。

一、心肌细胞的生物电活动

心肌细胞的生物电活动有安静时的静息电位和兴奋时的动作电位两种表现形式。不同类型的心肌细胞的静息电位和动作电位差异较大,从而具有不同的电生理特性。

(一) 静息电位

静息状态下存在于细胞膜内外两侧的电位差称静息电位(resting potential)。正常人心室肌细胞的静息电位约为-90mV。静息电位的产生主要与细胞内 K^+ 外流所形成的 K^+ 平衡电位(E_k)有关。在心室肌细胞,参与静息电位形成的 K^+ 通道主要为 I_{K1} 通道。细胞外与细胞内 K^+ 浓度的比值是决定静息电位大小的主要因素。高血钾时,由于膜两侧 K^+ 浓度梯度减小而使 K^+ 外流减少,静息电位绝对值降低,发生除极化。低血钾时,由于细胞膜 I_{K1} 通道对 K^+ 的通透性降低,细胞内 K^+ 外流也减少,发生除极化。乙酰胆碱通过激活 I_{KAch} 通道提高膜对 K^+ 的通透性,有利于 K^+ 外流,静息电位增大。

(二) 动作电位

心肌细胞兴奋过程中产生的并能传播出去的电位变化称为动作电位(action potential)。以心室肌细胞为例,心肌细胞动作电位可分为 5 个时期:0 期、1 期、2 期、3 期、4 期(图 4-1)。

当心室肌细胞受刺激使膜内电位由-90mV 除极至阈电位(约-70mV)时,膜 Na^+ 通道大量开放,Na^+ 的通透性剧增,Na^+ 快速涌入细胞,使膜内电位升高至动作电位顶点(+30mV),快钠通道关闭,完成 0 期。在 0 期除极过程中,一方面 I_{K1} 通道因除极化而关闭;另一方面 L 型 Ca^{2+}

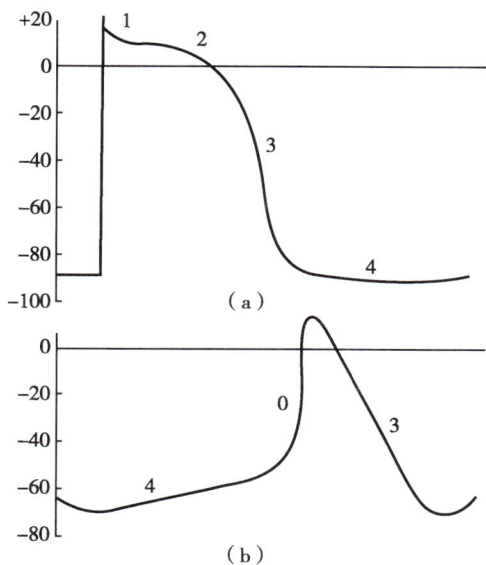

图 4-1　心肌细胞动作电位（mV）

a 为心室肌细胞；b 为窦房结细胞（扫描速度为 a 的一半）

通道和 I_K 通道于除极至 -40mV、I_{to} 通道于除极至 -20mV 先后开始激活，但因 I_{to} 通道激活的速度 > L 型 Ca^{2+} 通道 > I_K 通道，首先呈现 I_{to} 通道开放，K^+ 外流，使膜电位快速复极到 0mV 左右（1 期）。进而 L 型 Ca^{2+} 通道开放和 I_K 通道开放，Ca^{2+} 内流与 K^+ 外流相互平衡，膜电位持续维持在 0mV 左右（2 期，又称平台期）。因 L 型 Ca^{2+} 通道的激活慢、失活慢，故 L 型 Ca^{2+} 电流（I_{Ca-L}）起始慢、持续时间长，主要参与平台的发生。维拉帕米可阻断 L 型 Ca^{2+} 通道，可使平台期缩短。此后，由于 L 型 Ca^{2+} 通道逐渐关闭和 I_K 通道的逐渐开放增强，平台期终止，动作电位进入复极 3 期。随着膜电位的进一步复极，I_{K1} 通道开放，K^+ 外流完成复极化。最后，通过心肌细胞膜上 Na^+-K^+ 泵和 Na^+-Ca^{2+} 交换作用，使内流的 Na^+、Ca^{2+} 排出，并回收外流的 K^+，恢复正常的离子分布。心室肌细胞动作电位的主要离子机制见表 4-1。

表 4-1　心室肌细胞动作电位

分期	膜电位变化	时程	机制
0 期	$-90 \sim +30mV$	$1 \sim 2ms$	快钠通道开放，Na^+ 内流
1 期	$+30 \sim 0mV$	10ms	快钠通道失活关闭，短暂的外向离子电流（I_{to}）通道开放，主要为 K^+ 外流
2 期	0mV 左右	$100 \sim 150ms$	L 型 Ca^{2+} 通道开放，Ca^{2+} 内流；I_K 通道开放，K^+ 外流，两者相互平衡
3 期	$0 \sim -90mV$	$100 \sim 150ms$	L 型 Ca^{2+} 通道关闭，Ca^{2+} 内流停止；I_K 通道开放，I_{K1} 通道开放，K^+ 外流
4 期	$-90mV$		Na^+-K^+ 泵活动，排 Na^+ 摄 K^+；Na^+-Ca^{2+} 交换，排 Ca^{2+}，恢复正常的离子分布

　　浦肯野细胞的动作电位与心室肌细胞相似，但 4 期膜电位不稳定。在 3 期复极至最大复极电位后逐渐自动除极化。

　　窦房结、房室交界细胞的动作电位的波形和形成机制不同于心室肌细胞，其 0 期除极速度慢、幅度低（一般只上升到 0mV 左右），无明显的 1 期和 2 期（图 4-1）。0 期除极主要由 L 型 Ca^{2+} 通道开放，Ca^{2+} 内流（I_{Ca-L}）引起。3 期复极主要是 K^+ 通道开放、K^+ 外流所致。窦房结细胞 4 期膜电位也不稳定，可自动发生除极化，其 4 期自动除极化速度比浦肯野细胞快。

　　由于窦房结和房室结细胞的 0 期去极化速度慢，称慢反应细胞，其动作电位称慢反应电位；而心室肌、心房肌、浦肯野细胞的 0 期除极速度快，称快反应细胞，其动作电位称快反应电位。

　　心肌细胞动作电位受心交感神经、心迷走神经的调节及高血钾、低血钾等细胞外电解质异常及心肌缺血等多种因素的影响。

二、心肌细胞的电生理特性与心律失常

（一）兴奋性

兴奋性（excitability）是指受到刺激时产生动作电位的能力。兴奋性的高低通常用能引起心肌细胞兴奋的最小刺激强度即阈强度的大小来衡量。阈强度大，表示兴奋性低；反之则兴奋性高。

1. **兴奋性的周期性变化**　在一次兴奋过程中，心肌的兴奋性发生一系列周期性变化，经历了有效不应期（effective refractory period, ERP）、相对不应期、超常期不同阶段（图 4-2）。在有效不应期内任何强度的刺激都不能引起动作电位，在相对不应期和超常期内兴奋性分别低于和高于正常，但在这两期内所产生的动作电位的 0 期除极化幅度和速度均低于正常。慢反应细胞无超常期。心室肌细胞的有效不应期为 200~300 毫秒。就整个心室而言，其有效不应期相当于心电图中 R 波到 T 波尖锋稍前这一段时间。

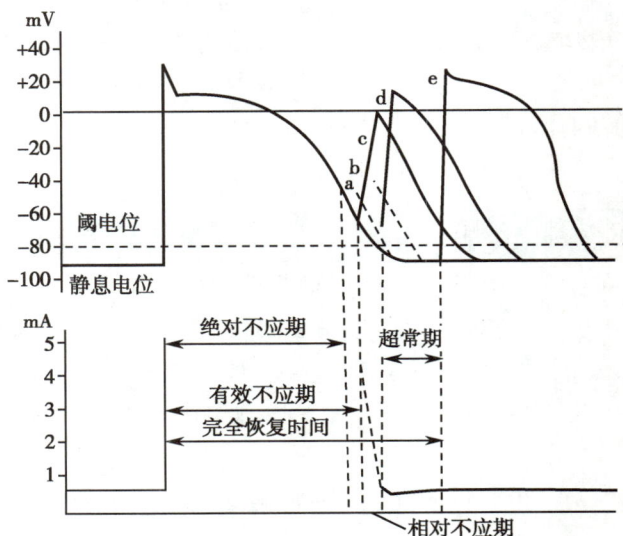

图 4-2　心室肌的不应期和兴奋性的恢复过程

2. **决定兴奋性的因素**　心肌细胞兴奋性的高低主要决定于 Na^+、Ca^{2+} 通道处于何种状态及静息电位与阈电位的差距的大小。Na^+ 通道存在备用、激活和失活三种功能状态。Na^+ 通道从失活状态恢复到备用状态的过程依从于膜电位的复极化程度。在有效不应期，Na^+ 通道处于完全失活或大部分失活状态中，故不能接受任何刺激而爆发动作电位。在相对不应期（复极 -80~-60mV），由于复活的 Na^+ 通道尚少，故需要较强的刺激才能引起兴奋。在超常期（复极 -90~-80mV）内，由于 Na^+ 通道已基本复活，且此时膜电位与阈电位的差距较正常静息状态小，故兴奋性高于正常。乙酰胆碱使静息电位增大（超极化）或奎尼丁等抑制 Na^+ 通道的激活使阈电位负值减小，均可加大两者间的差距而降低兴奋性。心肌缺血时，细胞内 K^+ 外漏而使细胞内 K^+ 降低和细胞外 K^+ 增高，引起心肌细胞除极化。若持续除极化于 -50mV 或更低时，Na^+ 通道均处于失活状态而丧失产生快反应动作电位的能力。因此可以采用高钾的停搏液让心肌除极化至 -50mV，心肌不能产生和传导动作电位，从而处于舒张期停搏状态，达到停搏和心肌保护的目的。

3. 兴奋性与心律失常

（1）兴奋性的不均一性与心律失常：在整个心房或心室中，当相对不应期开始之初有一个短暂的时间，在此期间应用较强的刺激（阈上刺激）容易发生纤维性颤动，称易损期（vulnerable period）。这可能是在兴奋性恢复之初，心肌细胞群之间兴奋性恢复的程度不一，差异较大，使兴奋性、不应期和传导性处于很不均匀一致的电异步状态（electrical asynchrony）。在这种状态下，如果加入一个较强的电刺激，则由于正电极下的复极化作用和负电极下的除极化作用，使心肌细胞电异步状态和电生理差别更加扩大。此时由于兴奋在某些部位易于通过，而在另一些部位则难以通过，较易发生传导延缓和单向阻滞而形成兴奋折返。如果许多微折返同时出现，则可形成纤维性颤动。心房和心室都有易损期。心房的易损期位于 QRS 波末到 ST 段开始后 20 毫秒。心室的易损期在心电图的 T 波升支到达顶峰以前约 30 毫秒的时间内。临床上采取电击复律术治疗心律失常时，常用心电图 R 波触发并经一定时间延迟放出的直流同步电击，使刺激不致落入心室的易损期内，以免引起心室颤动。在某些病理情况下，当期前兴奋出现在心电图的 T 波内时，也易引起心室颤动，称"R 落入 T 现象"（R-on-T phenomenon），相当于刺激落入复极化过程的易损期内，容易诱发心室颤动，应紧急处理。

（2）动作电位时程、有效不应期与心律失常：从 0 期除极化开始到 3 期复极化完毕而恢复静息电位的时间称动作电位时程（action potential duration，APD）。心室肌细胞为 200 ~ 300ms。APD 代表心肌细胞膜电位复极时间，反映膜的复极化速度，主要决定于复极化过程中内向电流和外向电流之间的平衡，也即 Ca^{2+} 通道的失活过程和 K^+ 通道的激活过程。ERP 代表心肌细胞兴奋性恢复过程，反映膜的再除极化能力。快反应细胞和慢反应细胞的 ERP 分别取决于 Na^+ 通道和 Ca^{2+} 通道的复活过程。由于 Na^+ 通道、Ca^{2+} 通道的复活是电位依从性的，因此，膜复极化的快慢可影响 Na^+、Ca^{2+} 通道的复活过程。APD 和 ERP 的长短变化常呈平行关系。APD 延长，ERP 也延长，APD 缩短则 ERP 缩短，但两者延长或缩短的程度可以有所不同。奎尼丁可抑制 Na^+ 通道而延长 ERP，也可抑制 K^+ 外流而延长 APD，但 ERP 的延长大于 APD 的延长，使 ERP/APD 比值增大。利多卡因则使 ERP 和 APD 均缩短，但 ERP 的缩短小于 APD 的缩短，也使 ERP/APD 比值增大，ERP 相对延长。在 APD 内 ERP 的延长或相对延长不仅可以减少期前兴奋引起反应的机会，还能阻断兴奋的折返，具有抗心律失常作用。

（二）自律性

心肌能够在没有外来刺激的条件下自动地发生节律性兴奋的特性，称自律性（autorhythmicity）。自律性的高低用自动兴奋的频率来衡量。心脏内特殊传导系统的各部位中（除结区外）都存在具有自律性的自律细胞，其中以窦房结的自律性最高，它所发出的冲动直接控制整个心脏的电活动，是正常心脏兴奋的起源部位，称正常起搏点，而其他心肌组织的自律性不能显现出来，称潜在起搏点。若潜在起搏点也引起部分或全部心脏搏动，则成为异位起搏点。

1. 自律性的产生 自律细胞动作电位的 4 期膜电位并不稳定，在 3 期复极末达最大值（称最大复极电位）之后，开始自动除极，当除极达阈电位后又可爆发新的动作电位。因此，4 期自动除极是产生自律性的基础。具有自律性的快反应细胞，如希氏束、浦肯野纤维等称为快反应自律细胞，其 4 期自动除极主要是由于 I_f 通道开放而引起内向离子电流（主要是 Na^+ 内流）所致。具有自律性的慢反应细胞，如窦房结、房室交界处的细胞，称慢反应自律细胞。窦房结 4 期自动除极主要是由于 4 期内 K^+ 外流逐渐衰减及 I_f 电流、Ca^{2+} 经 T 型钙通道内流共同作用所致。

2. 影响自律性的因素 自律性的高低决定于 4 期自动除极的速度及最大复极电位与阈电位间的差距，其中以前者最为重要。4 期自动除极速度增快或最大复极电位与阈电位间的差距减小,均可使自律性增高。乙酰胆碱通过激活 I_{KAch} 通道可提高窦房结细胞对 K^+ 的通透性,一方面可抑制 4 期 K^+ 外流的衰减,4 期自动除极减慢;另一方面可使细胞最大复极电位增大,均可降低窦房结细胞自律性。去甲肾上腺素可加强 I_f 电流和 Ca^{2+} 内流,4 期自动除极的速度加快,自律性增高。心脏缺血时浦肯野细胞的最大复极电位降低,可因其自律性增高而产生室性异位节律。

3. 自律性与心律失常

(1) 正常自律性的改变:窦房结是心脏的正常起搏点。当窦房结细胞自律性改变时可引起窦性心动过速(安静时心率大于 100 次/分)、窦性心动过缓(安静时心率低于 60 次/分)及窦性心律失常。此外,潜在起搏点自律性增高也可引起心律失常。

(2) 异常自律性:正常情况下心室肌、心房肌细胞无自律性,但当膜内电位由正常水平升至 $-60 \sim -50mV$ 时,可发生 4 期自动除极而表现出自律性,这种现象称为异常自律性。异常自律性的高低可随膜电位除极化的幅度加大而增高。异常自律性的 4 期自动除极时,由膜电位降低(除极化)导致的 Ca^{2+} 内流的激活和 K^+ 外流的衰减所致。浦肯野细胞也存在异常自律性。

(3) 触发活动:触发活动(trigger activity)由后除极引起。后除极(after depolarization)是指在动作电位复极化过程中或复极化完毕后出现的膜电位振荡,若除极达到阈电位即可产生单个或一连串的动作电位,即触发性活动(图 4-3)。触发性活动不同于正常的自律活动,必须由一个动作电位触发,并非由其本身的自动除极化所致,不可能自发地产生。当后除极发生于动作电位复极化过程中,即复极化 2 期和 3 期,称早期后除极(early afterdepolarization,EAD)。发生于动作电位复极完毕后的 4 期称为延迟后除极(delayed afterdepolarization,DAD)。缺氧、高二氧化碳血症和儿茶酚胺等因素可诱发 EAD。EAD 的离子机制尚未阐明。洋地黄、儿茶酚胺、缺氧等因素可诱发 DAD。这些因素均可引起细胞内 Ca^{2+} 浓度升高而激活一过性内向离子流,引起 DAD。

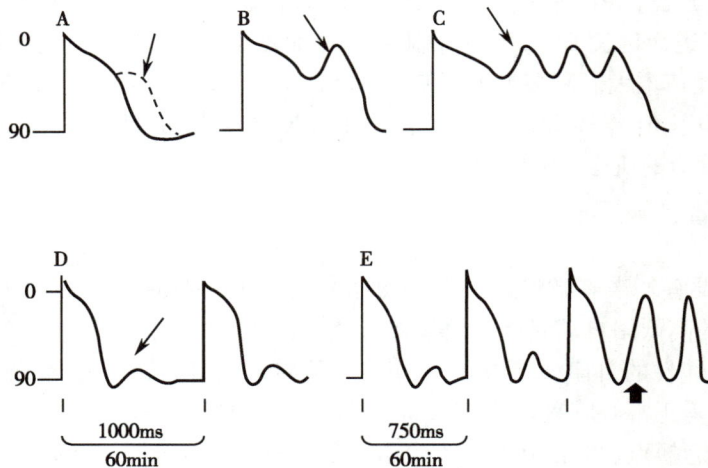

图 4-3 几种类型的后除极现象

A 图为一次无效的早期后除极;B 图为一次触发的早期后除极;C 图为一串触发的早期后除极;D 图示延迟后除极;E 图示后除极达阈电位产生触发性异位激动

(三) 传导性

心肌细胞具有传导兴奋的能力,称传导性(conductivity)。传导性的高低用兴奋的传导速度来衡量。

1. 兴奋在心脏内的传导途径 正常情况下,窦房结产生的兴奋,经心房肌传至房室交界,进而经房室束及左右束支传到浦肯野纤维网,最终传到心室肌,产生有序和协调的兴奋和收缩。整个心内传导时间约为0.22秒,其中心房内、心室内传导各0.06秒,房室交界内传导0.1秒。房室交界内兴奋传导慢,延搁时间长,可使心房兴奋和收缩先于心室,有利于心室的血液充盈;同时该处传导慢,也容易发生传导阻滞。由于房室交界的细胞为慢反应细胞,其有效不应期长。当心房传来快速兴奋(如室上性心动过速、心房纤颤、心房扑动时)时,房室交界较长的不应期可阻断部分下传的兴奋,是保护心室免受过快波动的天然屏障,对心室节律有保护作用。心室内浦肯野纤维网的兴奋首先到达乳头肌,再传遍整个心室,使乳头肌的收缩先于室壁收缩,可防止房室瓣反流。兴奋在心房和心室内传导快,有利于兴奋迅速传至所有的心房肌细胞或心室肌细胞,使心房肌或心室肌几乎同步发生收缩,产生较好的射血效果。

在心室浦肯野纤维网的远端,兴奋时APD和ERP时程最长,一方面它可阻止过早的激动传至心室,另一方面也可防止心室肌的兴奋向浦肯野纤维逆向传导,这被称为浦肯野纤维的闸门机制(gating mechanism)。

2. 影响传导性的因素　兴奋的传导是细胞膜依次兴奋的过程,它是由已兴奋部位与邻近未兴奋部位之间的电位差而引起的局部电流刺激了邻近未兴奋部位的结果。动作电位的0期除极化是形成局部电流的动力。0期除极化的速度和幅度越大,局部电流的形成越快,强度越大,则传导越快。此外,细胞的直径可影响细胞内电阻而影响局部电流的向前流动。细胞直径越大,细胞内电阻越小,传导越快。由于兴奋前膜电位水平可影响 Na^+ 通道的性状,当静息电位减少时 Na^+ 通道将逐步失活,动作电位0期除极的速度和幅度均将降低而发生传导减慢。此外,静息电位(或最大复极电位)与阈电位差距的大小可改变邻近未兴奋膜的兴奋性,也可影响传导速度。

3. 传导性与心律失常　传导性降低可由于传导阻滞或兴奋折返而形成心律失常。

(1) 传导阻滞:传导阻滞(conduction block)按其程度不同可分为传导减慢和传导中断。下列因素可引起传导阻滞:①膜电位降低。兴奋前膜电位降低,可使 Na^+ 通道失活而影响0期除极的速度和幅度,传导减慢。若心肌组织膜电位降低程度不一,在兴奋传导过程中因前方组织的膜电位越来越低,0期除极的速度和幅度逐渐减慢,则传导速度越来越慢,形成递减性传导(decremental conduction)。②不应期传导。心肌组织在有效不应期内不能产生扩布性兴奋和传导,在相对不应期内则兴奋的传导减慢。因此,如果提前传来的兴奋落在前一次兴奋的有效不应期或相对不应期内,就可引起传导中断(落在有效不应期)或减慢(落在相对不应期)。③不均匀传导。若心肌细胞间的传导性不同,则可使兴奋的传导不均匀而失同步性,称为不均匀传导(inhomogeneous conduction)。不均匀传导所形成的失同步兴奋对前方静息部位的刺激作用减弱,可使兴奋传导减慢或终止,形成阻滞。生理情况下房室交界区内的传导纤维粗细不匀,分支散漫,不同纤维的传导性能互不一致,故此区在病理条件下容易发生不均匀传导而引起房室传导阻滞。这些由电生理的变化所引起的传导阻滞为功能性的,而纤维化或瘢痕的形成则可引起永久性的传导阻滞。

(2) 兴奋折返:某处传出的兴奋沿一条途径传出,又从另一条途径折返回原处,使该处再次兴奋,称折返(reentry)。折返的形成有三个基本条件:①有一折返通路;②折返通路中存在单向阻滞(unidirectional block);③折返通路的传导减慢或不应期缩短。这样当兴奋沿折返通路返回时,原兴奋部位已脱离不应期才能发生再次兴奋(图4-4)。此外,邻近心肌细胞ERP长短不一也会导致折返。如图4-4所示,若AC支ERP延长,兴奋到达落在ERP内不能下传,但可通过AB支下传,而后逆行的冲动因ERP已过而折回AB处,形成折返。若AC支ERP缩短,则一个期前兴奋在AB支遇到正常ERP而不能通过,却可经AC支下传,经BA支折回AC支形成折返。因此,凡能延长不应期、抑制传导(变单向阻滞为双向阻滞)或增快传导(消除单向阻滞)及促进邻近细胞ERP从不均一趋向于均一的因素,都可打断折返。

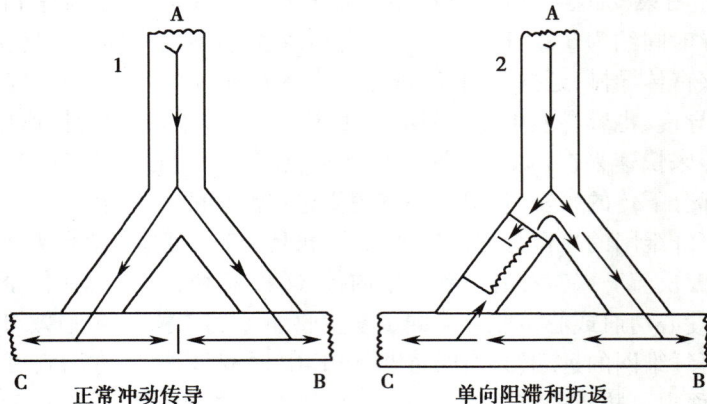

图 4-4　浦肯野纤维末梢正常冲动传导、单向阻滞和折返

折返是引起心室颤动的主要机制。心脏电击复律是通过给予心脏外源性电击使绝大部分心肌瞬间同时除极,然后让自律性最高的窦房结重新控制心脏的节律,达到除颤电击复律的目的。因此,对于窦房结本身病变,心脏电击复律难以恢复正常窦性心律。

三、麻醉与心律失常

麻醉手术中心律失常相当常见。采用连续心电图监测发现,麻醉期间的心律失常发生率可达 60% 以上,而心脏手术时心律失常的检出率可高达 90% ~ 100%。严重心律失常处理不当将威胁患者生命,因此,熟知麻醉期间发生心律失常的原因,加强预防,及时处理,可有效提高麻醉的安全性。

(一) 自主神经平衡失调

自主神经平衡失调是麻醉期间发生心律失常的常见原因之一。术前恐惧和焦虑、手术创伤的应激反应、麻醉操作(如气管内插管)、缺氧和二氧化碳蓄积均可引起交感神经兴奋,诱发心律失常。交感神经过度兴奋,肾上腺素能神经末梢去甲肾上腺素增多和肾上腺髓质分泌的儿茶酚胺增多,作用于心肌 β 受体,提高窦房结和浦肯野细胞 4 期自动除极速度,使其自律性增加,导致窦性心动过速和异位节律。儿茶酚胺还可诱发早期后除极和延迟后除极引起自律型心律失常。迷走神经兴奋可降低窦房结自律性、减慢房室传导。胆囊胆总管区的手术刺激、肠系膜牵拉、压迫眼球均可反射性引起迷走兴奋,导致心动过缓。手术麻醉过程中产生自主神经平衡失调的最主要原因是麻醉深度不当(主要是麻醉偏浅)、缺氧、血容量不足。

(二) 电解质紊乱

麻醉手术期间因电解质紊乱导致心律失常最多见的是血钾浓度的变化。高钾血症使细胞膜 I_{K1} 通道通透性增高,复极加快,2 期和 3 期缩短,导致动作电位时程和不应期缩短。传导减慢和不应期缩短有利于兴奋折返形成,引起包括心室颤动在内的各种折返型心律失常。由于窦房结细胞缺乏 I_{K1} 通道,对高血钾不敏感。高血钾时浦肯野细胞对钾的通透性增高,4 期自动除极速度慢,自律性降低,因此,高血钾时可因传导严重受阻,和潜在起搏点自律性降低,可使心室停搏于舒张期。低钾血症时由于 I_{K1} 通道通透性降低引起静息电位减小,4 期自动除极加快。静息电位减小导致传导减慢;4 期自动除极加速导致自律性增高,可引起异位节律。低钾血症时有效不应期缩短,加之传导减慢也可产生兴奋折返。

Na^+在体液中的主要作用是维持细胞内外的渗透压平衡。但是,如血Na^+改变过大,超过其总量的10%时,亦可导致心律失常。细胞外血Na^+降低时可使心肌应激性降低,传导减慢,导致心动过缓甚至心脏停搏。

细胞外Mg^{2+}对Na^+内流、Ca^{2+}内流和I_f通道均有抑制作用,并可激活Na^+-K^+泵。细胞外Mg^{2+}减少时,潜在起搏点的兴奋性和自律性增加;Na^+-K^+泵功能减低,细胞内缺钾,易发生心律失常。当高血Mg^{2+}时,则可抑制窦房结功能,减慢房室和室内传导,可出现心动过缓和传导阻滞。

(三) 麻醉用药

麻醉用药对心脏电活动的影响可通过直接作用于心肌细胞及通过神经体液因素间接影响心肌。

局麻药利多卡因可阻滞钠通道,降低动作电位0期上升速率,减慢快反应细胞的传导。当超剂量使用局麻药或者过量局麻药直接注入血液循环使血药浓度骤然升高,可引起心率减慢甚至停搏。临床观察发现布比卡因、利多卡因能引起心电改变,其心电图特征主要表现为心肌缺血样改变或长QT间期,继而发生室性心动过速和心室颤动。

静脉麻醉药氯胺酮可直接抑制窦房结的起搏功能,但又可兴奋交感神经,提高循环中儿茶酚胺水平,而呈现心血管兴奋效应,临床多表现为心率增快。γ-羟丁酸钠则可使副交感神经元活动亢进,导致心率减慢。

吸入麻醉药物氟烷、恩氟烷、异氟烷可抑制窦房结自律性,而对于房室结仅表现为延长传导时间,增加不应期。氟烷、恩氟烷、异氟烷、七氟烷和地氟烷,若作为麻醉的唯一用药,已证实对复极有直接影响,从而延长健康人群的QT间期。氟烷可使心肌细胞阈电位上移,最大复极电位增大,4期自动除极速度减慢而致心动过缓。氟烷也可抑制房室传导及心室内传导。吸入麻醉药还可通过增加心肌对儿茶酚胺的敏感性,降低肾上腺素致心律失常作用的阈值而间接诱发心律失常的发生,其作用强弱程度依次为:氟烷>恩氟烷>七氟烷>异氟烷=地氟烷。据报道,清醒状态下肾上腺素激发犬心律失常的剂量为36μg/kg,但在氟烷浅麻醉时仅需4.6μg/kg。恩氟烷对心脏电生理特性的影响远较氟烷为轻,临床麻醉时心律失常发生较少。恩氟烷麻醉下,肾上腺素引起室性早搏的阈剂量约为氟烷麻醉时的5倍。而异氟烷、七氟烷对心律的影响更轻微。

小剂量肌松药琥珀胆碱可兴奋交感神经节的N受体和交感神经纤维,引起儿茶酚胺类释放,导致心动过速。大剂量琥珀胆碱则主要兴奋心脏胆碱受体引起心动过缓甚至窦性停搏。琥珀胆碱还可促进肌肉细胞释放K^+引起高血钾,而出现心律失常。

此外,术中急性心肌供血不足、缺氧、低温、洋地黄等药物及手术刺激心脏均可诱发心律失常。

第二节 心脏的泵血功能

心脏的收缩是血液循环的动力,在心脏和血管中瓣膜的配合下,通过心脏周期性地舒缩和射血,使血液不断向前流动,完成血液循环。因此,心脏射血的多少是心脏泵血功能评价的基本指标。

一、心输出量及其影响因素

(一) 心输出量

一侧心室每分钟射出的血液量称每分心输出量(简称心输出量,cardiac output)。心输出量是衡量心脏泵血功能的重要指标。心输出量的多少取决于每次一侧心室射出的血量（每搏量）与心率的乘积。正常成人在安静状态下约为 5L/min。由于体循环与肺循环相互串联，左右两室心输出量基本相等，但支气管循环有极少量血液直接进入肺静脉，心脏最小静脉也有部分血液直接流入心室，故左心室输出量较右心室输出量略多 1% ~ 2%。通常该差异略而不计。

正常人心输出量与机体代谢水平相适应。成年人剧烈运动时，心输出量可高达 25 ~ 35L/min，某些情况下可降至 2.5L/min。心输出量随机体代谢需要而增加的能力称心力储备（cardiac reserve）或泵功能储备，可反映心脏泵血功能对代谢的适应能力。某些心脏病患者静息时心输出量可以正常，但机体活动或代谢增高时，则可因心力储备不足而出现循环障碍的表现。由于心输出量与代谢相适应，而代谢率则与体表面积成正比，因此，以每平方米体表面积计算心输出量来衡量心脏功能更为确切，称心指数。一般身材的成人体表面积为 1.6 ~ 1.7m²，安静空腹时心输出量为 5 ~ 6L/min，心指数为 3.0 ~ 3.5L/(min·m²)。心指数可用于不同个体间心脏功能的分析比较。

（二）影响心输出量的因素

心输出量为每搏输出量与心率的乘积。凡影响每搏输出量（stroke volume）和（或）心率的因素都可改变心输出量。

1. 前负荷 心肌收缩前所负载的负荷称前负荷（preload），它决定心肌收缩前的长度（初长）。在完整心脏，心室舒张末期容积是反映心室前负荷的良好指标。由于压力的测定比容积的测定更为方便、精确，且心室舒张末期容积与压力又有一定的相关，故实际工作中常用心室舒张末期压力来反映前负荷，但此法只有在心室内容积与压力变化呈直线相关时才可靠。实际上，两者之间的关系是呈曲线性的（图 4-5），并受心室顺应性的影响。心肌结构改变（如纤维化、水肿、肥大等）和心包疾患可使心室顺应性降低，此时心室容量的轻微增加，心室舒张末期压力则显著增高。在手术过程中，心肌缺血、右心室衰竭引起室间隔移位以及正性肌力药物都可导致心室顺应性的快速变化。因此，心室舒张末期压的变化有时不能准确反映心室舒张末期容积的变化。一般情况下，左心室舒张末期压力大于 5 ~ 12mmHg、右心室舒张末期压力大于 10mmHg，应视为异常。临床工作中，直接测定左心室舒张末期压力困难，常用其他方法间接估测。例如，自颈内静脉插入 Swan-Ganz 导管，再经上腔静脉、右心房、右心室、肺动脉

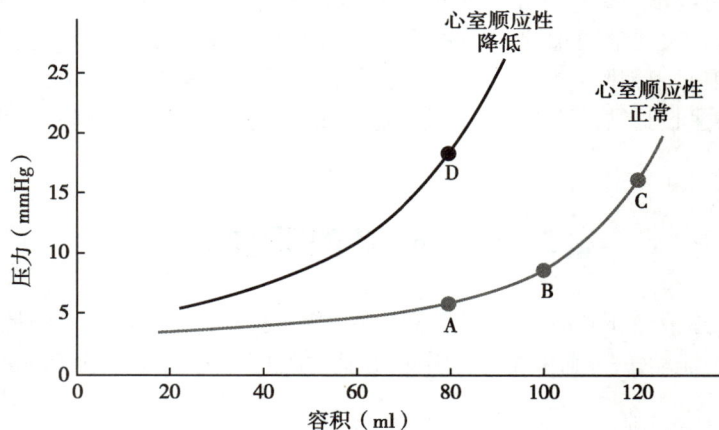

图 4-5 左心室顺应性改变对心室压力-容积曲线的影响

注：正常时心室压力-容积关系呈曲线状：与起始段（A 点到 B 点）比较，后端曲线（B 点到 C 点）同等程度前负荷（如舒张末期容积）的改变可以导致显著左室舒张末期压力的改变。当心室顺应性降低时，心室充盈压的升高（从 A 点到 D 点）并不一定反映心室舒张末期容积的增加

及其分支所测得的肺毛细血管楔压(pulmonary capillary wedge pressure,PCWP)可反映肺毛细血管的压力,正常值为 5～12mmHg。由于肺静脉和左心房间没有瓣膜,插入的导管通过肺毛细血管、肺静脉与左心房相通,故测得 PCWP 可间接了解心房压力,但此时肺泡压不能大于左心房压力,否则所测得的 PCWP 仅反映肺泡压。若二尖瓣正常,当二尖瓣开放时,测量的PCWP 通过左心房压力可较好地反映左心室舒张末期压力。还要指出的是,有时 PCWP 与肺毛细血管压相互替换,但两者并不完全相同。由于血液是从肺毛细血管经肺静脉流入左心房,因此,肺毛细血管压略高于 PCWP。当肺静脉压力增高时,肺毛细血管压将显著高于 PCWP。右心室舒张末期压力可通过监测中心静脉压(central venous pressure,CVP)来估计,正常值为 4～12cmH$_2$O。还要指出的是,在进行腹腔镜手术时,由于人工气腹使膈肌上抬,将导致胸腔内压力增加和肺容量减少,此时回心血量降低,但中心静脉压和 PCWP 反因胸腔内压力的增加而增高,故此时的中心静脉压和 PCWP 已不能正确反映心脏的充盈状态和前负荷的大小。

在离体乳头肌实验中观察到,在一定范围内,前负荷增加,心肌初长增加,收缩产生的张力增大,达最适前负荷时,心肌处于最适初长,收缩所产生的张力最大。在完整心脏,若以心室舒张末期容积或压力作为横坐标,以每搏输出量或每搏功作为纵坐标所画出的曲线称心室功能曲线(ventricular function curve,又称 Frank-Starling 曲线)(图 4-6)。从图 4-6 可知,正常人最适前负荷为 12～15mmHg,而通常状态下,左心室舒张末压为 5～6mmHg,这表明正常心室是在功能曲线的升支段工作,通过增加心室舒张末期容积可以提高每搏输出量。这种通过心肌细胞本身初长的改变而引起心肌收缩强度的变化称异长自身调节(heterometric autoregulation)。

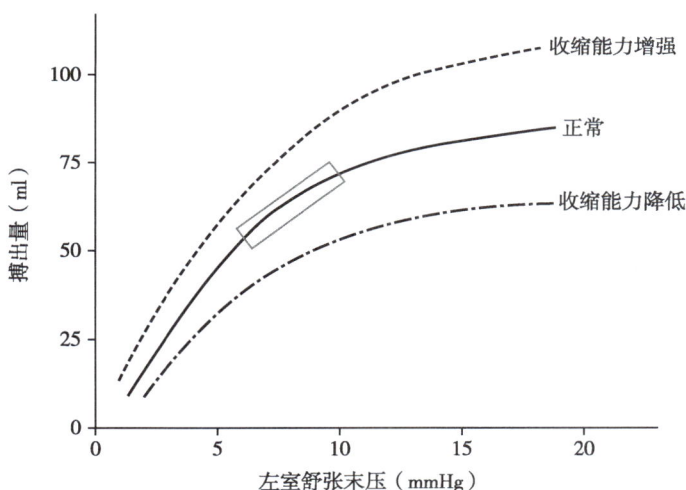

图 4-6　心室功能曲线
注:图中方框表示左室舒张末压的正常变化范围

右心室的泵血功能同样受到前后负荷的影响。研究发现,与左心室相比较,右心室壁比较薄,右心室对肺循环的阻力(后负荷)的变化更敏感,右心室后负荷的轻微升高可引起右心输出量的明显降低。但左心室的后负荷在较大范围内变化时,左心输出量仍可保持不变。另一方面,右心室对前负荷的依赖小于左心室。此外,体循环静脉血流回流到右心的血量受胸膜腔内压的影响,而由肺静脉回到左心的血量不受胸膜腔内压的影响。

异长自身调节在维持每搏输出量与静脉回流量相平衡的调节中起着重要的作用。在安静状态下,健康心脏的心输出量为 5L/min。当静脉回心血量增加时,心脏通过异长自身调节机制可使心输出量增加到 13～15L/min,使每搏输出量与心室舒张末期容积之比值(射血分数)保持恒定。此外,异长自身调节在左右心室之间输出量的平衡协调中也起重要作用

（见后文）。

2. 后负荷 心肌开始收缩时才遇到的负荷或阻力称后负荷（afterload）。后负荷不影响心肌的初长。心室的后负荷为射血时所遇到的阻力。在无主动脉瓣狭窄的条件下，通常以平均动脉压的高低反映后负荷的大小。因动脉血压的高低取决于心脏的射血和外周阻力，当心输出量不变时，平均动脉压与外周阻力成正比。当给予扩血管药物引起外周阻力下降时，若心室射血增多，则平均动脉血压可以不变。因此，以平均动脉血压代表后负荷并不完全可靠，而以外周阻力来代表后负荷则更为合适。外周阻力的计算方法见本章第三节。

当动脉血压升高时，由于心室等容收缩期延长，射血期相应缩短、射血速度减慢，每搏输出量减少。动脉血压降低，则有利于心脏射血。但是，在健康人，动脉血压于 80～170mmHg 范围内变化时心输出量并无明显改变，只有当动脉血压升高到 170mmHg 以上时，心输出量才开始下降。这与体内的多种调节机制有关。当动脉血压增高时，一方面由于左心室搏出量减少，残余血量增多，而此时由于肺血管床顺应性很大，右心室几乎

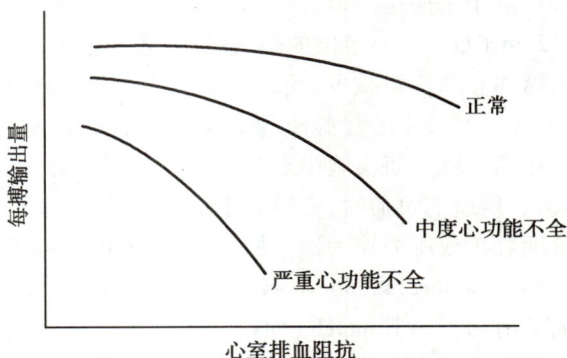

图 4-7 心室排血阻抗与每搏输出量的关系

并不因左心室搏出量的减少而增大后负荷，仍能正常泵血，使左心室舒张末期容积增加，通过异长自身调节作用，维持左心室正常心输出量；另一方面，后负荷增大也可使心肌收缩能力增加，以适应动脉血压的增高。值得指出的是，尽管心功能正常时一定范围内的后负荷增大，每搏输出量变化小，但中度心功能不全时，后负荷增大即可引起较显著的每搏输出量降低（图 4-7）。这表明左心室功能障碍时，后负荷成为影响心脏工作性能的一项重要决定因素。心输出量下降时，通过神经或（和）体液因素的作用使血管收缩，可维持一定的动脉血压，但也引起后负荷增高，使心输出量进一步减少，造成恶性循环，此时若采用扩血管药物以适当降低后负荷，可提高心输出量而取得良好的疗效，这是心力衰竭时扩血管疗法的生理基础。

3. 心肌收缩能力 心肌收缩能力（myocardial contractility）是指心肌不依赖于前、后负荷而改变其力学活动的一种内在特性。这种与初长度无关而改变心肌收缩性能的调节，称等长调节（homometric autoregulation）。在前、后负荷不变的条件下，由于心肌收缩能力的提高，可使心肌收缩增强，缩短速度增快，室内压上升的幅度和速度增高，心室收缩末期容积减少，射血分数和每搏输出量增大。心肌收缩能力的测量较为困难。在整体心脏中，心室内压上升的最大速率（$+dp/dt_{max}$）是评定心肌收缩能力的常用指标，它对心肌收缩能力的急性变动相当敏感，当心肌收缩能力增大时，$+dp/dt_{max}$ 增大（图 4-8）。后负荷对 $+dp/dt_{max}$ 影响相对较小（因在主动脉瓣开放前室

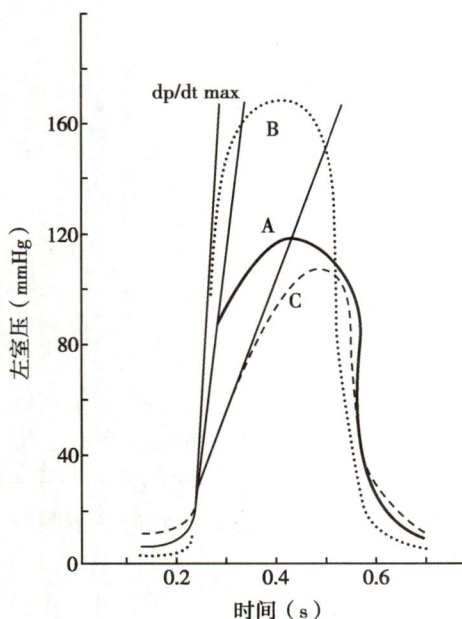

图 4-8 左室压力曲线及 dp/dt max
A. 正常；B. 高动力心脏，如用去甲肾上腺素；C. 低动力心脏，如心衰

内的上升速率即达最大值），但 $+dp/dt_{max}$ 受前负荷的影响，使用时应予注意。射血分数（ejection fraction）是指每搏输出量占心室舒张末期容积量的百分比，可反映心室纤维的缩短程度。由于异长自身调节作用，前负荷变化对射血分数的影响较小，如果后负荷不变，射血分数可用来反映心肌收缩能力的急性变化。

从心肌细胞收缩的内在机制分析，决定收缩强度的关键因素是肌浆内 Ca^{2+} 的浓度；而决定缩短速度的关键因素是横桥 ATP 酶的活性，它控制着横桥将化学能转化为机械能的速率，从而影响心肌收缩速度和幅度。肾上腺素、去甲肾上腺素激活心肌细胞β肾上腺素能受体，通过兴奋性 G 蛋白（G_s）的介导活化腺苷酸环化酶，使 cAMP 生成增多和依赖 cAMP 的蛋白激酶（蛋白激酶 A）活化，引起 L 型钙通道的磷酸化，促进 Ca^{2+} 内流和肌浆网 Ca^{2+} 的释放，提高心肌兴奋后胞质 Ca^{2+} 浓度，增强心肌收缩能力。磷酸二酯酶抑制剂氨力农可抑制 cAMP 的分解，也可提高细胞 cAMP 含量增强心肌收缩能力。洋地黄类药物通过抑制 Na^+-K^+ 泵的活动而抑制 Na^+-Ca^{2+} 交换，使心肌细胞内 Ca^{2+} 增高，心肌收缩增强。钙增敏剂茶碱可提高肌钙蛋白对 Ca^{2+} 亲和性而增加肌钙蛋白对 Ca^{2+} 的利用率，促进心肌收缩。乙酰胆碱激活 M_2 受体，通过抑制性 G 蛋白（G_i）的介导抑制腺苷酸环化酶，使 cAMP 生成减少，抑制心肌收缩。酸中毒时，肌浆中 H^+ 浓度增加，由于 H^+ 可与 Ca^{2+} 竞争肌钙蛋白结合位点，并可提高 Ca^{2+} 与肌浆网的结合力，使心肌兴奋时肌浆网储存 Ca^{2+} 释放减少，均可导致心肌收缩能力降低。甲状腺功能低下患者、老年人、心力衰竭和酸中毒患者的横桥 ATP 酶活性降低，心肌缩短速度减慢。

机体通过增加心肌收缩能力可大幅度地提高每搏输出量，使机体能更好地适应持续、剧烈的循环功能变化。心肌收缩能力降低是心力衰竭发生的主要原因。心肌收缩能力降低时射血分数减低，搏出量减少，心输出量减少。

4. 心室舒张功能 心室的舒张功能是影响心室充盈程度的重要因素。心室的舒张可分为早期的主动舒张和后期的被动舒张两个阶段。在心室收缩结束后随着胞质内 Ca^{2+} 的快速移除引起心肌主动舒张。肾上腺素、去甲肾上腺素可以降低肌钙蛋白对 Ca^{2+} 的亲和力，并促进肌浆网对 Ca^{2+} 的回收，加快胞质内 Ca^{2+} 的快速移除，加速心肌的主动舒张，表现为舒张期内心肌张力和室内压力快速回落而有利于心室的充盈。但洋地黄类药物因抑制 Na^+-K^+ 泵使心肌细胞内 Ca^{2+} 排出减少，心肌舒张减慢。心房的收缩使心室进一步充盈而被动舒张，其被动舒张的程度取决于心室的顺应性（compliance）。心室顺应性通常用心室在单位压力差作用下所引起的容积改变（$\Delta V/\Delta P$）来表示。心力衰竭时肌浆网钙泵表达下调，对 Ca^{2+} 的回收减慢，心室主动舒张障碍，心室内压下降的最大速率（$-dp/dt_{max}$）降低；心肌纤维化及心壁增厚时均可导致心室顺应性降低，使心室充盈减少，心室舒张末期压力增高，心输出量降低，但射血分数正常。心室舒张功能障碍所致心力衰竭约占心力衰竭的30%。

5. 心率 在每搏输出量不变的条件下，心率的加快是提高心输出量的有效因素。但心率过快（如超过 160~180 次/分）会引起心室充盈的时程缩短，每搏输出量明显减少而使心输出量降低。引起心输出量减少的心率增快的临界水平有明显的个体差异。例如，当心率由起搏装置人为控制时，该临界水平为 100~150 次/分；当刺激交感神经增加心率时，可达 170 次/分以上。其差别的原因在于交感刺激不仅能加快心率，也同时增加心肌收缩能力。另一方面，心率过慢（<40 次/分）时心输出量也会降低。因为心率过慢虽使舒张期延长，但因心室充盈过程主要在舒张初期完成（占充盈量70%），加之心包的限制，延长了的舒张期所致的搏出量增大不足以抵偿心率减慢所造成的不利影响。

6. 心室收缩的同步性 在正常心脏，心房的兴奋和收缩在先，心室的兴奋和收缩在后。心室本身的兴奋过程是通过特殊传导系统（希氏束和浦肯野系统）快速传播的，心室肌各个节段按一定顺序、几乎同步地收缩，使室内压迅速增高而发生射血。一旦心室肌各节段不能按照一定顺序协调地进行收缩,则难以产生有效的压力而严重影响心室泵血功能,使每搏输出量减少。室性早搏时,发自心室的兴奋只能借非特异的心室肌较缓慢地传播出去,以致心室各个节段不能敏捷地同步收缩,每搏输出量减少。若发生心室扑动和心室颤动时,整个心室不能同步收缩,心室完全丧失射血能力。肾上腺素、去甲肾上腺素可加速心肌兴奋的传导速度,可使各部分心室肌收缩的同步性增高而有利于心室射血。

7. 瓣膜功能异常　房室瓣狭窄(如二尖瓣狭窄)时,由于心室充盈减少,前负荷降低,搏出量下降。半月瓣狭窄(主动脉瓣或肺动脉瓣狭窄)时,因心室射血后负荷增加,搏出量下降。而瓣膜关闭不全时,由于心室每次收缩均产生反流,即使前负荷、心肌收缩能力及室壁活动均无明显改变,搏出量仍将下降。

(三) 静脉回流与心输出量

静脉回心血量是决定心泵功能的一项重要因素。由心房回到心室血量的多少,则决定于心房与心室之间的压力差。心房压力增高时,有利于心室的充盈而使心输出量增大。心房压力和心输出量之间的关系可用心输出量曲线(Cardiac output curves)表示(图4-9)。正常成人在安静状态时,右心房压力为0mmHg,心输出量为5L/min,当右心房压力为5mmHg时,心输出量可达13L/min。此后右心房压力继续增高则心输出量不再增大。另一方面,右心房压力的变化也可影响静脉回心血量。图4-10表示静脉回心血量与右心房压力之间的关系,称静脉回流曲线(venous return curve)。从静脉回流曲线可知,随着右心房压力的增大,静脉回流量将相应减少。当右房压力为0mmHg时,静脉回心血量为5L/min;当右心房压力约为7mmHg时,静脉回心血量为0L/min。因此,心输出量曲线和静脉回流曲线从不同角度论证了心房压力的作用,前者说明心房压力增高时心输出量增加,后者说明心房压力增高时静脉回心血量减少。但在完整的循环系统中,某一时间内由体循环流回的静脉回心血量必等于心脏的排出量。若将两条曲线画在同一坐标纸上(图4-11),便可综合分析右心房压力、静脉回心血量和心输出量三者之间的相互关系。由图4-11中曲线可以看出,在正常状态下,心输出量曲线和静脉回流曲线相交于A点,该处心房压力为0mmHg,心输出量和静脉回心血量相等,均为5L/min,完全处于平衡状态。当平衡失调时,心脏将发生调整作用。如图4-11所见,当心房压力突然由A点升高到B点时,心输出量将达到C点水平,超过静脉回心血量。但在几次心搏之后,由于心输出量超过静脉回心血量,右心房内血量将减少,压力也降低,可使心输出量逐渐由C点经过D点、E点重新减少至A点,恢复到原来的平衡状态。

发生心力衰竭时,心输出量曲线向右下移位(图4-12)。急性心力衰竭患者,平衡点由正

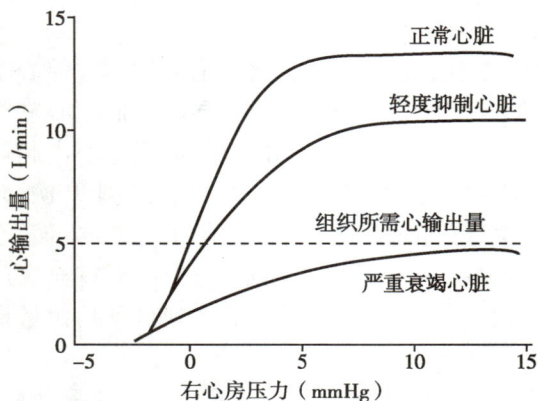

图4-9　心输出量曲线示心输出量与右心房压力的关系

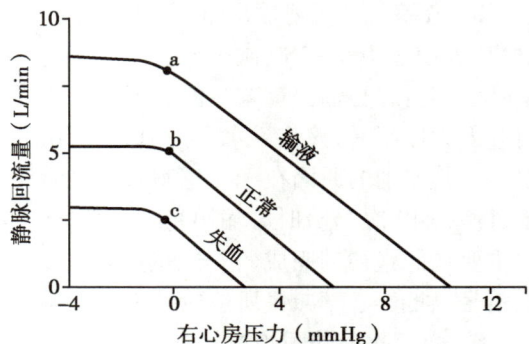

图4-10　静脉回流曲线示静脉回流量与右心房压力的关系

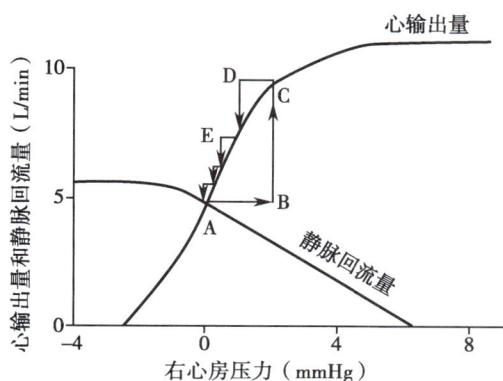

图 4-11 当右心房压力突然升高时,心输出量和静脉回流量的调整过程

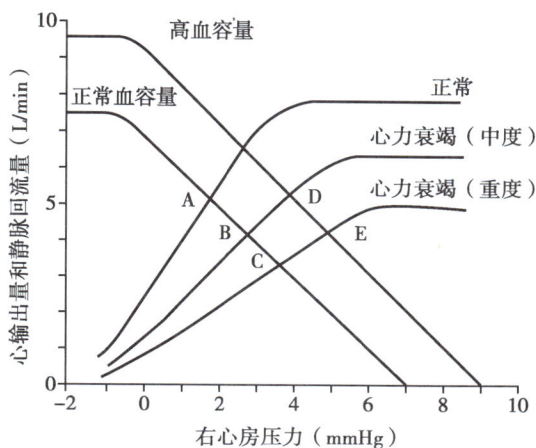

图 4-12 心力衰竭时心房压力与心输出量、静脉回流量的关系

常交点 A 移向降低了的心输出量曲线上的交点 B 和 C,表明此时患者的心输出量减少,同时心房压力和腔静脉压升高。慢性心力衰竭患者,除心输出量曲线向右移位外,由于钠水潴留使血容量增多,引起静脉回流曲线上移。中度心力衰竭时,两曲线相交于 D 点,表示心房压力和静脉压虽有一些升高,心输出量仍能维持正常水平。但在严重心力衰竭时,不但心房压力和静脉压明显升高,心输出量也降低到 E 点水平。因此,应用心输出量曲线和静脉回流曲线能比较全面地解释血容量变化和心力衰竭患者的血流动力学特点,在这些疾患的临床诊断和治疗上,也有一定的实用价值。

正常人 60%~70% 的血液分布在静脉血管。因此,静脉血管张力的变化对于血管容量及心血管系统的充盈程度影响很大。如果静脉血管扩张,血液滞留于静脉系统,则回心血量减少,心输出量随之降低,血压也可下降。

(四) 左右心室输出量的平衡协调

左右心室为相互串联的两个血泵,由肺循环和体循环血管系统连接。在生理情况下,两心室的泵血功能相互依赖、紧密协调,一侧心室的输出量决定另一侧心室的输入量,保持着动态的平衡。正常情况下,两室的每搏输出量并非绝对相同,但经过调整,两室的搏出量可很快取得平衡。若一侧心室输出量在较长的时间内多于或少于对侧心室,即可出现心功能不全的相应表现。例如,若右心室的每搏输出量仅比左心室多1ml,假如心率为 100 次/分时,只要持续 10 分钟,右心室的总射血量即超过左心室1000ml,其结果将造成严重的肺循环淤血、水肿以及体循环的血容量减少,甚至死亡。因此,两心室输出量的平衡协调作用,对维持机体的正常活动具有极其重要的作用。

1. 两室间的串联性相互作用 两心室通过肺循环和体循环串联着。如果一侧心室每搏输出量由于某种原因发生改变时,引起两心室每搏输出量暂时不相等,通过异长自身调节又可重新取得平衡。例如快速静脉输液,右心室的回心血量和前负荷增大,右心室每搏出量增加,则可致进入左心室的血量增多,引起左心室舒张末期容积增大而使左心室排出量增大,恢复左右心室输出量的平衡状态。左心力衰竭时,由于左心室排出量减少所致的肺循环压力和阻力升高,增加右心室后负荷,结果均可使右心室搏出量减少,使左右心室的排出量取得新的平衡。

2. 室间隔的直接相互作用 两室是由室间隔平行分开,一侧心室腔的容积和压力改变,通过跨室间隔压力梯度的改变,必然引起室间隔的移位和形态变化,从而导致对侧心室腔容积和顺应性的改变。室间隔的这种移位作用可以调控两心室的输出量。例如,左心室衰竭时,由于左心室扩张、室间隔向右移位,使右心室腔变小、静脉回流量减少,右心室前负荷降低,右心输出量减少。同理,右心室扩张也可因室间隔凸入左心室而影响左心室功能。

　　3. 心包的作用　　心包是一层弹性较小的膜组织,对心脏的扩张起着生理性限制作用。在生理条件下,心包对心脏的限制作用较弱,只有当心脏容量增大时,心包的限制作用才明显表现出来。动物实验显示,生理范围内的右心室充盈压对左心室舒张期顺应性影响较弱,只有在右心室充盈压较高和容积较大时,该作用才显著,且随着心脏容积的增大而加强。因此,心包可增强心室间的相互作用,有助于左、右心室间输出量保持平衡。如果将心包去除,心室间相互作用将明显削弱,还可因心房压力的升高、房室环扩大,引起房室瓣关闭不全,造成部分血液反流而影响心室射血量,进一步妨碍两心室输出量平衡的调节。

二、心脏泵血功能的神经调节

(一) 心交感神经

　　心交感神经起自脊髓胸段 1～5 节灰质侧角,经白质交通支进入脊柱旁神经链中,节前神经元与节后神经元间的突触联系主要发生在星状神经节。节后交感神经沿血管分布于心脏各部位。心交感神经节前纤维为胆碱能纤维,节后纤维为肾上腺素能纤维。心交感神经兴奋时,其末梢释放的去甲肾上腺素作用于心肌细胞膜上肾上腺素能 β 受体,引起心率加快(正性变时作用)、心肌收缩能力增高(正性变力作用)、房室交界传导速度加快(正性变传导作用),使心输出量大大增加。例如,当静脉回流增多时,若只通过异长自身调节,只能使心输出量增加 2～3 倍,倘若在交感神经的作用下,通过增加心肌收缩能力和心率,可使心输出量增加 8 倍。

　　安静状态下,心交感神经具有紧张性活动,给予 β 受体阻滞剂可致心率减慢、心肌收缩能力减弱和心输出量减少。但 β 受体阻滞剂的抑制效应与心交感神经紧张性的高低有关。正常人安静状态下心交感神经紧张性较低,β 受体阻滞剂的抑制效应较弱,运动或心力衰竭时由于交感神经紧张性增高,β 受体阻滞剂的抑制效应更明显。此外,由于左右心交感神经纤维的分布区不同,分别受刺激时常产生不同的心脏反应。一般来说,右心交感神经主要支配窦房结和心房,兴奋时主要影响心率,对心肌收缩力和心输出量增加的影响不大;左心交感神经主要支配房室交界区和左心室,兴奋时增加心脏泵血功能,对心率影响不大。当右侧星状神经节被阻滞时,心率平均减慢 14 次/分;而左侧阻滞时,心率仅平均减慢 2 次/分。

(二) 心迷走神经

　　心迷走神经起自延髓迷走神经背核和疑核,抵达心脏后与位于心脏本身的节后纤维发生突触联系,支配窦房结、房室交界、房室束及心房肌。心室肌也有少量纤维支配。心迷走神经的节前、节后纤维均为胆碱能纤维。神经末梢释放的乙酰胆碱作用于心肌 M 受体,可引起心率减慢(负性变时作用)、心肌收缩能力降低(负性变力作用)及房室传导减慢(负性变传导作用)。乙酰胆碱还可抑制交感神经末梢释放去甲肾上腺素,可使之减少 30%,通过此间接作用也可使心肌收缩能力降低。

　　两侧心迷走神经对心脏的支配也有差异。右心迷走神经主要支配窦房结,左心迷走神经主要支配房室交界。由于特殊传导系统不同部位对迷走神经的敏感程度不同,轻度刺激迷走神经时主要降低窦房结的起搏频率,强烈刺激迷走神经才会导致房室传导阻滞,并出现室性逸搏心律(心室内传导系统对迷走神经的抑制最不敏感)。左右迷走神经对心肌收缩能力的抑制作用并无差别,这与心交感神经不同。因此,正常生理情况下交感神经系统活动对心肌收缩性的影响最为重要。心迷走神经也存在紧张性活动,且健康人安静状态下以心迷走紧张占优势,应用阿托品阻滞心脏 M 受体后,可使心率明显加快,而交感神经活动的消除常只导致心率稍微减慢。在生理情况下,心迷走神经紧张占优势的现象随年龄的增长而减弱,故阿托品阻滞心脏 M 受体而加快心率的作用在青年人比老年人明显。

(三) 去神经心脏的特性

在心脏移植后,支配心脏的神经被手术切断,此时移植的心脏在受者体内仍然可自动产生节律性兴奋和跳动,存在异长自身调节,当肾上腺儿茶酚胺分泌增多时心率也将增快,心肌收缩力增高。但颈动脉窦、主动脉弓压力感受器受刺激不再引起心率减慢。心脏接受交感神经和迷走神经的紧张性调节,正常人在静息状态下,以迷走紧张占优势。由于缺乏迷走紧张性抑制作用,在静息状态下心率通常快于正常人,为每分钟 95 ~ 115 次。运动时,由于缺乏交感神经,心率增快主要取决于血液中儿茶酚胺的水平,心率增快比正常人要滞后,心率的增快所能达到的峰值也低于正常人。心脏移植后术后数月或数年,部分患者心脏的神经支配可得到部分恢复,运动时心率增快的反应可有部分改善,心肌缺血时可出现典型的心绞痛症状。

在去神经心脏,由于支配心脏的神经被切断,那些本可通过影响自主神经突触传递或通过血压升降而反射性影响心率的药物,如肌肉松弛剂泮库溴铵、抗胆碱能药物(阿托品、格隆溴铵、东莨菪碱)、胆碱酯酶抑制剂(新斯的明、滕喜隆、溴吡斯的明、毒扁豆碱)等影响自主神经突触传递药物、扩血管药硝苯地平、硝普钠及缩血管药去氧肾上腺素等不再影响去神经心脏的心率。

三、麻醉对心输出量的影响

麻醉药物对心输出量的影响较为复杂而又常见。因麻醉药物、麻醉方法、麻醉深度不同对心输出量的影响也有差异,但主要表现为抑制效应。麻醉药物除本身对心肌直接作用外,还可通过作用于自主神经而对心肌发挥间接影响。几乎所有的吸入麻醉药物对心肌功能都有直接抑制作用,其抑制程度从轻到重的顺序为:氧化亚氮<乙醚<氟烯烷<甲氧氟烷<环丙烷<异氟烷<恩氟烷<氟烷。氟烷有轻度的交感神经节阻滞作用,恩氟烷可抑制肾上腺髓质释放儿茶酚胺,两者均可使心输出量降低。吸入麻醉药抑制心肌收缩力与吸入麻醉药的浓度相关,主要是通过影响 L 型 Ca^{2+} 通道减少钙内流,并降低心肌对 Ca^{2+} 的反应性。

除依托咪酯和氯胺酮外,其他静脉全麻药如硫喷托钠、咪达唑仑和丙泊酚均对循环系统有抑制作用,但比吸入麻醉药对循环抑制作用轻。地西泮和咪达唑仑单独使用时每搏量有轻度减少。异丙酚诱导后,每搏量减少 10% ~ 25%,但异丙酚对循环抑制时间短暂。氯胺酮虽然也具有直接的心肌抑制作用,但又可通过中枢性交感神经兴奋,以及由此引起的内源性儿茶酚胺的释放增加,抑制神经末梢摄取去甲肾上腺素,对心脏具有间接兴奋作用,使心率、每搏输出量及每分输出量均有不同程度的升高。但在病情危重、出血性或感染性休克或处于强烈应激反应状态下,心血管功能维持在临界水平或儿茶酚胺已明显耗竭时,氯胺酮则可显示出明显的心功能抑制。

术中维持适当的麻醉深度十分重要。在血容量充足时,如果麻醉深度不足,机体在手术创伤刺激下将处于强烈的应激状态,表现为血压升高、心率增快、心输出量增多;而麻醉过深又将使机体处于心肌收缩无力、血管扩张、心动过缓,心输出量减少,血压显著下降。

此外,麻醉药物及麻醉方法还可通过影响静脉血管的舒缩活动而影响静脉回心血量,间接影响心输出量。例如,硫喷妥钠不仅可直接抑制心肌的收缩能力,还可通过扩张外周静脉来降低静脉回流,进一步加重心输出量的降低。椎管内麻醉时交感神经将受到阻滞,使周围血管扩张,若阻滞范围越广,则扩张血管越多,大量的血液淤积于静脉,回心血量将减少越显著,则心输出量必将相应剧降。若再取头高位,血液滞留于下肢和内脏区更多,回心血量更少,则心输出量减少更明显。据报道,蛛网膜下隙阻滞的阻滞上界在胸3至胸5之间时,患者仰卧位的心输出量平均降低 21.1%,而取头高位时,心输出量平均降低 36.2%。

全麻时常采用机械通气以保持良好的通气,通常选择间歇正压(IPPV)通气,若呼吸频率过快或潮气量过大,可引起胸膜腔内压增高,静脉回心血量减少,使心输出量下降。当选择间歇正压合并呼气末正压通气时,跨肺压和胸膜腔内压升高,静脉回心血量更加减少,心输出量下降更明显。

第三节　血　　压

血压(blood pressure)是指血管内的血液对血管壁的侧压强。血液在流动过程中,由于血流阻力的存在,消耗了能量,自动脉到静脉血管内血压逐渐下降。通常所说的血压,一般指动脉血压。

一、血流动力学和血液流变学的基本概念

研究血液在心血管系统内流动的力学,称血流动力学(hemodynamics),主要研究血压、血流阻力、血流量与血流速度,以及它们之间的相互关系。研究物质流动与变形的科学称为流变学(rheology)。实际上物质的流动和变形是不可分割的,变形是流动的基础,流动是变形在时间上的连续。血液流变学(hemorheology)是研究血液及其成分的流变性质及其变化规律的科学。微循环中血液的正常灌注不仅取决于压力和阻力,也有赖于正常的血液流态,掌握血流动力学和血液流变学的基本知识有助于进一步深刻认识微循环的血流灌注规律。此处主要讨论血流动力学和血液流变学的一些基本概念,关于血压将在后文中详细介绍。

(一)　血流量

1. 流量与流速　血流量是指单位时间内流经血管某一截面的血量,也称容积速度,其单位通常以每分钟的毫升数(或升数)来表示。以整个循环系统而言,单位时间的血流量即心输出量;以某一部分而言,单位时间流经某器官的血流量称器官血流量。血流速度是指单位时间内血液某一质点在血管中流动的距离,即线速度。在不同横截面的管道中,流速(V)、流量(Q)及横截面积(A)之间的关系可用方程式表示为:

$$V = Q/A$$

在血流量恒定的条件下,血流速度将随着横截面积的增大而变小。例如毛细血管的横截面总面积约比主动脉的大 1000 倍,血流速度则应为主动脉的 1/1000。据测定,主动脉的平均线速度为 220~300mm/s,而毛细血管的血流速度约为 0.26mm/s。毛细血管中血流缓慢,有利于和组织液进行物质交换。

2. 层流和湍流　血流在血管内流动的方式分为层流(laminar flow)和湍流(turbulence)两类。层流时液体各质点的流动方向一致,流动中的质点成层,但各层的流速不一,以轴心处血流最快,由轴心向管壁,各层流体的流速依次递减。但当血液流速加快到一定程度后就会发生湍流,此时血液中各质点的流动方向不再一致,并出现旋涡。为保持同样的流量,湍流较层流需更大的压力梯度,因为有相当一部分能量消耗在旋涡的动能上。关于产生湍流的条件,Reynolds 提出一经验公式:

$$Re = VD\rho/\eta$$

式中 V 为液体的平均流速（cm/s），D 为管径（cm），ρ 为液体的密度（g/cm^3），η 为血液黏滞度（泊），Re 为 Reynolds 数，没有单位。一般当 Re 数超过 2000 时，常发生湍流。从上式可知，在血流速度快，血管口径大，血液黏度低等情况下容易产生湍流。

正常人体除了在主、肺动脉中于心室收缩射血期可发生湍流外，周围动脉及静脉中都不会发生湍流，因为随着动脉不断分支，动脉的总截面积增大，血流的线速度 V 相应变小；同时，每一根动脉分支的口径 D 也变小，因此 Re 数也逐渐减小。此外，在正常情况下，心室内也发生湍流，这有利于血液充分混合。在病理情况下，如动脉粥样硬化的斑块造成动脉管腔局部狭窄，当血液通过一段狭窄部再进入宽阔部时，较容易发生湍流。湍流又能促进血小板在局部聚集，进一步加重狭窄。湍流造成的旋涡撞击血管壁，引起管壁的振动，可产生声音。严重贫血患者，由于血液中红细胞减少使血液黏滞度下降，加之贫血时心输出量明显增大，使血流速度加快，可出现功能性心脏杂音。

3. **流速与压强的关系** 伯努利（Bernoulli）定理指出，液体在管道中流动时，单位体积液体的总的液压能即动能（$\rho V^2/2$）、势能（ρgh）和压强（P）三者之总和为一恒量，即

$$\rho V^2/2 + \rho gh + P = 恒量$$

式中 ρ 为密度（g/cm^3），V 为速度（cm/s），g 为重力加速度（980cm/s^2），h 为与参照水平之间的高度差（cm），P 为静水压（N/cm^2）。若管道呈水平位，液体流动时的势能不变，液体的动能将随流速的增大而增大，而液体的压强将相应降低。例如，在主动脉瓣狭窄时，狭窄的瓣口处血流速度急剧升高，动能增高，侧压力相应降低。由于左、右冠状动脉起源于瓣膜小叶的后面，此处于心室射血期中发生侧压力的下降将不利于冠状动脉供血而诱发心绞痛的发作。在心导管测压时，若导管壁的开口方向正对血流，所反映的压力为侧压力和动能之和，称端压，故将大于其侧压。而导管的方向背对血流，则端压低于侧压。正常安静状态下，主动脉血液的动能部分仅占总液压能的 3%，常可忽略。若在测定下腔静脉压和肺动、静脉压时，由于这些部位低压高速，由动能造成的误差则不可忽视。

4. **泊肃叶定律** 泊肃叶（Poiseuille）定律表述了液体在流动时流量 Q 和管道两端的压力差 ΔP、管道几何形状（半径 r 和长度 l）、液体的黏滞度 η 之间的关系，可用下式表示：

$$Q = \pi \Delta P r^4/8l\eta$$

泊肃叶定律指出，单位时间内液体的流量与压力差及管道的半径的 4 次方成正比，与管道的长度及液体的黏滞度成反比。其中以管道的半径对流量的影响最大，在其他因素不变的条件下，血管半径只要缩小 16%，就足以使血流量减少一半。由此可见，小动脉血管的舒缩活动将对局部血流量产生极其有效和灵敏的控制。在临床麻醉过程中，有时为了控制术中失血量和出血速度，提供一个干燥的手术野，常采用血管扩张剂降低外周阻力，达到主动降低动脉血压、减少术中出血的目的，这种方法称为控制性降压（controlled hypotension）。在实施控制性降压时，将平均动脉压降至 55~65mmHg，术中失血量最多可减少 50%。控制性降压时，尽管血压显著下降，但从泊肃叶定律可知，此时只要血管内径扩大，仍可保证组织血流量不变甚至增加。这为安全施行控制性降压提供了依据。

（二）血流阻力

血液在血管内流动时所遇到的阻力称为血流阻力。血流阻力主要有两个来源：血液与管壁之间的摩擦阻力，受血管半径（r）与长度（L）的影响；血液内部的摩擦阻力，即血液的黏度（η）。血液阻力（R）可用下式计算：

$$R = 8\eta L/\pi r^4$$

一般来说,血管的长度不会有显著变化,故影响血流阻力的主要因素是血管半径和血液黏度,其中以血管半径最为重要。当血管半径稍有变化,便可引起血流阻力的显著改变。血管半径越小,长度越长,血液黏度越高,血流阻力越大。由于心脏和主动脉及其主要分支处于体循环系统的"中心",故周围小动脉的阻力又称为外周阻力。

血流阻力一般不能直接测量,可通过测量血液在血管中流动时的血流量(Q)与血管两端的压力差(ΔP)来计算:

$$R = \Delta P / Q$$

如果压力以 mmHg 为单位,血流量以 ml/s 为单位,则血流阻力的单位就是 mmHg/s·ml,或称外周阻力单位(peripheral resistance unit,PRU)。若压强以 dyn/cm^2,血流量以 cm^3/s 为单位,则阻力的单位为 $dyn/(s \cdot cm^5)$。正常人安静状态下,整个体循环的血流阻力约为 1PRU(100mmHg/100ml·s)或 $1333dyn/(s \cdot cm^5)$。肺循环的血流阻力约为 0.12PRU 或 $160dyn/(s \cdot cm^5)$。

在整个体循环系统,小动脉、微动脉是产生外周阻力的主要部位(特别是微动脉),称为阻力血管,微动脉口径的变化在外周阻力的调节中起重要作用。全身血管受交感缩血管神经支配。在安静状态下,交感缩血管神经具有紧张性活动。交感缩血管神经紧张性增高时,血管平滑肌收缩增强,外周阻力增大;交感缩血管神经紧张性降低时,则血管平滑肌收缩减弱,血管发生扩张,外周阻力降低。

(三) 血液的流变学特性

物体在适当的外加压力作用下能流动或变形的特性称为该物体的流变性。血液的流变性包括血液的黏滞性、黏弹性和触变性等。

1. 黏滞性 液体的黏度(viscosity)是液体本身的一种特性,是由液体分子的内摩擦造成的。液体只有克服了内摩擦阻力后才能流动。为克服内摩擦阻力而在单位面积上所受的力称切变应力(stress force)。血液的黏度不是一个常数,它随血流的切变速率变化而变化(图4-13)。当外力作用于物体时,物体只改变形状而不改变容积的运动形式称切变(shear)。流体变形的速度称为切变速率(shear rate),单位为秒$^{-1}$(s^{-1})。在层流的情况下,切变速率等于相邻两层液体流动速度之差和液层厚度的比值,也即速度梯度。液体的黏滞性不随切率的变化

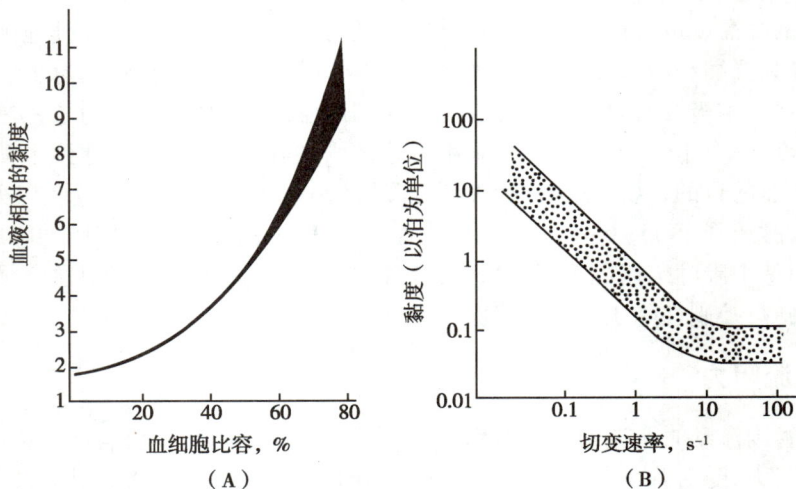

图 4-13 血液黏度与血细胞比容及切变速率的关系
(A)血液黏度与血细胞比容;(B)血液黏度与切变速率的关系(10 正常人结果)

而改变,称为牛顿液(Newtonian fluid)。血浆属于牛顿液。若液体的黏滞性随着切率的减低而增大,称为非牛顿液(non-Newtonian fluid)。全血属于非牛顿液。这是由血细胞(主要是红细胞)的存在所致。在层流的情况下,血管中轴的血流速度快,速度梯度小。由于血管中轴的血流速度大于管壁处,根据伯努利原理,这一速度梯度将产生压强差(速度大处压强小、速度小处压强大),使红细胞在向前流动的同时,还受到一个垂直指向管轴的附加压力,故红细胞有向中轴移动的趋势,称为轴流(axial flow)(图4-14)。在切率较低时,一方面由于红细胞叠连成缗钱状;另一方面由于红细胞在前进的同时沿一定的方向发生旋转,并互相碰撞,故血液的黏度较高。在切率增大时,缗钱状红细胞解聚,且轴流现象变得更明显,红细胞集中在中轴,其长轴与血管中轴平行,且红细胞变形成长的流线型,由于中轴处相邻液层的流速差较小,故红细胞的旋转、碰撞较少,红细胞的变形对流场干扰也小,血液黏度降低。当切率进一步增高,轴流达最大程度后,血液黏度就不再减小,血液的性质接近于牛顿液。因此,在切变速率接近于零时人血的黏度比水高100~1000倍,而在高切变速率时人血的黏度仅比水高2~10倍。当血液从小血管破损处流出后,流速很慢,切变率低,黏度大增,有利于凝血和止血。

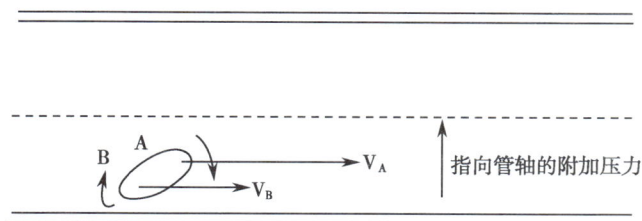

图4-14　红细胞的轴向集中
V_A:A端速度;V_B:B端速度

2. **黏弹性和触变性**　血液不仅具有黏滞性,在切变速率很低的条件下还具有弹性。对于停止流动的血液,必须施加足够的切变应力方可引起流动。这种引起血液开始流动所需的最小切应力称屈服应力(yield stress)。在一定切应力作用下,血液的黏度将随着切应力作用时间的延长而减小,这种性质称为触变性(thixotropy)。黏弹性和触变性均与红细胞聚集形成的缗钱状叠连有关。在静止条件下,这种缗钱状叠连可以形成具有一定刚度的网络,只有在切变应力足以克服其刚度时,网络才会拆散,血液才会流动,这就是血液屈服应力的由来。血液开始流动时黏度很高,但即使切应力和切变率不变,红细胞的叠连会随着切变应力所作用时间的延长而解聚,血液黏度随之降低。

(四) 影响血液黏度的因素

血液的黏度是血液主要的流变学特性,血液黏度的变化具有重要的生理和病理生理学意义。血液黏度的高低除受切变速率的影响外,还取决于以下几个因素。

1. **血细胞比容**　血液黏度随血细胞比容(hematocrit)的增大呈指数增高,特别是血细胞比容大于40%以上时,这种倾向更为显著(图4-13)。尤其是在低切变速率条件下,血液黏度随血细胞比容的增高也越显著。血细胞比容增大时,红细胞便互相紧密地集聚在一起,因而使血液黏度随之增高。若血液浓缩,血细胞比容达80%左右时,血液便可完全丧失流动性。

2. **红细胞的聚集性和变形性**　红细胞的聚集可致血液的黏度增高。红细胞的聚集性是低切变速率条件下影响血液黏度的重要因素。血浆纤维蛋白原和球蛋白的增高及红细胞表面负电荷的减少均促进红细胞的聚集。红细胞的变形性是高切变速率条件下影响血液黏度的重要因素。红细胞变形性下降,血液在高切变速率时黏度增高。pH和氧分压降低时红细胞变形性下降。实际上切变速率对血液黏度的影响就是通过影响红细胞的聚集和变形而实现的。

3. **血流速度**　在同一血管中平均切变速率与平均血流速度成正比。血流速度增快时,血液黏度降低。正常情况下血液在血管内流动的速度很快,因此,血液黏度因血流变慢而升高的现象不会发生。但在某些病理情况下,如休克时血流明显减慢,血液黏度增高。由于毛细血管后阻力血管的血流更慢,故血液的黏度远比毛细血管前阻力血管内的高。此时虽然血液黏度的升高对全身总外周阻力影响并不大,但可使毛细血管压升高,组织液的生成增多,休克状态加剧。

4. **血管口径**　血液在较粗的血管内流动时,血管口径对血液黏性不发生影响。但当血液在直径小于 0.2 ~ 0.3mm 的微动脉内流动时,只要切变速率足够高,则随着血管口径的进一步变小,血液的黏性也变低,这一现象称为**法-林效应**(Fahraeus-Lindquist effect)。法-林效应的发生机制尚不完全清楚,但该效应的存在有助于降低小血管中血流的阻力,减轻心脏的负担。但当血管直径小至某一临界值时,血液黏滞度反而急剧增高,这称为法-林效应的逆转(图 4-15)。逆转现象的产生是由于红细胞变形能力有一定限度,超过此限度则导致血液黏滞度骤增。开始发生逆转效应时的血管半径称为临界半径,正常为 1.5 ~ 7.0μm。当酸中毒、红细胞变形性下降和红细胞、血小板聚集时临界半径增大,达 50 ~

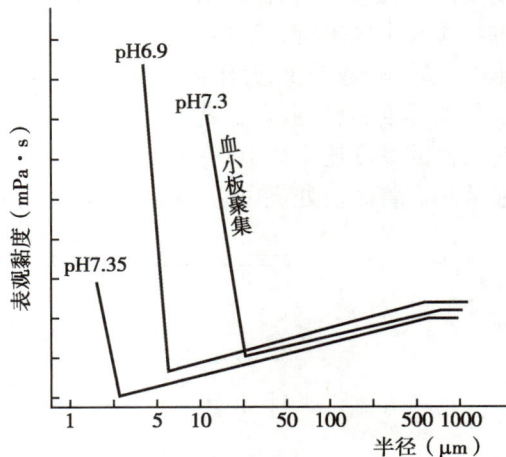

图 4-15　法-林效应的逆转

100μm,甚至可达 500μm。这意味着法-林效应的逆转可发生于管径较大的微血管中,血液黏度急剧增高,血流阻力增大,微循环灌注减少。

5. **温度**　血液的黏度随着温度的降低而升高。人体的体表温度比深部温度低,故血液流经体表部分时黏度会升高。另外,温度降低时红细胞的悬浮稳定性也降低,容易发生聚集,使血液黏度进一步增高。如果将手指浸在冰水中,局部血液的黏度可增加 2 倍。

(五) 血液稀释疗法的生理学基础

血液稀释(hemodilution)是通过适当地降低血细胞比容从而降低血液黏度,改善血流状态的治疗方法。血液稀释不仅可降低血细胞比容,还可降低血浆纤维蛋白原、球蛋白的浓度,使红细胞的聚集性也降低,从而能迅速有效地减轻各种原因引起的血液高黏滞状态,改善组织的血流供应。这对于微循环障碍的恢复十分有益。血液稀释已广泛应用于外科手术治疗,尤其在心脏外科和体外循环过程中。血液稀释不仅节省了大量血液,也减轻了患者术后血液凝固性和血液流变性障碍,使手术成功率和患者成活率明显提高。

血液稀释后最大的风险是随血细胞比容降低可能产生的组织供氧量不足。体内氧的运送量等于血流量与动脉血氧含量的乘积。当血细胞比容增高时,虽然血液的氧含量增高,但可因血液黏度的增加而使血流阻力过大,使血流量减少,反不利于组织的氧供给。例如,当血细胞比容超过 60% 时,虽然血液的氧含量可增加约 50%,但由于血液过度黏滞,使组织血流量减少,组织供氧反而减少。而一定程度的血液稀释,使血液黏度降低,血流阻力减小,组织代偿性血流增多和微循环灌注的改善,组织并不出现缺氧。此外,血液稀释时血流加速,静脉回心血量增多及血液黏度降低,外周阻力减小,心输出量增大,也有利于增加组织血流。但重度血液稀释时,虽然血液黏度降低,血流增加,由于单位血液携带的氧量减少,血流量的增加常不能抵偿血液氧含量的降低,组织的供氧可减少。据研究,在正常动脉压下,最适血细胞比容约为

42%。如果动脉血压降低,随着血液流速的减慢,血液黏度增高,其最适比容值也降低。因此,在血流动力学异常,血流速度减慢时,适当地稀释血液,降低血细胞比容,有助于减小血液黏度,增加组织供氧,有较好的治疗作用。

二、动脉血压和静脉血压

(一) 动脉血压及其意义

动脉血压(arterial blood pressure)是指动脉内的血液对血管壁的侧压强,但一般所说的动脉血压是指主动脉压。因为在大动脉中血压降落很小,故通常将肱动脉压代表主动脉压,其误差仅为 4~5mmHg。由于心室的射血是间断性的,在一个心动周期中,心室射血时主动脉压升高,所能达到的最高值称收缩压(systolic pressure),心室舒张时动脉血压下降,所达到的最低值称为舒张压(diastolic pressure)。收缩压和舒张压的差值称为脉搏压(脉压,pulse pressure)。因此,在每个心动周期中动脉血压呈周期性波动,其平均值称为平均动脉压(mean arterial pressure),约等于舒张压+1/3 脉压。正常人收缩压 100~120mmHg,舒张压 60~80mmHg,平均动脉压接近 100mmHg。动脉血压的形成是在心血管系统内有足够血流充盈的基础上,由心脏射血和外周阻力相互作用的结果。心室射血和外周阻力是形成动脉血压的两个根本因素。

动脉血压是血液流动的驱动力,组织血流量的多少与该组织动静脉压差成正比;另一方面,由于动脉具有可扩张性,动脉血压的增高可致动脉扩张,阻力下降。在相同的动静脉压差条件下动脉血压绝对水平高者组织

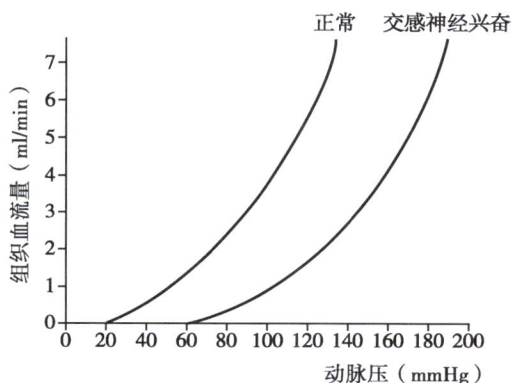

图 4-16 动脉血压对组织血流的影响

血流量大,反之则组织血流量小(图 4-16)。当动脉血压降到某一临界水平时即使动静脉压差仍然存在,血管将完全关闭,血流停止。这一临界压力值称临界闭合压(critical closing pressure),正常约 20mmHg。只有维持一定高度的动脉血压以推动血液的流动、维持血管的开放,才能保证全身各器官的血液供应。交感神经兴奋时临界闭合压增大,不利于组织供血。动脉血压降低时,组织供血减少,但若动脉血压持续增高(如高血压病),增加心脏负担,可造成心、脑、肾等重要器官损害。因此,维持正常的动脉血压具有重要的生理意义。

(二) 静脉血压

右心房是体循环的终点,压力最低,在正常情况下接近于零。通常将右心房和胸腔内大静脉的血压称中心静脉压,而各器官静脉的血压称为外周静脉压。由于静脉血管壁薄,压力低,易受重力和周围压力的影响,在测定静脉压时,应取仰卧位,被测静脉应与心脏在同一水平,测压计零点放在右心房水平,以免人为误差。

中心静脉压正常变化于 4~12cmH$_2$O 范围内,压力的高低取决于心脏射血能力和静脉回心血量之间的相互关系。心脏射血的能力减弱(如心力衰竭)或静脉回心血量增多(如血量过多、全身静脉收缩或微动脉舒张)均可使中心静脉压增高。单位时间内的静脉回心血量取决于静脉两端的压力差(即外周静脉压和中心静脉压之差)以及静脉对血流的阻力。凡能影响外周静脉压、中心静脉压以及静脉阻力的因素,都可影响静脉回心血量。静脉回流曲线表明,

随着右心房压力的增高,对抗静脉回流入心脏的压力增大,使血液淤积于外周而回心血量减少及外周静脉压升高。因此,中心静脉压和外周静脉压可相互影响。

三、动脉血压的调节

心脏射血和外周阻力是形成动脉血压的根本因素。平均动脉压、心输出量和外周阻力三者间的相互关系,可用下式表示:

$$平均动脉压(P)= 心输出量(Q)×外周阻力(R)$$

机体通过神经和体液调节影响心输出量和外周阻力而调节动脉血压。

(一) 神经调节

1. 压力感受器反射　压力感受器反射起自颈动脉窦和主动脉弓壁上的压力感受器。当动脉血压升高时,由于血管被动扩张,刺激管壁上的压力感受器发放神经冲动,并经传入神经(窦神经、主动脉神经)传入中枢,一方面反射性使心迷走神经传出冲动增多,心交感神经传出冲动减少,心肌收缩减弱,心率减慢,心输出量减少;另一方面使交感缩血管神经传出冲动减少而扩张血管,降低外周阻力,结果均导致动脉血压下降。反之,当动脉血压下降时,引起心迷走神经传出冲动减少,心交感神经、交感缩血管神经传出冲动增多,心率增快,心肌收缩增强,心输出量增多,外周血管收缩,外周阻力增大,动脉血压回升。

压力感受器反射的发动很快,当动脉血压突然升高或降低时,1 秒内传入神经冲动的频率可急剧地增加或减少,但该反射易发生适应,其主要作用是调节一时性的血压波动,尤其是对体位性低血压的调节具有重要的意义。在全身麻醉下,颈动脉压力感受器的功能呈剂量依赖性抑制,因此,深度麻醉和血容量不足的患者对快速体位变化的耐受性差。压力感受器反射对长时间的血压变化无调节作用。压力感受器反射的调节有效范围为 60 ~ 180mmHg 之间,当低于 60mmHg 或高于 180mmHg 时则失去相应作用。正常人平均动脉血压约为 100mmHg,正处于压力感受器反射最敏感的范围,纠正偏离正常水平血压的能力最强。

压力感受器反射的生理意义在于维持动脉血压的相对稳定。切断动物所有压力感受器的传入神经以后,其血压很不稳定,较正常动物血压波动范围增大 2.5 倍。因此,压力感受器反射的存在,可使动脉血压的波动范围减小。

在临床工作中,可根据压力感受器反射的调节机制,采用按压颈动脉窦来刺激颈动脉窦压力感受器,反射性地兴奋迷走神经,以治疗阵发性室上性心动过速。在某些病理情况下,如压力感受器敏感性过高,对轻微刺激(如急剧转颈、穿高领衣服)可反射性地引起动脉血压下降、心跳减慢甚至暂停等,出现"颈动脉窦综合征"。老年人降压反射敏感性比青年人低,原发性高血压患者敏感性也降低,这是由于血管壁硬化,可扩张性减少,以致每一单位的血压升高不能引起正常程度的血管扩张。

2. 化学感受器反射　化学感受器反射主要来自颈动脉体和主动脉体内的化学感受器(chemoreceptor)。当血液氧分压降低或二氧化碳分压、H^+浓度增高时,均可刺激颈动脉体、主动脉体外周化学感受器,其传入冲动可兴奋交感缩血管中枢,使外周血管收缩,引起动脉血压升高。当全身动脉血压下降时,由于颈动脉体、主动脉体化学感受器血流减少,导致局部供氧不足和 CO_2、H^+的潴留,可刺激化学感受器,反射性升高动脉血压。但动脉血压在正常范围内波动时,化学感受器反射不参与血压的调节,因为此时并不影响对化学感受器的血液供应。只有当动脉血压下降到 80mmHg 以下时,才能刺激外周化学感受器发挥调压作用。该反射的调压有效范围是 40 ~ 80mmHg。

化学感受器反射对心率的影响与呼吸反应有关。在人工呼吸条件下维持呼吸频率与幅度不变,刺激颈动脉体化学感受器可兴奋心迷走中枢而减慢心率;而在自然呼吸条件下,刺激颈动脉体化学感受器所引起的呼吸增强又可反射性地引起心率加快。因为肺牵张反射的传入冲动对心迷走神经中枢具有抑制作用,在抢救心跳呼吸暂停的患者时,用口对口呼吸等方法扩张肺,引起肺牵张反射的传入冲动可对抗化学感受器反射兴奋心迷走中枢所致的心抑制作用,容易使心脏重新跳动。

3. 脑缺血反应 当脑血流量减少时,可因脑内代谢产物直接兴奋交感缩血管中枢,使外周血管强烈收缩而致动脉血压升高。在正常情况下,因为脑血流存在自身调节机制,轻度或中度的动脉血压降低,不影响脑血流量,只有当动脉血压低于 50mmHg 时才发挥调压作用,它是维持动脉血压的“最后防线”。

脑缺血反应激发快,效应强,在半分钟内可使动脉血压达 200~270mmHg 以上。若此时仍不能减轻脑缺血,则神经细胞由于严重的缺血缺氧可在 3~10 分钟内失去其活性;动脉血压再度下降至 40~50mmHg 时,交感缩血管中枢将完全失去兴奋作用,血压进一步急剧下降,乃至死亡。颅内高压时也可因脑血流减少而引起脑缺血反应,使动脉血压增高,称 Cushing 反射。由于血压增高又可通过压力感受性反射使心率减慢,因此颅内高压患者常以动脉血压升高、心率减慢为特征。

4. 其他心血管反射

(1) Bainbridge 反射:在麻醉动物快速输液或输血时,可反射性地使原来较慢的心率增快,因该反射首先由 Bainbridge 发现而得名。Bainbridge 反射的感受器位于左右心房,传入途径为迷走神经有髓纤维,传出途径为心交感神经。它只影响窦房结而加速心率,对心肌收缩力及外周阻力无明显影响。

(2) 眼心反射:压迫眼球可反射性引起心率减慢,甚至心搏暂停。临床上采用压迫眼球的方法以反射性地制止室上性心动过速。眼科手术时可引起眼心反射。

(二) 体液调节

1. 肾上腺素与去甲肾上腺素 肾上腺素(epinephrine)、去甲肾上腺素(norepinephrine)主要来源于肾上腺髓质,交感神经兴奋可使之分泌增多。这两种激素对动脉血压的调节作用与交感神经相似,具有兴奋心脏和收缩血管效应,可看成是调节动脉血压的总交感机制的一部分。肾上腺素、去甲肾上腺素对心血管的作用并不完全相同,肾上腺素主要通过作用于 β_1 受体兴奋心脏而影响动脉血压,以收缩压升高为主,脉压增大,故可用作“强心药”;去甲肾上腺素主要通过作用于 α_1 受体引起广泛的血管收缩而影响动脉血压,以舒张压升高为主,脉压减小。若静脉给予去甲肾上腺素,可因其强烈的升压作用而激活压力感受器反射使心率减慢。故去甲肾上腺素主要用于“升压”而不宜用于“强心”。

2. 肾素-血管紧张素系统 肾素(renin)可催化血管紧张素原转变为血管紧张素Ⅰ(angiotensin Ⅰ),后者在转换酶的作用下转变为血管紧张素Ⅱ,并进一步在氨基肽酶的作用下转变为血管紧张素Ⅲ。血管紧张素Ⅰ可促进肾上腺髓质释放儿茶酚胺。血管紧张素Ⅱ具有强烈的缩血管作用(为去甲肾上腺素的 40 倍)。此外,血管紧张素Ⅱ还可刺激抗利尿激素的合成和释放,促进肾上腺皮质分泌醛固酮,与细胞外液量的调节有关,并进一步影响动脉血压。血管紧张素Ⅲ也能刺激醛固酮的分泌。

当动脉血压下降或血容量减少时,一方面由于肾入球小动脉压下降而刺激肾小球旁器压力感受器,使肾素分泌增多;另一方面由于肾小球滤过率降低而减少通过致密斑的 Na^+ 量,引起肾素分泌增多。此外,血容量减少和血压下降可引起交感神经兴奋,也可促进肾素的分泌,进而激活肾素-血管紧张素系统。血管紧张素Ⅱ使动、静脉收缩,引起外周阻力增大和静脉回心血量增多。血管紧张素Ⅱ、Ⅲ刺激醛固酮的分泌促进肾对钠、水的重吸收,使血容量增加,也促进血压的恢复。肾素-血管紧张素系统的调压作用不受血压变动范围的影响,虽然启动较慢(约需 20min),但持续时间长,在病理情况下出现动脉血压和血容量急剧变化时,本调节机制具有重要作用。

3. 血管升压素 血管升压素(vasopressin)具有增加肾远曲小管、集合管对水的重吸收及强烈的收缩小血管的作用。正常情况下,血浆中的血管升压素浓度很低,主要发挥抗利尿效应,并不参与对血压的调节,故又称抗利尿激素。当血容量减少、动脉血压降低时,通过心房容量感受器、颈动脉窦和主动脉弓压力感受器反射性地引起垂体后叶大量释放血管升压素,可促进血压的回升。实验证明,当失血使血压下降到 50mmHg 时,通过血管升压素的释放于数分钟内可使动脉血压恢复到正常值的 75%。

4. 甲状腺激素 甲状腺激素(thyroid hormone)可直接作用于心肌,促进肌浆网释放 Ca^{2+}。甲状腺激素分泌过多时,可使心率增快,心收缩力增强,心输出量增多。甲状腺激素又可促进机体的代谢而致小动脉血管扩张,外周阻力下降。因此,甲状腺功能亢进时收缩压增高,舒张压降低,脉压增大。

5. 血管内皮生成的血管活性物质 血管内皮细胞为衬贴于心血管内腔面的单层扁平细胞。它不仅是血液与血管平滑肌之间的生理屏障,而且具有活跃的内分泌功能,可以释放如前列腺环素(prostacyclin,PGI_2)、一氧化氮(NO)、内皮素等多种血管活性物质,参与血管平滑肌舒缩的调控。这些物质还可影响血小板的聚集功能,在维持血液的正常流动性方面发挥重要的作用。

PGI_2 和 NO 具有强烈的扩张血管、抗血小板凝集作用,可以防止血栓形成。PGI_2 是花生四烯酸在血管内皮细胞的环加氧酶和前列腺环素合成酶的产物。合成 NO 的前体是 L-精氨酸。它在 NO 合酶的作用下生成 NO 和瓜氨酸。在静息状态下,血管内皮即有持续的 NO 基础释放,以对抗交感神经释放的去甲肾上腺素及其他的缩血管因子的作用,参与静息时血管张力的控制,保持正常血压与器官的血流。NO 具有极强的亲脂性,吸入 NO 时可由肺泡迅速扩散到肺血管平滑肌而松弛肺血管。NO 的生物半衰期仅数秒钟,且与血红蛋白有极强的亲和力,吸收入血的 NO 在到达体循环血管肌层前就已失活。因此,吸入 NO 的扩血管作用仅局限于肺血管。临床上可利用吸入 NO 的选择性肺血管扩张作用来治疗肺动脉高压。内皮素是至今知道的作用最强的收缩血管物质,静脉注射可产生强烈而持久的外周血管收缩及血压升高。

四、麻醉对动脉血压的影响

(一)麻醉药物

一般来说,绝大多数麻醉药物对动脉血压的影响主要表现为血压下降。麻醉药可直接作用于心肌和血管平滑肌和(或)通过作用于自主神经系统直接和间接引起不同程度的动脉血压下降。血压下降的程度取决于用药剂量的大小、静脉注射的速度(与麻醉加深的速度呈正相关)、麻醉作用的深浅以及患者循环系统代偿能力等的综合作用。例如,吸入麻醉药氟烷、静脉麻醉药硫喷妥钠均可抑制心肌收缩、扩张外周血管,具有较明显的降低动脉血压作用。乙醚在浅麻醉时刺激交感-肾上腺髓质系统,可使心率增快,动脉血压平稳或升高;但深麻醉时由于乙醚可对抗去甲肾上腺素的缩血管作用,使动脉血压下降。但在无严重心功能抑制的患者,氯胺酮可通过增强交感神经活性,使心输出量、外周阻力及动脉血压均有不同程度的增高。因此,麻醉药物除了通过直接作用于心血管影响血压外,还可通过作用交感-肾上腺髓质系统,间接影响动脉血压。

还要指出的是,麻醉药物对血压的影响除了取决于药物本身直接和间接作用外,机体的代偿能力也是决定麻醉药物引起血压变化程度的另一机制。在本章第二节已指出,静脉麻醉药硫喷妥钠可通过直接抑制心肌的收缩能力和扩张外周静脉引起心输出量的降低。但在心功能正常的患者,硫喷妥钠对机体血流动力学影响甚微,而在心室功能不良或血容量不足的患者,硫喷妥钠可引起心输出量和血压的显著降低。虽然静脉麻醉药丙泊酚对心肌收缩的抑制作用与硫喷妥钠相似,但对外周动脉和静脉的扩张作用更强,心室前后负荷均降低;与硫喷妥钠不同,丙泊酚还可抑制压力感受性反射,当血压降低时不出现反射性心率增快,其降压作用比硫喷妥钠更强。

（二）　神经阻滞

进行椎管内麻醉时,伴随着感觉和运动神经阻滞,产生镇痛和肌松作用,同时也可因交感节前纤维被阻滞,引起动、静脉血管扩张。动脉血管扩张,可致外周阻力下降;静脉血管扩张,血液积滞于外周静脉系统,引起有效循环血容量相对不足,静脉回心血量减少,右心房压力降低,每搏量减少。右心房压力降低通过 Bainbrigde 反射使心率减慢,心输出量随之减少,导致血压下降。通常情况下,中等程度的血压下降主要与外周阻力下降有关,而严重的血压下降,被认为是静脉回心血量和心输出量降低的结果。外周阻力下降的程度及静脉回心血量减少的程度均与阻滞的范围有关。据报道,蛛网膜下隙阻滞(脊麻)的平面在胸4以下时,外周阻力平均降低13.5%,阻滞平面在胸4以上时,平均降低18.8%。脊麻的平面在胸4以下时,右心房压力下降36%,动脉血压下降21%,当阻滞平面在胸4以上时,右心房压力下降高达53%,动脉血压下降44%。此外,椎管内麻醉后,由于肌肉的松弛,对静脉回流的挤压作用减弱或消失,也可使回心血量减少。若阻滞平面高至胸1~4,由于心交感神经麻痹,可致心率减慢,心肌收缩力减弱,可加重动脉血压的改变;另一方面,由于心迷走神经起源于脑干迷走神经背核和疑核,在硬膜外阻滞时心迷走神经并不受影响,心迷走神经的作用因心交感神经的麻痹而相对增强,导致严重的心动过缓,甚至窦性停搏。

椎管内麻醉时血压下降的程度主要取决于三个因素:①阻滞范围及麻醉平面;②患者心血管功能的代偿能力;③交感神经节前纤维阻滞出现的快慢。一般来说,脊麻平面在胸10以下者,动脉血压下降发生率很低,平面越高,发生率越高。当阻滞区域内血管扩张,使动脉血压有所下降时,可通过颈动脉窦和主动脉弓的压力感受器,反射性地引起未阻滞区域内血管代偿性收缩,动脉血压可很快回升。若阻滞范围过广,未阻滞区域过小,不足以代偿时,动脉血压将下降。老年人脊麻时,阻滞区内血管扩张程度比青壮年更明显,未阻滞区血管收缩的代偿性能差,再加之脊麻前心输出量已经低于青壮年人,因此,脊麻后老年人的动脉血压更易下降。故老年人不宜做较高平面的脊麻。此外,交感神经节前纤维阻滞出现的快慢,也是决定动脉血压下降严重与否的重要因素。交感神经阻滞迅速,循环功能的代偿和调节不如阻滞缓慢时那样充分和完全。脊麻时血压的下降程度总比硬膜外阻滞要严重,因为脊麻的潜伏期一般为3~5分钟,而硬膜外阻滞的潜伏期都在5~10分钟以上。

（三）　人工通气

由于胸膜腔内压为负压(低于大气压),故胸腔内的大静脉跨壁压较大,经常处于充盈扩张的状态。吸气时胸膜腔内压进一步降低,使胸腔内的大静脉和右心房更加扩张,中心静脉压下降,有利于静脉回流。反之,在呼气时静脉回流相应减少。正常吸气时静脉回流的促进作用大于呼气时的阻碍作用。因此,呼吸运动对静脉回流也起着"泵"的作用。开胸手术时胸内负压消失,静脉回流减少。采用间歇正压通气(IPPV)时,通过正压将空气压入肺内而发生吸气,此时,因肺充气使胸内负压减小,甚至变为正压,可直接压迫心房和腔静脉,使中心静脉压升高,静脉回流减少;另一方面,由于肺泡内压增加,挤压肺泡壁毛细血管,使肺循环阻力增大,加重右心后负荷,均可降低心输出量,使动脉血压有不同程度的下降。

(四) 体位

机体对体位改变的生理反应主要是对重力改变的反应。由于重力的作用可引起组织器官之间和组织器官内的血流及血液分布的改变。体位改变时通过复杂的反射调节改变静脉和动脉活动在维持血压稳定的调节中起到重要作用。在麻醉状态下,由于骨骼肌张力降低或完全麻痹、心肌收缩力的抑制、血管平滑肌的舒张、呼吸活动减弱,以及对各种生理反射功能的抑制,不仅可加重因体位改变引起的循环变化,而且严重抑制了机体的代偿调节功能。

正常人由平卧位突然改为直立位时,由于血液本身的重力作用所产生的静水压的影响,可使心脏平面以下的血管内压力升高,于是静脉扩张,回心血量减少,每搏血量降低,动脉血压下降。但通过颈动脉窦、主动脉弓压力感受器反射的代偿,使心率增快,血管收缩,可迅速使动脉血压回升。由于吸入麻醉药可以抑制压力感受器反射和心肌收缩力,以及椎管内麻醉后麻醉平面以下部位的血管不再参与机体的代偿过程,因改变体位所致的动脉血压变化更为明显。随着麻醉加深,机体代偿调节功能呈进行性削弱,循环系统内的血液几乎完全可被体位的改变所支配,重力的作用成为调节血液流向的主要因素。例如取头高30°体位,可因静脉回流减少立即出现严重低血压,随即改为头低30°体位,则因静脉回流增多又可使动脉血压有效回升。又如深麻醉后突然改变体位或搬动患者,则常可诱发急性循环功能不全和动脉血压骤降,甚至导致猝死。相反,若将患者双腿抬高,回心血量可显著增加,对于心肺功能低落的患者,就可能超出心脏负荷而诱发急性肺水肿。因此,麻醉后改变患者体位时应注意麻醉深度合适、动作轻柔缓慢,对原来循环代偿功能欠佳者尤应慎重。还应指出的是,水平仰卧位和水平俯卧位对循环系统的影响并非完全相同。俯卧位时腔静脉处于最高位置,且腹部受压,下腔静脉回流受阻,静脉回心血减少,血压下降。若再将下肢放低,血压将更为不稳。许多研究显示,俯卧位时不适当的支撑固定对胸腹部的压力是造成血流动力学改变的重要因素。

体位对局部组织的血压也有重要影响。以心脏水平为原点,垂直高度每低于心脏水平2.5cm,血管内压力将因血液本身的重力作用而相应升高2mmHg。如图4-17所示,正常人在头高位25°斜坡位时,当上臂血压(心脏水平)为120mmHg足部因低于心脏水平50cm,其血压升高40mmHg,即160mmHg;而头部因高于心脏水平25cm,其血压可降低20mmHg,即100mmHg。因此,在控制性降压时若将手术部位置于适当高度,可使手术区局部血压进一步降低,获得更好的减少手术区出血的效果。坐立位时,头部高于心脏水平50cm,动脉压降至80mmHg,静脉压则低于大气压,如矢状窦内压可降至-10mmHg,此时若手术损伤头部静脉,空气可被吸入静

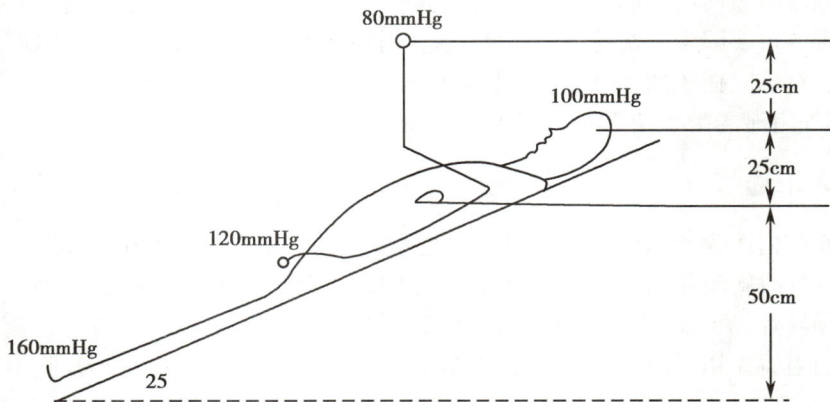

图 4-17　头高25°斜坡位影响血压的示意图

脉引起空气栓塞。据报道,坐位行颅后窝手术时,采用多普勒超声监测静脉空气栓塞的发生率高达42%～85%。对于健康成人,如果进入静脉的气体量少和进入速度慢,一般不引起严重后果。进入静脉的空气栓子由于难以通过肺毛细血管而停留于肺循环,栓子中的气体最终进入肺泡被排出体外。但空气栓塞容积大于300ml,可引起死亡的严重后果。进入的气体量超过肺的清除速度时,导致肺动脉压迅速增高,右心室后负荷增大和心输出量减少。若静脉内的空气栓子通过未闭的卵圆孔等体循环-肺循环之间的通道进入动脉系统,则引起心、脑、肾等器官的动脉栓塞。

(五) 失血

足够量的血液充盈心血管是保证回心血量和心输出量、形成动脉血压的前提。因此,血容量的变化是影响动脉血压的重要因素。体循环平均充盈压是反映心血管系统充盈程度的指标。当心脏停止跳动,血流停止,循环系统中各处的压力达到平衡时的血压,称体循环平均充盈压,约7mmHg。体循环平均充盈压的高低取决于血液总量和循环系统总容量之间的相对关系,是体循环血管中单纯由于血液充盈所产生的压力。从静脉回流曲线(图4-10)可知,当右心房压力上升到6mmHg时,曲线与横坐标相交,静脉回流停止,整个循环系统中血流停止,体循环中各处压力迅速达到平衡而相等,此时右心房压力即等于体循环平均充盈压。如果右心房压力进行性的下降而低于体循环平均充盈压,则静脉回心血量将相应地成比例增加,这就是说,体循环平均充盈压与右心房压力之差越大,静脉回流越多,从这一意义来说,静脉回心血量取决于体循环平均充盈压与右心房压力之差。手术大失血时,血容量急速减少,若此时机体代偿性地血管收缩不足以保证血管系统的充盈状态,体循环平均充盈压下降,甚至可降至0mmHg,则可因静脉回流减少,心输出量减少而使动脉血压显著下降。此外,麻醉时可因交感神经的阻断及肌张力的降低,也可致体循环平均充盈压降低而影响静脉回流并使血压下降。

(六) 人工气腹

腹腔镜下手术时,为了给手术者提供宽阔的视野和易于操作的手术空间,通常以适宜的气体扩充腹腔形成人工气腹,以借助于气体的压力把腹前壁与腹内脏器分开。因为CO_2具有无色无味、非易燃性、不助燃、在血液中溶解度高、不易形成气栓等特性,已成为腹腔镜气腹时最常使用的气体。气腹对心功能的影响主要表现为腹内压的增高和CO_2所致的高碳酸血症,其中腹内压增高可能是引起血流动力学改变的主要原因。

1. 压力的影响 气腹时由于腹内压的增加,可以压迫腹腔内的静脉和动脉血管而影响血流动力学,其效应因腹腔内压增高的程度而有差异。气腹时腹腔内压轻度增高(<20mmHg),可压迫静脉,促进腹腔脏器和下腔静脉中血液回心增加,中心静脉压和心输出量增高。而腹内压持续增高>20mmHg,则可因下腔静脉受压,使腹部和下肢静脉的血液回流受阻,加之气腹使膈肌上抬,使胸腔内压力增加和肺容量减少,可使回心血量下降,心输出量减少。当腹内压增高到压迫腹主动脉时,可提高外周阻力使动脉压增高,增加心脏射血阻力和后负荷。此外,由于气腹所引起的过度牵拉,刺激腹膜牵张感受器,引起迷走神经兴奋,反射性抑制心肌收缩、减慢传导和心率,加之心脏本身受压、移位和舒张障碍,发生心律失常、心肌缺血、心肌梗死的风险增加。因此,尽可能降低腹内压对于维持循环的稳定非常重要。

2. CO_2的作用 CO_2人工气腹时,CO_2可通过腹膜吸收而引起高碳酸血症和呼吸性酸中毒。CO_2直接抑制心肌收缩,扩张外周血管,导致外周阻力下降。CO_2也可通过化学感受器兴奋交感神经及肾上腺髓质分泌肾上腺素、去甲肾上腺素,间接促进心肌收缩和外周血管的收缩。通常情况下CO_2的间接作用可最大程度抵消CO_2对心血管的直接作用。心肺功能正常者,人工气腹后 CO_2 吸收所致的碳酸血症并不严重,$PaCO_2$ 为 45～53mmHg,对循环影响轻微。随着手术时间延长(>15min)和气腹压力增大,CO_2 吸收增多,可发展为中度至重度高碳酸血症,可产生严重的心血管系统功能变化,表现为平均动脉压、心率、中心静脉压和搏出量升高,外周阻力下降,可直接使心肌抑制、心肌氧耗增加、心肌缺血缺氧和心律失常的风险增加。值得指出的是,在后腹腔镜手术如肾切除术时,由于后腹膜腔是腹膜后的一个潜在腔隙,充满大量脂肪和结缔组织。手术时在此注入高压 CO_2 以撑开腹膜后脂肪和结缔组织,形成一人工腔隙。此腔隙没有明显的界线,大量脂肪组织和结缔组织的分离导致手术创伤面加大,则可加速 CO_2 的吸收,并且随着手术时间的延长,手术创面增加,CO_2 吸收也随之增加。因此,腹膜后充入 CO_2 对 $PaCO_2$ 的影响大于腹腔内充气。

此外,CO_2 气腹时可因腹压和 $PaCO_2$ 的增高导致脑血流加速,颅内压增高。CO_2 气腹也可降低门静脉血流,引起肝的结构和功能改变;降低肾血流和肾小球滤过率并减少尿的生成。动物实验还显示,CO_2 气腹还可显著减少子宫血流,导致母体和胎儿 $PaCO_2$ 上升及酸中毒。采用氦气进行气腹,虽可减少子宫血流,但母体和胎儿 $PaCO_2$ 和 pH 无显著变化,这表明腹内压增高是降低子宫血流的原因,高碳酸血症是导致母体和胎儿 $PaCO_2$ 和 pH 变化的重要因素。

(七)温度

在温度较高的环境下容易发生直立性低血压,此系血管扩张而削弱了直立后血管收缩的代偿机制,易因脑供血不足而发生昏厥。体温降低可致心输出量、动脉血压下降,低温对循环系统的影响详见第九章。

(八)止血带

在上、下肢手术时常使用止血带以最大限度地减少出血,并提供良好的手术条件,防止肿瘤细胞、脂肪栓子和骨水泥等扩散。但止血带是非生理性过程,止血带充气加压时使周围血管阻力增高,回心血量也相对增加,导致动脉压和肺动脉压增高(若单侧肢体上止血带时,则只是轻中度变化);使用止血带 8min 之内即可发生肌细胞缺氧,随时间延长,出现进行性肌细胞内酸中毒;使用止血带>2h 时,毛细血管壁通透性增加;随止血带使用时间延长,肢体逐渐变冷。止血带放气时可导致动脉压和肺动脉压一过性降低;代谢性酸性产物进入血循环发生一过性酸中毒;一过性中心静脉氧分压降低;一过性呼气末 CO_2 增高;氧耗量增加;中心温度暂时性降低。

(九)主动脉阻断与开放

体外循环心脏大血管手术中需阻断主动脉。大动脉的阻断和开放可引起剧烈的血流动力学变化及代谢性应激,组织器官将遭受缺血再灌注损伤。体外循环心脏大血管手术中主动脉的阻断和开放所带来的生理影响主要表现为以下几方面。

1. 主动脉阻断 主动脉阻断将引起诸多生理功能改变,其中对血流动力学的影响尤为严重,并直接导致重要器官功能障碍,如脑缺血、心肌缺血、肾衰竭、肝缺血及凝血异常、肠梗死、截瘫等严重并发症。在阻断平面以上部分,血流阻力增大,动脉血压增高,而阻断平面以下部分,动脉血压降低。胸主动脉阻断时,由于阻断平面以上的动脉血压增高,心脏后负荷显著增加可致左心室射血减少,也因左心室残余血量增多导致左心室充盈压(前负荷)增加。另一方面,主动脉阻断还可引起血容量重新分布。腹腔内脏器官的血管是功能血容量储备的重要来源,容纳了血容量的 25%,其中的近 2/3(800ml 以上)可在数秒内由静脉血管床释放出来而进入体循环。阻断主动脉可导致内脏动脉血流急剧减少,使内脏静脉血管的压力显著降低,内脏静脉弹性回位,静脉血管容量降低,促使其静脉被动回流增加,增加了朝向心脏的静脉回流,进而增加了左心室充盈压(前负荷)。此外,内脏静脉对肾上腺素的刺激高度敏感。胸主动脉阻断还可使血浆肾上腺素和去甲肾上腺素水平显著升高,从而引起静脉血管收缩,主动驱使内脏内血液流出和增加心脏的静脉回流。具体机制见图4-18。

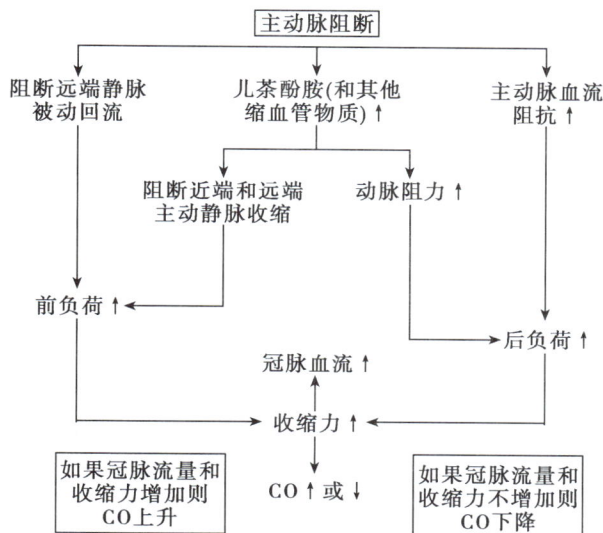

图 4-18　主动脉阻断的循环反应机制

　　主动脉阻断对于整个心血管系统的影响程度主要取决于阻断水平。胸降主动脉近段阻断分别使平均动脉压、中心静脉压、肺动脉压、肺动脉楔压分别升高35%、56%、43%和99%,心脏指数降低29%。左心室做功相应减低。肾动脉上水平阻断腹主动脉对心血管的影响与上述变化相似但程度较轻,而肾动脉下阻断则仅造成轻微影响。

　　2. 主动脉开放　低血压是主动脉开放后最常见的血流动力学表现,主要原因是主动脉开放后阻断远端组织和器官的反应性充血,使近心端血容量相对不足;此外也与缺血组织中积聚的血管活性物质和心脏抑制因子等在恢复血流后被带入体循环有关。主动脉开放后的血流动力学反应取决于主动脉阻断的水平、阻断时间、是否采用分流措施以及血容量状况等因素。原血管阻断区域因血流再通可能发生缺血再灌注损伤。针对由主动脉开放带来的循环影响,应在解除阻断前适当增加容量负荷,必要时适当应用血管活性药物及碱性药物。

五、术中血流动力学监测

　　临床实践中血流动力学的含义实际上是等同于循环状态。麻醉中受病情、麻醉药物与技术、手术操作等因素影响循环功能状态变化迅速,及时发现并正确处理对患者安全十分重要。术中血流动力学检测就是及时获得反映心脏功能、血管状态、血流量、组织氧供与氧耗等方面的功能指标(血流动力学参数),用于了解患者对治疗的反应并指导诊断和治疗。除血压、中心静脉压及肺毛细血管楔压等反映容量-压力-心功能关系的指标外,还常采用以下指标用于监测心功能及组织氧供与氧耗的指标状况。

　　1. 心电图监测　其意义在于监测麻醉期间可能出现的各种心律失常和心肌缺血,防止严重事件的发生。在临床麻醉中,心电图监测常用的监测导联有标准Ⅱ导联和胸导联Ⅴ。心电图不能直接反映心泵血功能和血流动力学改变,也不能替代其他循环功能监测手段。

　　2. 尿量监测　手术时留置导尿管,测定每小时尿量,可直接了解肾的灌注情况,并间接反映内脏器官的灌注情况。如果术中成人尿量<0.5ml/(kg·h),小儿<0.8ml/(kg·h)即为少

尿,表明血容量不足以导致组织低灌注。

3. **心功能监测** 心输出量是反映心脏泵功能的重要指标,受心率、心肌收缩性、前负荷和后负荷等因素影响。心输出量的监测可以评价循环系统的整体功能,包括神经体液调节对其的影响。近年来经食管超声心动图(transesophageal echocardiography,TEE)越来越被广泛地用于手术中心功能监测。TEE 可实时监测心输出量、心室收缩及舒张能力、评估心室前负荷及后负荷等参数来确定血流动力学状况,还可监测心肌缺血,评价心血管病理状况,以及心脏手术效果等。

4. **混合静脉血氧饱和度和中心静脉血氧饱和度** 混合静脉血氧饱和度(SvO_2)是用以衡量组织氧需平衡的综合指标,它不仅反映呼吸系统的氧合功能,也反映循环功能和代谢的变化。SvO_2 不反映局部器官的氧合状态。SvO_2 正常值范围为 70% ~ 75%,SvO_2<60% 说明全身组织氧合受到威胁,<50% 表明组织严重缺氧,>80% 提示氧利用不充分,大于 90% 提示组织分流显著增加。中心静脉血氧饱和度($ScvO_2$)是上腔静脉血或右心房血的氧饱和度,与 SvO_2 具有良好的相关性,其正常值高于 75%。监测 SvO_2 和 $ScvO_2$ 能够在病程早期判断和治疗潜在的组织缺氧,尤其是因低血容量引起的组织灌注不足导致的缺氧。

5. **胃黏膜 pH 和血乳酸** 胃黏膜 pH(gastric intramuccsal pH,pHi)是测量胃黏膜组织内的pH,可敏感反映胃部微循环情况。由于消化道在休克或严重感染发生时,缺血缺氧发生最早,恢复最晚,充当了 MODS 的前哨器官,测量胃黏膜内 pH 可帮助医师及早发现组织缺氧。pHi和血乳酸都是反映组织氧代谢状态的指标,用于判断是否有循环血容量不足等因素导致的组织氧代谢障碍。

6. **功能性血流动力学监测** 目前围术期容量管理多采取中心静脉压(CVP)或肺动脉毛细血管楔压(PAWP)等监测指标,主要通过以压力代替容积的方法来反映左心室前负荷,从而间接反映容量状态,由于这些指标同时还受到心室顺应性、血管张力、机械通气等因素的影响,给临床准确判断带来困难,且经中心静脉导管或肺动脉导管监测指标创伤较大,易出现颈部血肿、心律失常、肺动脉栓塞等多种并发症,心脏收缩功能的影响对液体治疗的反应性稍差。功能性血流动力学监测(functional hemodynamic monitoring)是指在某一疾病状态下,采用一定的治疗措施动态监测血流动力学各项指标,结合患者病理生理状态,评估机体血流动力学现有和储备情况,从而指导复杂危重患者的治疗。近年来临床研究已证实这一监测手段在预测容量反应性、评估血管张力和诊断潜在的心血管功能不全方面的可靠性,并较之传统静态血流动力学指标更具精确性和早期性。

(1)每搏量变异度和脉压变异度:常用的预测患者容量反应性的指标有每搏量变异度(stroke volume variation,SVV)、脉压变异度(pulse pressure variation,PPV)、被动抬腿实验等。SVV 是指在间歇正压通气的一个机械通气周期中,最大每搏量与最小每搏量的差值和每搏量平均值之比值,而最大脉搏压力与最小脉搏压力的差值与压力均值的比值的百分数称为 PPV,两者具有相似的意义。当 SVV 或 PPV>13% 时,可通过扩容来增加心输出量或搏出量。当SVV 或 PPV<13% 时,扩容并不能增加心输出量或搏出量,此时补液增加前负荷对患者无益而有害,要想提高搏出量可采取强心、扩血管等措施。

在自主呼吸时的吸气相,胸内负增大,肺血管床扩张,静脉回流增加,右心室前负荷增加,后负荷减少,右心每搏输出量增加;另一方面,由于吸气时的肺扩张,引起的肺血管床扩张,由肺循环进入左心室的血液减少,左心室前负荷降低,左心室每搏输出量下降,导致吸气时动脉血压降低。而自主呼气时正好相反,动脉血压升高。对于正在进行间歇正压机械通气的患者而言,在正压通气的吸气相可使胸内负压减小,导致中心静脉压增高和肺血管受压,静脉回流减少和右心室后负荷增大,致使右心室输血量下降,在吸气末降至最低点。2～3个呼吸周期后,减少的右心室输出血量到达左心室,引起左心充盈减少,前负荷降低,最终导致左心室搏出量降低。当心脏左心室前负荷处于Frank-Starling曲线的不同时段,则机械通气导致的每搏量变化程度也不同。前负荷越小,左心室前负荷处于Frank-Starling曲线的陡峭升支,则机械通气对每搏出量的影响明显,SVV与PPV的变异就越大。SVV与PPV巧妙地利用机械通气减少静脉回流这一现象,观察在前负荷可控状态下心搏出量是否显著下降,作为反映心脏前负荷的动态指标,比心脏前负荷的静态指标如中心静脉压或肺动脉楔压等能更好地评估机械通气患者液体治疗的效果和预测容量治疗的反应性(图4-19)。

PPV、SVV的测量主要方法有肺热稀释测定法、锂稀释法结合动脉脉搏能量稀释法和动脉脉搏波形法。其中动脉脉搏波形法临床应用最为广泛,其原理是通过动脉波形随机械呼吸正压通气而变化的幅度,来判断是否存在血容量不足。

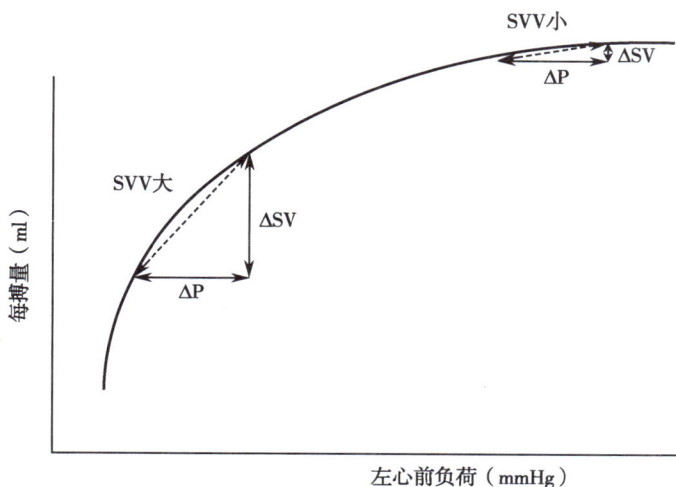

ΔP=每次机械通气引起前负荷的变化

图4-19　机械通气下左心前负荷对搏出量的影响
ΔP:每次机械通气引起前负荷的变化
ΔSV:每次机械通气引起每搏出量的变化
SVV:在间歇正压通气的一个机械通气周期中,最大每搏量与最小每搏量的差值和每搏量平均值之比值。机械通气导致病人左心前负荷发生振荡变化,如果病人的前负荷处于心功能曲线的左端,则机械通气将导致较大的SV变化,SVV就大,病人需要补液。如果病人的前负荷处于心功能曲线右端,则机械通气将导致较小的SV变化,SVV小,病人不需要补液

(2)被动抬腿试验:被动抬腿试验(passive Leg raising,PLR)模拟了内源性快速补液。具体做法是上身抬高45°,测量心输出量或搏出量,然后抬高下肢45°(图4-20),保持5分钟以上,再测量心输出量或搏出量,如果其增加10%以上提示机体对容量有反应性,给予液体治疗可提升心输出量。以心功能曲线来说明,在左心前负荷低的情况下抬腿,会增加左心前负荷,引起搏出量较大增加。而在左心前负荷高的情况下抬腿,左心前负荷增加后搏出量增加不大。PLR操作简单,利用自身体液进行可逆的快速体液补充,避免了额外的且可能对机体有害的快速体液补充。

总之,近年来连续性和无创性是血流动力学监测的发展趋势。必须指出的是,评估血流动力学状态时需要同时考虑前负荷、后负荷、心脏功能及心率等多个参数,因为循环功能状态并

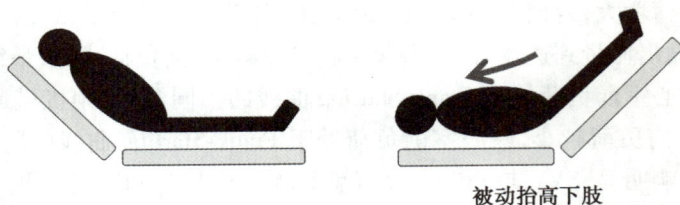

被动抬高下肢

图 4-20　被动抬腿试验示意图

不只由某一参数决定,而组织的有效灌注、保障器官氧供需平衡才是维持生命的关键。除综合分析多种指标外,更重要的是要结合临床表现和体征,动态连续地观察指标变化及治疗反应才能得到更接近患者生理病理状态的信息,并依此做出相应的治疗决策。

第四节　冠状动脉循环与脑循环

一、冠状动脉循环

(一) 冠状动脉循环的解剖生理特点

1. **解剖特点**　左、右冠状动脉起源于主动脉根部,其主干行走于心脏的表面,小分支常以垂直于心脏表面的方向穿入心肌,并在心内膜下层分支成网。冠状动脉血流通过毛细血管后,多数血液从冠状窦回到右心房,也有一些血液经前冠状静脉回到右心房。

心肌毛细血管极为丰富,毛细血管数与心肌纤维数的比例为1:1,单位横断面积毛细血管的数目比骨骼肌多6倍。因此,心肌和冠状动脉血流之间的物质交换能很快地进行。静息时毛细血管并不全部开放,心肌代谢需氧增加时,由毛细血管前括约肌调节毛细血管开放数量,以调整物质弥散或交换率。心肌肥厚时,肌纤维直径增大,但毛细血管数量并无相应的增加,毛细血管间距增大,故肥厚的心脏易发生血液供应不足。

正常情况下,各冠状血管之间虽有吻合支存在,但均较细小,直径约40μm,血流量极少。当冠状动脉突然阻塞时,不可能立即建立有效侧支循环,常致心肌梗死。如果冠状动脉阻塞较缓慢地形成,侧支可于数周内扩张,管径可达100~500μm,血流量增加,从而建立新的有效侧支循环,若此时冠状动脉突然完全阻塞,缺血区心肌将获得不同程度灌注,可不发生心肌梗死。

此外,心脏还有一系列的小血管使心室腔和毛细血管相连,虽然这些血管的血流量仅约占总心室血流量的2%,但主要为供给浦肯野网(Purkinje net)及腱索附着处的血流。在有冠状动脉阻塞的患者,靠近心内膜处尚有0.5~1.0mm的正常组织,因为这些组织可通过腔血管自心室腔获得血液供应,倘若无此血供,室内传导紊乱将会更为严重和频繁,腱索也可能因缺血而发生断裂造成瓣膜功能不全。

2. **冠状动脉血流的特点**　冠状动脉血流非常丰富,安静状态下正常人冠状动脉血流量为60~80ml/(100g·min)。动脉血液流经心肌毛细血管后,其中75%的氧被心肌摄取,因此心肌几乎已最大限度地摄取了动脉血中的氧。当心肌活动增强时,机体只能依赖于冠状动脉扩张来增加血流量,以满足心肌对氧的需求。冠状动脉血流为满足心肌氧需求量的增加所能增长的最大能力称冠状动脉储备。它可用来衡量冠状动脉最大供血的潜在能力。正常人冠状动脉最大限度扩张时,可使冠状动脉血流量增大4~6倍。

由于冠状动脉血管的大部分分支深理于心肌内,心肌节律性地舒缩对冠状动脉血流有明显影响,尤其是对左冠状动脉血流的影响更明显。当心室收缩时,冠状动脉血管受压,血流减少;心室舒张时,冠状动脉血流量增加。因此,在一个心动周期中,冠状动脉血流呈周期性变化,主要在舒张期灌注,占冠状动脉血流量的 70% ~ 80%。心室舒张期的长短和动脉舒张压的高低是影响冠状动脉血流量的重要因素。心率增快时心室舒张期的缩短或主动脉瓣关闭不全时的舒张压下降,均可引起冠状动脉血流减少。

心肌血流分布并不均匀,心室收缩时由于室内压急剧升高,心内膜下血流将完全中断,而心外膜的血流还可以流动。另一方面,由于心内膜下心肌承受较大的张力,其耗氧量大,通过代谢因素的调节,使心内膜下血管扩张较多,在心室舒张期可得到较多的血液供应而得到代偿,在正常情况下使心内膜与心外膜血流比率始终保持在 1.2∶1 左右。由于心内膜下血管处于部分扩张状态,已经动用了部分冠状动脉储备,当有动脉粥样硬化时,易失代偿而使梗阻远端心内膜下血流量急剧下降。因此,心内膜下心肌容易发生缺血性损害与心肌梗死。

(二) 冠状动脉血流的调节

1. **物理因素**　冠状动脉血流量的多少决定于冠状动脉的有效灌注压及血流的阻力。冠状动脉有效灌注压为冠状动脉流入端与流出端之间的压力差。在无冠状动脉狭窄时,流入端压力即主动脉压,流出端压力一般以冠状窦压力或右心房压力代表。因此,冠状动脉血流阻力除决定于冠状动脉小动脉平滑肌的舒缩和血液黏度以外,还受心肌内压的影响。心肌收缩时心室腔内压力与心肌张力同时增高,使血管外压力急剧增加,导致血管受压,阻力增大,血流减少。正常情况下血液黏度对冠状动脉血流的影响不明显,但冠心病患者冠状动脉供血量已感不足时,进食后因血液含脂量较多,增加了血液黏度,有可能诱发心绞痛发作。

有效灌注压是驱动冠状动脉血流的原动力。通常情况下右心房压力变化较小,对有效灌注压的影响不大,冠状动脉的有效灌注压主要取决于主动脉血压。当冠状动脉狭窄时,压强能在狭窄部位损失增大,狭窄远端压力明显降低,此时主动脉血压不能代表有效灌注压,其驱动血液流到冠状动脉血管床的有效灌注压则主要取决于狭窄远端的压力。

由于冠状动脉供血主要发生在心室舒张期,目前常采用反搏治疗来提高主动脉内舒张压的水平以增加冠状动脉供血。反搏治疗可分为体外反搏(external counter pulsation,ECP)和主动脉内球囊反搏(intra-aortic balloon pump,IABP)两大类。体外反搏是通过加在四肢远端及臀部的特制气囊管在心室舒张时充气加压四肢和臀部,以提高外周阻力和舒张压,增加冠状动脉血流量;在心室收缩前解除气囊加压以降低外周阻力,有利于增加心搏出量。主动脉内球囊反搏时将一根带球囊的导管放置于降主动脉,在心室舒张时球囊迅速充气,造成主动脉舒张压升高和冠状动脉血流增加;而心室收缩时球囊迅速放气,以恢复主动脉内压力,避免心室后负荷的增大。

由于冠状动脉具有自身调节能力,当灌注压在 60 ~ 150mmHg 范围内波动时,冠状动脉血管平滑肌将发生相应舒缩反应,冠状动脉血流可保持相对恒定。当冠状动脉主干狭窄时,狭窄远端的压力下降,冠状动脉血流的自身调节的下限将显著上移。因此,在临床麻醉和休克的治疗过程中,应视临床病理情况注意维持一定水平的动脉血压,以保证心肌的供血。此外,当左心室舒张末期压升高时也可减少冠状动脉有效灌注压而影响冠状动脉血流量。

2. **心肌代谢因素**　心肌本身的代谢水平是调节冠状动脉血流量的最重要因素。实验证明,冠状动脉血流量与心肌代谢水平成正比。当心肌代谢增强使局部组织氧分压降低或心肌缺血缺氧时,局部组织可产生使血管扩张的代谢产物(其中主要是腺苷),使冠状动脉扩张。因此,凡能影响心肌活动而改变其代谢水平的因素,均可间接影响冠状动脉血流量,以维持冠状动脉血供应量与心肌氧耗量间的相对平衡。当冠状动脉病变导致主支近端狭窄时,若狭窄程度小于50%,尚可通过代谢性调节,维持冠状动脉血流量以满足心肌代谢的需要。但由于动用了部分冠状动脉储备,代谢性冠状动脉血流调节的潜力降低。当冠状动脉狭窄程度达到

80%～85%时,必须通过代谢性冠状动脉血流调节使冠状动脉最大限度扩张,即必须动用全部冠状动脉储备才能保持安静状态下冠状动脉血流量与心肌氧耗量的平衡(图4-21)。此时若因运动、心率增快或情绪激动等而使心肌氧耗量增高时,冠状动脉血流量不能再增加,心肌氧供量与氧需量失衡,而发生心肌缺血。

3. **神经因素**　冠状动脉受交感神经和迷走神经的支配。交感神经兴奋时,通过释放去甲肾上腺素作用于 α 肾上腺素能受体而直接引起冠状动脉收缩;另一方面,交感神经兴奋也可加快心率,促进心肌收缩而提高心肌的代谢水平,由此引起的间接舒血管效应可掩盖交感神经兴奋时的直接缩血管作用,结果使冠状动脉血流增多。但由于交感神经直接缩血管作用的存在,可使代谢性冠状动脉扩张所致血流量增加的程度减少约30%。迷走神经兴奋对冠状动脉血流影响较小,因为迷走神经一方面可直接扩张冠状动脉,另一方面又可抑制心脏活动而降低心肌代谢水平,可抵消其直接的冠状动脉扩张作用。

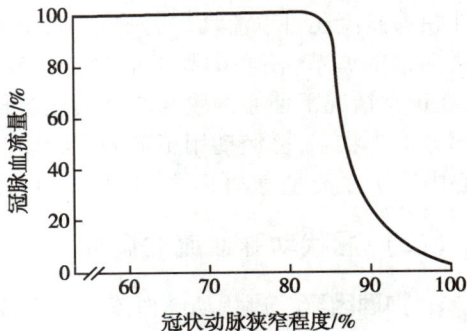

图 4-21　冠状动脉狭窄对冠脉血流量的影响

(三) 心肌保护

1. **心肌代谢特点**　按单位组织重量耗氧量计算,心肌是体内耗氧最多的组织。耗氧量大决定了心肌代谢的三个基本特点。

(1) 心肌可广泛利用各种营养物质供能:正常心肌能量60%来自脂肪酸的氧化,28%来自葡萄糖,11%来自乳酸。心肌摄取营养物质的比例可随它们在动脉血中的浓度而变化。空腹时以脂肪酸为主,进食后以葡萄糖为主。因此,心肌对营养物质状况的改变有较强的适应性。

(2) 心肌代谢几乎全是有氧代谢,供能多,耗能也多:安静状态下每100g心肌每分钟耗氧 8～10ml,剧烈运动时可增至 30～40ml/(100g·min)。

(3) 心肌氧储备及能量储备均少:常温下冠状动脉供血停止后,心肌氧储备于8s内即被耗尽,而其能量储备也只能支持心肌不到1min。因此,心肌对缺血缺氧非常敏感。一般认为,人类心肌腺苷三磷酸(ATP)含量下降到正常的70%即达到最低耐受限,低于此限则会产生难以恢复的心肌损伤。

正常心肌代谢产生的能量约20%用于维持心肌基础代谢,5%用于心肌电活动,其余75%用于维持心肌收缩活动,即用于心脏机械做功。心脏做功可用每搏功来表示,等于平均主动脉压和每搏量的乘积。一般来说,心脏做功越多,心肌耗氧量越大,但不同原因所致的每搏功的变化对心肌耗氧量的影响并不完全相同。用提高血压的方法来增加每搏功,比采用增加每搏输出量引起每搏功同等程度的增加所消耗的氧要多得多。

2. **心肌保护的基本途径**　在心脏直视手术时,为了得到无血的手术野,常需阻断冠状动脉血流。此时心肌处于缺血缺氧状态,若心肌保护不充分,可引起心肌坏死,导致术后心功能不全,使许多患者在经受了成功的外科手术后却死于心功能不能恢复。因此,心肌保护已成为心脏手术的重要部分。尽管试用了多种方法来保护缺血心肌,但其基本途径是增加能量供应,减少心肌能量消耗。

(1) 增加能量供应:术前应用葡萄糖、胰岛素和氯化钾(GIK 液)静脉输注,可增加心肌糖原含量,提高心肌对缺氧的耐受能力。胰岛素通过刺激胰岛素依赖的葡萄糖转运蛋白的转位和活化,促进心肌细胞对葡萄糖的摄取,促进心肌糖原的合成。胰岛素又能激活大量的糖酵解酶,使心肌从糖类中获得能量,保证缺氧时心肌糖原的利用。因胰岛素在促进葡萄糖进入细胞时,K^+也随之进入细胞,故同时补充一部分钾盐。若在麻醉及术中短时间快速输注时,其胰岛素与葡萄糖的比例较非手术者要高。因为麻醉后血糖常有增高,糖耐受量降低,胰岛素敏感性降低,分泌受抑制,若手术中配合低温则更直接抑制胰岛素分泌。在心脏停搏液中加入心肌代谢底物如葡萄糖,也可增加缺血心肌的无氧代谢能力。虽说产能量少,但有助于保护心肌结构完整性和促进功能的恢复。一般来说,缺血期间增加心肌能量供应的方法不多,效果也多不肯定。因此,降低心肌能量消耗是心肌保护的关键途径。

（2）减少心肌能量消耗

1）低温:低温是最古老但又极有效的心肌保护方法。体温每下降1℃,代谢率下降7%,常温下跳动的心脏耗氧量为 $8 \sim 10ml/(100g \cdot min)$,22℃时即降至 $2ml/(100g \cdot min)$。实验也证实,心温自35℃降至25℃时,心肌对缺血的耐受时间可延长2.2倍,降至15℃时再延长1.9倍,降至5℃则进一步延长1.6倍。

2）心脏停搏:常温下心脏停搏可使心肌氧耗从 $8 \sim 10ml/(100g \cdot min)$ 减到 $1ml/(100g \cdot min)$。心脏停搏后,由于减少了心肌内压力,还可使冠状动脉血流提高50%。若是使心脏停搏再降低温度到22℃,就可使其耗氧量降到 $0.3ml/(100g \cdot min)$。

（3）药物:细胞膜是最易受缺血损害的结构,膜稳定作用在心肌保护中相对占有较重要位置,因此在心脏停搏液中常加入普鲁卡因、糖皮质激素等膜稳定剂。由于在心肌缺血后的再灌注过程中常发生再灌注损伤,其机制主要与细胞内钙超载和氧自由基的生成有关,故在心脏停搏液中加入钙通道阻滞剂和自由基清除剂,可望减轻心肌损伤,提高心肌保护的效果。此外,维持停搏液适当的pH、离子组成、离子浓度及渗透压也是心肌保护的重要环节。

（四）麻醉与冠状动脉循环

麻醉对冠状动脉循环的影响主要与冠状动脉血流量、充盈时间和血管张力、心肌代谢有关。大部分吸入麻醉药具有冠状动脉扩张作用,因其直接扩张血管特性、心肌代谢需要下降及对动脉血压影响不同,各种吸入麻醉药对冠状动脉血流的效应也不相同。氟烷和异氟烷的效应最强,但前者主要扩张冠状动脉大血管,而后者扩张小血管,七氟烷则没有扩张冠状动脉作用。麻醉药扩张的可能机制与ATP敏感性钾通道激活及腺苷受体激活有关。

除氟哌利多-芬太尼麻醉、咪达唑仑及依托咪酯对冠状动脉血流及心率无明显影响外,硫喷妥钠、安泰酮、丙泮尼地、甲乙炔巴比妥等静脉麻醉药均使冠状动脉血流及心率增加,但无心肌氧摄取的增加。依托咪酯麻醉时对心率、平均动脉压、心脏每搏量及外周血管阻力几乎无影响,对冠状血管有轻度扩张作用,使其阻力减小和血流量增加,使心肌摄氧轻微减少。依托咪酯的血流动力学稳定性与其不影响压力感受器功能、不影响外周血管舒缩功能和不抑制心肌收缩力有关。

全身麻醉药除直接对心脏产生抑制作用外,尚可通过对自主神经的作用而对心脏产生影响,特别是浅麻醉时为甚。冠状血流和心肌氧耗量的变化多数情况下取决于心脏代谢的需求。但有的麻醉药如氯胺酮在严重血容量不足的情况下使用,若冠状动脉血流未能改善,由于增加了心肌氧耗,心肌缺氧加重而发生严重心律失常甚至心搏骤停等后果。

蛛网膜下腔阻滞时动脉血压下降,可致冠状动脉血流减少,但由于左心室后负荷降低,心率减慢,心肌氧耗量也相应减少。中位脊麻（麻醉平面上界达胸6）时冠状动脉氧供应量减少29%,但心肌氧耗量减少更多,甚至高达65%,故冠状血管血流灌注量在一定范围内的减少,还不致发生心肌缺血表现。

在心肌缺血和心肌梗死的情况下,麻醉药物心肌保护作用已经得到临床验证。随机对照临床研究表明,常用麻醉药（如异氟醚、七氟醚、丙泊酚等）均具有一定程度的心脏保护作用,且吸入性麻醉药较静脉麻醉药的作用更为明显。尤其是氟烷类麻醉药的心肌保护作用已成为共识,先后分别于2007年和2011年被写入美国心脏协会(American Heart Association,AHA)指南,作为"有心肌缺血风险但血流动力学稳定患者全身麻醉的第一选择"和"冠状动脉旁路移植术麻醉方式第一选择"。

二、脑　循　环

(一)脑的血液供给及脑循环的一般特征

1. **脑的血液供给**　脑由颈内动脉和椎动脉供血,它们进入颅内后,在脑基底部形成动脉环(Willis环),其分支分别分布于脑的各部分。脑毛细血管形成组织液,与脑实质进行物质交换;一部分毛细血管形成脉络丛,伸入脑室内,并分泌脑脊液,也可与脑组织进行物质交换。不同部位的毛细血管床密度并不相同,在大脑皮质及脑干上部,如下丘脑和网状结构的血管丛最丰富,因而麻醉药物和氧等通过血液循环进入这些区域所占分量较脑的其他部分为高。脑毛细血管血液通过静脉或脑脊液进入脑表面静脉窦,最后汇入颈内静脉。也有通过颅骨上的吻合支,由颈外静脉回到体循环。由于颈内动脉在进入颅底之前没有大的分支,因而由心脏至脑的血流速度较其他部位快,而压力也相对较高,血液能较快灌注到脑的毛细血管。椎动脉压较颈内动脉压低,正常情况下在基底动脉环处的血流方向为由前往后通过后交通支动脉。当一侧颈内动脉受阻,则受阻侧颈内动脉压力较对侧下降甚多,血液可自对侧颈内动脉及椎动脉通过基底动脉环而由后往前越过后交通支灌注受阻侧颈内动脉分布的区域,其血流量则可能不足以满足受阻侧代谢的需要,可在相应部位出现不同程度缺氧性损害。

2. **脑循环特点**　脑是体内代谢最活跃的器官之一。脑组织所消耗的能量几乎全部来自糖的有氧分解。脑组织葡萄糖消耗量为5mg/(100g·min)。脑重量仅占体重的2%,但氧耗量接近全身氧耗的20%。正常脑组织的大多数耗氧量(60%)用于生成ATP以维持正常生物电活动。正常成人脑血流量平均为750ml/min,脑血流量占心输出量的15%~20%。安静状态下,脑组织耗氧量为3~3.8ml/(100g·min)(50ml/min)。成人脑血流量为55ml/(100g·min),青春期前脑血流量可达90~100ml/(100g·min)。脑内不同部位的血流分布并不均匀,即使同一部位也可因脑细胞活动程度的不同而经常发生变动。在皮质的灰质,血流量可高达80ml/(100g·min),氧耗量达12ml/(100g·min),这比工作的心脏还高,但在白质则约为20ml/(100g·min)。当脑的某一区域活动增强时,局部血流量也将增多。例如,当一侧肢体活动时,大脑皮质相应运动区局部血流量迅速增高。因此,脑对低血糖和缺氧极为敏感,血糖降低时机体随着降低的程度加大,可逐步出现无力、晕厥、神志不清、昏迷和死亡等严重的神经功能紊乱。当动脉血氧降低到正常值的75%~85%时可产生判断失误和意识障碍,降至51%~65%即可出现昏迷。脑血流停止5~10s可导致意识丧失,5min以上有可能造成不可逆性脑损害。因此,脑循环必须保持较高的灌注和连续不断的相对稳定的血流,以满足脑代谢的需要,维持大脑的正常功能活动。常温下中枢神经系统各部位能够耐受缺血的时间不同:大脑皮质3~4分钟,小脑10~15分钟,延髓(呼吸血管运动中枢)20~40分钟,脊髓45分钟,交感神经节60分钟,故当脑血流停止时,大脑皮质的损伤最为严重。

脑位于颅腔内。颅腔是骨性的,其容积固定,其中由脑、脑血管及脑脊液所充满,故三者容积之和也是固定的。由于脑组织是不可压缩的,故脑血管舒缩的程度受到相当的限制,血流量的变化较其他器官的变化小。如动物惊厥时神经中枢强烈兴奋,脑血流量仅增加50%左右,而在药物麻醉下,脑活动深度抑制时,脑血流量仅减小30%~40%。

脑循环的毛细血管壁内皮细胞相互间接触紧密,并有一定的重叠,管壁上没有小孔。另外,毛细血管和神经元之间并不直接接触,而为神经胶质细胞所隔开,这一结构特征对于物质在血液和脑组织之间的扩散起着一种"屏障"作用,称为血-脑屏障(blood-brain barrier)。血-脑屏障的存在,对于维持中枢神经系统内环境的相对稳定有重要意义。

(二) 脑血流的调节

实验证明,脑血流量与脑灌注压成正比,与脑血管阻力成反比;而脑灌注压等于平均动脉压与平均静脉压之差,其相互关系为

$$脑血流量=灌注压/脑血管阻力=(平均动脉压-中心静脉压)/脑血管阻力$$

正常情况下,颈内静脉压已接近右心房压力,且变化不大,故脑血流量主要取决于平均动脉压的高低。但当颅内压高于中心静脉压时,则脑灌注压等于平均动脉压与颅内压之差。正常情况下脑灌注压为 80~100mmHg。在头低位时,尽管静脉回心血量增加,成年人中心血容量可增加 1000ml,心输出量和血压增高,但由于头低位时颅内静脉压和脑脊液压的增高,脑灌注压下降,大脑血流反而显著减低。头低位时颅内静脉压的增高可引起眼内压的增高,可引起眼静脉血栓和视网膜剥脱。另一方面,适度的头高位可以降低颅内压,但头高位的角度高于 30°时,也会引起脑内动脉压的降低,其下降的程度大于体位对颅内压的影响,反而使脑灌注压降低。在采用坐位开展手术时,由于重力的作用,静脉回心血量减少,在心率无明显变化的情况下,健康成人每搏输出量和心输出量降低 12%~15%,脑灌注压下降 15%。

1. 自身调节 脑血流具有自身调节能力。当动脉压升高时,脑血流量相应增多;动脉血压降低时则相反。然而,当平均动脉压在 60~140mmHg 的范围内变动时,随着平均动脉压的升高或降低,分别引起脑内微动脉收缩或舒张,使脑血管阻力增加或减小,从而可使脑血流量不至于随血压的升降而增减(图 4-22)。这种灌注压发生变化时仍保持脑流量相对恒定的现象,称为脑血流的自身调节。脑血流自身调节的完成需 1~3 分钟,因此,一次快速的血压增高将引起短暂的脑血流增加。反之,快速的血压降低将引起短暂的脑血流减少。当动脉压升高超过脑血流自身调节上限时,由于脑血管发生被动扩张,脑血流量增多。当动脉压低于脑血流自身调节的下限时,脑血流量将减少,而出现脑缺血表现。据报道,常温浅麻醉下的患者,脑血流临界缺血阈为 20ml/(100g·min),低于此值,脑电图波形消失;达 15ml/(100g·min)时,皮质觉醒反应完全消失;在脑血流约为 6ml/(100g·min)时,细胞内 K^+ 大量外流,患者陷于可逆性缺血"麻痹"状态。因此,在临床工作中应将动脉血压维持于脑血流自身调节的范围内,注意尽可能不损害其自身调节能力。

在慢性高血压患者,脑血流的自身调节曲线右移,其自身调节的上限、下限均上移。与正

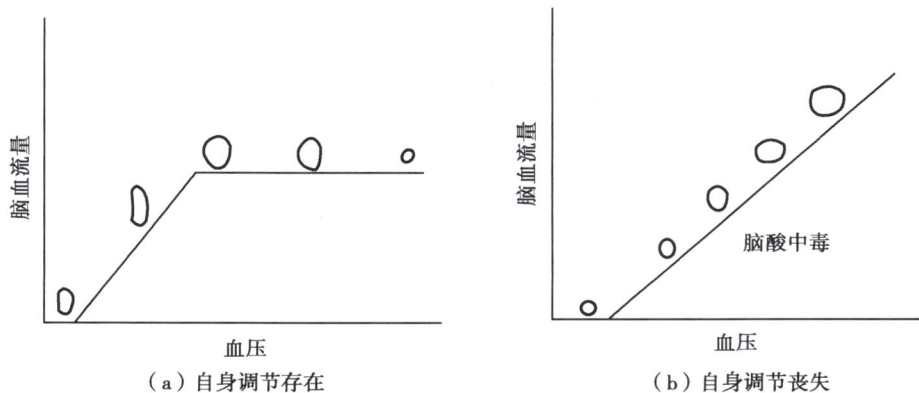

(a)自身调节存在　　　　　　　　(b)自身调节丧失

图 4-22　脑组织酸中毒对脑血流自身调节的影响

常人相比,这类患者能较好地耐受较高的动脉血压,但不能耐受稍低的血压水平。因此,高血压的治疗不宜将患者血压快速降到正常水平。由于高血压患者在适当的药物控制后,脑血流自身调节的下限有可能恢复正常,故对高血压患者的治疗要缓慢进行,以利于血压降低以后的脑血流自身调节的恢复,切忌降压过急而导致脑供血不足。急性动脉灌注压升高不能引起脑血流自身调节上限的上移,可引起血-脑屏障的破坏和脑过度灌注,出现脑水肿和颅内压增高。高血压患者若血压突然持续升高,超过自身调节的上限,也可因脑过度灌注而出现脑水肿,发生高血压脑病(hypertensive encephalopathy)。

此外,脑血流自身调节尚受血液气体分压、交感神经、组织 pH 及挥发性麻醉药的影响。当动脉血二氧化碳分压($PaCO_2$)增高或氧分压(PaO_2)降低都可使自身调节能力降低,甚至消失。脑组织酸中毒患者(如心搏骤停复苏后脑乳酸大量生成),由于脑血管运动麻痹,脑血流自身调节能力丧失,此时脑血流量将随着动脉血压的波动而被动变化(图 4-22)。若脑血流量增高以致超出脑代谢的需要称奢侈灌流综合征(luxury perfusion syndrome),常伴发脑水肿,加重脑组织缺血及乳酸中毒,构成极为危险的恶性循环。因此,在心搏骤停复苏后,由于脑血流自身调节能力丧失,此时维持适当的动脉血压极为重要,以防止脑灌流不足或脑过度灌注,避免进一步加重脑损伤。

挥发性麻醉药小于 1MAC 时,脑血流自身调节能力保持不变。但随着挥发性麻醉药浓度的增高脑血流自身调节能力降低(见后)。静脉麻醉药不损伤脑血流自身调节能力。麻醉状态下脑血流自身调节曲线左移,这有利于围术期对血压降低的耐受。

2. 化学性调节 脑循环的化学性调节是指内外环境中各种化学因素对脑血管的作用。这些调节因素主要包括 CO_2、O_2、pH、K^+ 及腺苷等,其中 CO_2 是最重要的因素。

动脉 CO_2 分压($PaCO_2$)增高可引起脑血管显著扩张,血流阻力降低,脑血流量增大;$PaCO_2$ 降低则有相反作用,严重的 $PaCO_2$ 降低甚至可引起脑缺血(图 4-23)。$PaCO_2$ 变化于 20 ～ 80mmHg 之间时,脑血流量与 $PaCO_2$ 成正比。$PaCO_2$ 在正常范围内变化 1mmHg,脑血流量变化可达 4%。吸入含有 5% ～ 7% CO_2 的空气,脑血流量增加 75%;过度通气使 $PaCO_2$ 降至 15mmHg 时,脑血流量可减少到正常值的 40% 左右。颅脑手术麻醉中,采用适当的过度通气,使 $PaCO_2$ 降低至 35mmHg,可以减轻或避免脑组织肿胀,降低颅内压。但是,并非 $PaCO_2$ 越低越好,因为极度过度通气使 $PaCO_2$ 降至 25mmHg 以下时,有脑缺血的危险。另一方面,由于 CO_2 的大量排出,血液 pH 增大,使氧解离曲线左移,血红蛋白与氧的亲和力增大,氧合血红蛋白不易释放氧,可加重脑缺氧。CO_2 过多引起脑血管扩张,是通过 H^+ 作为中介的。血中 CO_2 可迅速

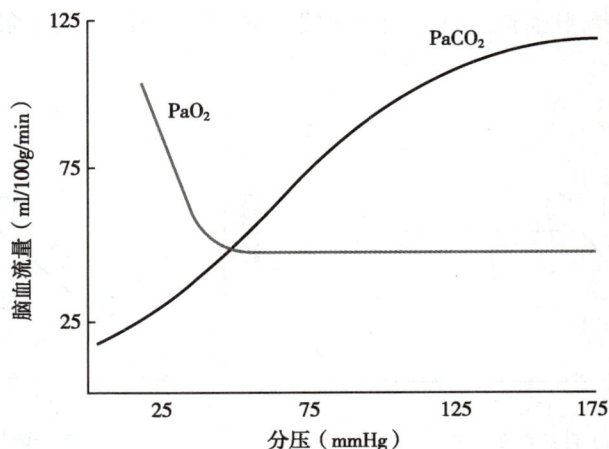

图 4-23 动脉血二氧化碳分压和氧分压变化对脑血流量的影响

穿过血脑屏障，使脑细胞外液 H^+ 浓度增高而发挥其扩血管效应。当 CO_2 持续增高时，可因脑脊液中 HCO_3^- 代偿性增高使 pH 逐步恢复，脑血流量经 6 ~ 8h 降至正常。若此时快速使患者 $PaCO_2$ 恢复正常，可因脑脊液中 HCO_3^- 浓度过高造成脑脊液碱中毒，导致脑血管极度收缩和脑缺血。而对于慢性低二氧化碳血症者，因 HCO_3^- 代偿性降低，若快速使 $PaCO_2$ 增至正常，可造成脑脊液酸中毒，使脑血流量增加，甚至出现颅内压增高。

CO_2 对脑血流的作用还受一些因素的影响：①麻醉：在相同的 CO_2 浓度下，麻醉动物的反应程度小于清醒动物，这可能与麻醉降低能量代谢和减少 CO_2 产生有关。②年龄：CO_2 对脑血管的作用随年龄的增加而减弱。③血压：动脉血压降低时，CO_2 对脑血流的影响明显降低。若血压降至 50mmHg，$PaCO_2$ 几乎对脑血流无影响，其原因可能是此时阻力血管在对低血压的反应中已经处于最大扩张状态，血管对 $PaCO_2$ 的变化不再引起血流改变。所以，对具有脑缺氧并有出血性休克的患者，吸入 CO_2 并不能改善脑循环，相反会引起酸血症，反而加剧临床症状。

氧对脑血流也有调节作用。吸入 $100\% O_2$ 以提高动脉血氧分压（PaO_2），脑血流轻度降低约 13%，吸入 $10\% O_2$ 以降低 PaO_2 则脑血流增加约 35%。但 PaO_2 的中度变化，对脑血流无明显影响，通常要在 PaO_2 低于 50mmHg 时，脑血流才明显增加（图 4-23）。因此，O_2 不是脑血流的重要控制因素。由于血液中 H^+ 难以通过血脑屏障，在 $PaCO_2$ 保持稳定的条件下，脑血流量并不随血液 pH 的变化而变化。此外，K^+、腺苷也具有扩张脑血管的作用。

3. 代谢性调节 生理条件下，局部血流受脑的局部代谢、神经功能活动的调节。脑的局部活动增加，如声、光刺激、谈话、局部感觉、肢体运动及意识活动，均伴有相应脑区域的局部血流增加。巴比妥类中毒时皮质功能抑制，脑血流和氧摄取量均降低；发生昏迷时，脑血流只有正常时的 50%，相当于外科手术麻醉时的水平。当脑活动增强时，局部代谢产物如 H^+、CO_2、腺苷等及细胞外 K^+ 浓度增加，可致局部血管扩张、局部血流增多。

4. 温度 体温每变化 1℃，脑血流量变化 5% ~ 7%。体温降低可致脑代谢率和脑血流量降低。当体温降低 10℃（从 37℃ 降至 27℃）时，脑代谢率降低 50%。若体温从 27℃ 进一步降至 17℃，脑代谢率可进一步降低 50%。体温在 20℃ 时，脑电图波形消失，呈等电位。当体温高于 42℃ 时，可引起神经细胞损伤。

5. 神经调节 脑血管接受交感缩血管纤维和副交感舒血管纤维的支配。但神经因素在脑血管活动的调节中所起的作用很小，相当于 $PaCO_2$ 改变 1 ~ 2mmHg 的效应，意义不大。切断支配脑血管的交感或副交感神经后，脑血流量没有明显的变化。在各种心血管反射中，脑血流量一般变化都很小。但交感神经兴奋可致脑血流自身调节的上限和下限均升高。自身调节上限的升高，可防止高血压对自动调节功能及血脑屏障的破坏作用，具有保护意义。自身调节下限上移，可促使脑对低血压性缺血更敏感。在交感神经高度兴奋，如出血性休克时，脑血流的减少将比使用交感阻滞药所引起的相同水平的低血压时下降得更多。

6. 颅内压 成人脑和脊髓被脑脊液包围。脑、脑脊液和脑血管同处于容积固定的颅腔内，分别各占 80%、8% 和 12%，三者都不可压缩，但在一定范围内可以相互替换。例如脑水肿时，脑体积的增加，脑脊液在蛛网膜粒处的吸收增加，部分脑脊液可被挤出颅腔进入脊髓蛛网膜下腔，使颅内脑脊液减少，同时，颅内静脉受压，静脉内血液也被挤出颅外，使颅内脑脊液、血液代偿性下降，以维持颅内压的相对恒定。如图 4-24 所示，由于颅内容积代偿功能的存在，颅内容积增大的早期，颅内压增高不明显，随着容积的增大，当代偿功能的消耗发展到一个临界点时，容积少量增加，颅内压即明显升高。此时如患者用力排便、咳嗽、躁动、呼吸道不畅、体位不当均可引起血压升高或静脉回流受阻而导致颅内容积增大，使患者颅内压急剧上升。反之，少量容积减少，如进行脱水、过度通气、脑室脑脊液引流等，可迅速缓解颅内高压。

颅内压的升高必将使脑血管受压，血管内压升高，尤其是颅内静脉系统压力升高，导致平

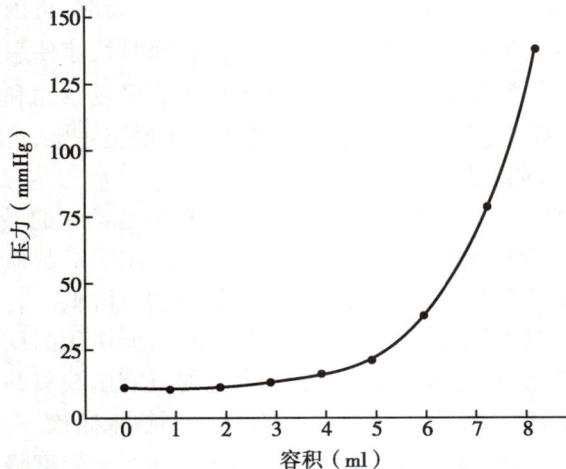

图 4-24　压力-容积关系曲线

均动脉压与平均静脉压之间的压差减小，即降低了脑的有效灌注压；同时脑血管的受压导致血管容量减少都将引起脑血流减少。当颅内压等于动脉压时，脑血流停止。另一方面，颅内压增高时，由于脑灌注压的降低，脑血管代偿性扩张，脑血流的自身调节张力降低，甚至消失。因此，对于颅内高压伴有休克者应及时进行纠正，以维持足够的脑血流量。

（三）脑保护的基本策略

由于脑组织耗氧量相对较高，几乎完全依赖于糖的有氧代谢，因此脑组织对缺氧的耐受性低。在多数情况下，如果正常脑氧供、脑血流和葡萄糖供应中断超过 8 分钟，由于 ATP 储备的耗尽，钠钾泵和钙泵活动障碍，细胞内钾离子浓度降低，钠离子和钙离子浓度增加。细胞内钙离子浓度持续增加可激活脂酶和蛋白酶，继而使神经细胞结构受损。游离脂酸的增加和环氧化酶、脂氧化酶活性增高促使前列腺素和白三烯等损伤介质的生成，均可导致细胞损伤。一些毒性代谢产物如乳酸的堆积也可使细胞功能受损并且干扰细胞修复功能。组织缺血后的再灌注也可因氧自由基可进一步损伤脑组织，产生不可逆的神经损伤。

脑保护干预的目的主要是尽可能恢复脑灌注和脑供氧，其主要措施包括重建有效的循环，恢复动脉氧饱和度和血液的正常的携氧能力，重新开放阻塞的血管。局部缺血区周围的脑组织虽然存活但也存在严重的功能损伤。但如果能控制住进一步的损伤，恢复灌注，这些区域（缺血半影）可以完全恢复。此外，除设法改善脑灌注外，通过降低脑代谢需求（基础需求和电活动需求）和减少引起细胞损伤的介质生成也将控制脑损伤的进一步恶化。值得指出，最有效的措施是预防脑缺血的发生，因为损伤一旦发生，任何保护措施的效果都有限。

1. **维持适当的脑的氧和葡萄糖的供应**　保持适当的脑灌注压对于脑血流的维持极为重要。应注意维持正常的动脉压（或稍高于正常），尽量避免静脉压和中心静脉压的升高，以维持适当的脑灌注压和脑血流量。注意保持二氧化碳分压正常。高二氧化碳血症和低二氧化碳血症均对脑缺血产生不良影响，低二氧化碳血症使脑血管收缩，加重脑缺血，而高二氧化碳血症也可能诱发窃血现象引起局部缺血或加重细胞内酸中毒。为保证适当的脑的氧供，还要注意维持动脉氧分压的正常，血细胞比容至少要保持在 30%，以维持正常的携氧能力和血氧含量。由于高血糖可以加重局部或全脑缺血的神经损伤，因此血糖应尽量避免越过 150～180mg/dl。

2. **降低脑代谢率**　低温和麻醉药物可以降低脑代谢率。巴比妥类药物、依托咪酯、丙泊酚和异氟烷可使脑电活动完全静止，从而消除脑电活动的能量消耗，但对基础能量消耗无影响。低温可以降低脑电活动的能量需求，也能降低全脑基础能量需求。低温是对局部或全脑缺血保护最有效的方法。此外，氯胺酮可抑制谷氨酸与 NMDA 受体结合具有一定的脑保护作用，但有关这方面的动物实验仍有争议。

3. **其他辅助用药**　钙通道阻滞剂尼莫地平可对蛛网膜下腔出血所致脑血管痉挛有一定疗效，脊髓损伤 8h 以内应用甲泼尼龙可以减轻神经损伤。有实验显示，NMDA 受体拮抗剂、促红细胞生成素、钙离子拮抗剂和自由基清除剂也有一定脑保护作用。

（四）麻醉与脑循环及脑代谢

颅脑手术中控制颅内压,保证脑灌注,同时为脑干等深部手术提供较好的手术条件是麻醉医生的重要工作任务。术中采取的主要措施是适当的头部抬高促进静脉回流、适度的过度通气收缩脑血管或配合浅低温降低代谢,以及合理选择麻醉药物。降低脑代谢率、收缩脑血管是麻醉药减少脑血流量、防止颅内压升高的主要机制。而麻醉过程中由于动脉血压波动、缺氧、CO_2蓄积或过度通气均可影响脑血流量。低温可通过降低脑的代谢率而间接降低脑血流量和颅内压。适当的机械呼吸过度通气将$PaCO_2$降低至35mmHg,可以减轻或避免脑组织肿胀,降低颅内压。

巴比妥类药物硫喷妥钠可降低脑的代谢率而间接降低脑血流量和颅内压,此外硫喷妥钠还可通过收缩脑血管使颅内压降低,故常用于颅脑手术麻醉。麻醉性镇痛药吗啡具有呼吸抑制作用,在自主呼吸的患者可使$PaCO_2$升高而致脑血流和颅内压增加,倘若在控制呼吸的条件下,大剂量吗啡可使脑代谢以及脑血流、颅内压中度下降。芬太尼可使脑血流量和脑代谢率中度降低,从而降低脑血流量和颅内压。芬太尼不影响脑血流量的自身调节和其对缺氧和二氧化碳的反应。咪达唑仑、乙托咪酯、安泰酮和异丙酚均使脑代谢率和脑血流降低。单次注射乙托咪酯0.2~0.3mg/kg,在不影响平均动脉压的情况下,脑血流减少34%,但脑代谢率降低45%,并可使颅内压随剂量增加而显著下降。长期以来,有颅内压增高倾向的患者一直被视为氯胺酮的禁忌,但现在认为氯胺酮用量0.5~5mg/kg不增加颅内压。氯胺酮有时甚至可降低实验动物颅内压和脑血流量。脑电图监测显示,氯胺酮明显抑制大脑皮层活动,甚至可引起暴发性抑制,进而可能使脑代谢氧耗下降。

吸入麻醉药虽可抑制脑的代谢率,但具有与剂量或浓度有关的扩张血管的作用而使脑血流增加,有颅内压升高效应。吸入麻醉药氟烷、安氟烷和异氟烷均可损害脑血流的自身调节功能,随着吸入浓度逐渐增加,脑血流量自身调节曲线的平台段逐渐缩短(平台段是自身调节的有效部位),直至完全消失,即自身调节丧失,此时脑血流量将完全依赖于血压的变化,短暂的动脉压极度升高可促使颅内压迅速升高(图4-25)。此外,麻醉药对脑血流的影响还与其全身作用有关。例如,吸入2%的氟烷可使脑血流增加24%;吸入4%时,则因动脉血压下降和自身调节机制的破坏而使脑血流大大降低。

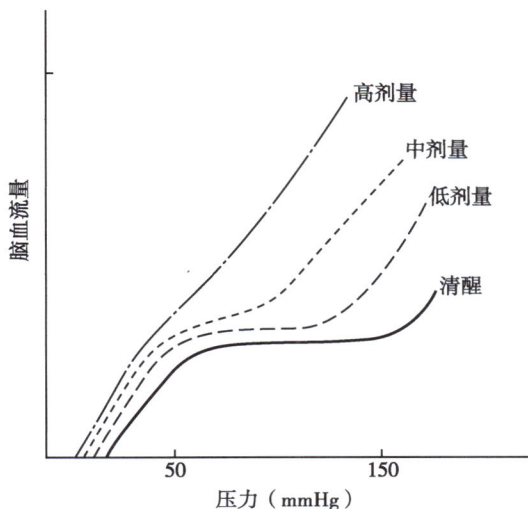

图4-25 不同剂量的挥发性吸入麻醉药对脑血管的自身调节的影响

病例 4-1

　　患者,男,45 岁。15 年来间断性出现头痛、头晕,伴胸闷心慌,发作时有恶心、呕吐、眩晕。心率增快,血压增高,最高可达 270/130mmHg。实验室检查发现血肾上腺素、去甲肾上腺素和 24 小时尿儿茶酚胺浓度显著增高。CT 检查显示右肾上腺占位性病变。诊断为右肾上腺嗜铬细胞瘤。拟进行择期腹部嗜铬细胞瘤切除术。

问题:

　　1. 术前如何控制患者血压?

　　2. 为什么在使用 β 受体阻断剂之前必须先使用 α_1 受体拮抗剂?

　　3. 该患者麻醉时应避免使用哪些麻醉药物?

病例 4-2

　　患者,男,57 岁,因胆石症拟进行腹腔镜下胆囊切除手术。曾经行冠状动脉造影证实冠状动脉病变,左前降支起始部狭窄75%。血压 160/80mmHg,心率 72 次/分。ECG 仅提示左心室高电压,无明显心肌缺血表现。

问题:

　　1. 该患者冠状动脉左前降支起始部已经狭窄 75%,为什么无明显心肌缺血表现?

　　2. 为避免围术期发生心肌梗死,应如何维持心肌氧供需平衡?

病例 4-3

　　患者,女,55 岁,车祸后 60 分钟入院,伤后无意识障碍、无呼吸困难。1 年前曾因心力衰竭住院治疗。入手术室后检查:神志清楚,面色苍白,血压 90/70mmHg,心率 102 次/分,右大腿可见 5cm 长伤口,骨折端外露,现拟行急诊清创及骨折复位手术,预计 3 小时内可完成手术。

问题:

　　1. 麻醉前可选择哪些血流动力学监测指标?

　　2. 如何进行血容量补充,应注意哪些问题?

(罗自强　刘菊英)

第一节 肝生理概述

一、肝的组织结构

(一)肝小叶

肝的基本结构与功能单位是肝小叶(图 5-1),成人有 50 万~100 万个。肝小叶呈多面棱柱体,由中央静脉、肝板、肝血窦、窦周间隙和胆小管组成。以中央静脉为中心,肝细胞单层排列形成肝板向周围放射状走向。肝板之间不规则的空隙称肝血窦,肝血窦的窦壁由单层内皮细胞围成,其上有许多大小不等的窗孔,使肝血窦具有较大的通透性,有利于肝细胞与血液间进行物质交换。在肝血窦腔内有肝巨噬细胞,又称库普弗细胞(Kupffer cell),有很强的吞噬细菌、病毒、衰老的血细胞、异物、肿瘤细胞和吞饮内毒素能力,并可产生促炎细胞因子白介素-1、白介素-6、肿瘤坏死因子(TNFα)等。在慢性肝病时,肝巨噬细胞功能低下,血中内毒素增多,可致肝细胞脂肪变性或坏死;肝巨噬细胞还参与脂蛋白代谢,摄取低密度脂蛋白。在肝血窦的内皮细胞与肝细胞之间有狭小的间隙称窦周间隙(又称 Disse 隙),肝血窦内的血浆成分可经内皮细胞或细胞间隙进入窦周间隙,此处是肝细胞与血液之间进行物质交换的场所。在窦周间隙内有一种散在的贮脂细胞,慢性肝炎、酒精中毒、肝硬化、四氯化碳中毒及胆管结扎可见贮脂细胞数量增多,并转化为成纤维细胞。胆小管是相邻两个肝细胞膜局部凹陷形成的微小管道,在肝板内相互连接成网。由肝细胞分泌的胆汁经胆小管流向肝小叶周边的 Herring 管。几个相邻肝小叶之间结缔组织区域称门管区,内含小叶间静脉、小叶间动脉和小叶间胆管。门管区还有小淋巴管和神经纤维。在肝硬化时,结缔组织增生,小叶间静脉首先受压,可造成门脉高压。

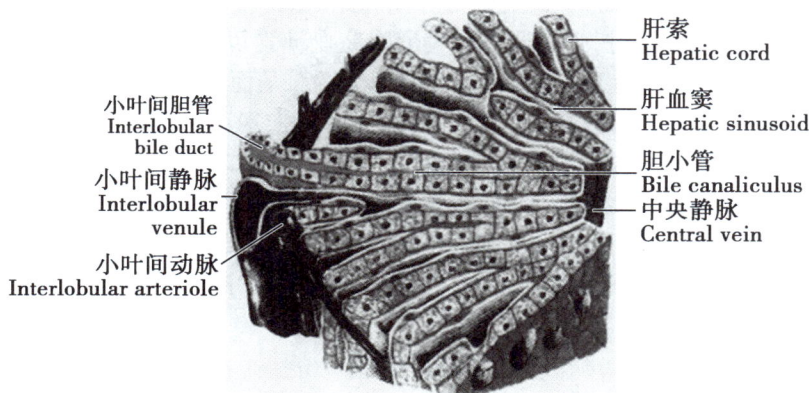

图 5-1 肝小叶模式图

（二）肝细胞

肝细胞膜有三个功能面,即肝血窦面、胆小管面和肝细胞连接面。在肝血窦面和胆小管面,细胞膜突起形成微绒毛,使肝细胞与血液、胆小管之间表面积增加,有利于物质的吸收和排出。如果胆小管微绒毛减少,结合胆红素(也称直接胆红素)不能顺利排入胆小管,经肝血窦面反流到窦周间隙而入肝血窦,使血内结合胆红素升高。在相邻肝细胞之间的连接面有紧密连接、桥粒和缝隙连接等结构,这使众多肝细胞耦联成群,对接受神经和体液因素的调节及细胞间信息传递起重要作用,扩大了肝细胞的各种功能。

二、肝的血流及调节

（一）肝的血流

肝接受肝动脉和肝门静脉双重血供。供血量的25%～30%由氧饱和度为98%的肝动脉供给,70%～75%由氧饱和度为70%～85%的肝门静脉供给。两股血流供应肝的氧量几乎相等。肝门静脉血来自胃、肠、胰、脾等内脏的静脉血,含丰富的营养物质和一些待由肝加工处理的毒性物质。结扎动物的肝门静脉可使肝内各种酶、肝糖原储存发生变化,并可见肝细胞变性、坏死;而结扎肝动脉,上述变化较轻,且在结扎后2周可代偿,说明肝门静脉对维持肝的功能较肝动脉更为重要。肝内血流最终经肝静脉出肝。肝的血流量每分钟为1.25～1.5L,占每分心输出量的25%。肝动脉是高压(100mmHg)、高阻血管,其血压几乎与主动脉压相近;肝门静脉压约为7mmHg。高压的肝动脉血及低压的肝门静脉血均入肝血窦。任何原因引起肝动脉或肝门静脉血流减少,肝总血流量均降低,可加重肝细胞损害。

（二）肝血流量的调节

1. **神经调节** 肝动脉存在 α_1-肾上腺素能缩血管受体,同时也存在 β_2-肾上腺素能、多巴胺能(D1)和胆碱能舒血管受体。而门静脉仅存在 α_1-肾上腺素能和多巴胺能(D1)受体。交感神经活化导致肝动脉和肠系膜血管收缩,减少肝血流量。β肾上腺素能神经刺激可舒张肝动脉;β阻断剂减少血流,因而降低门脉压。交感神经兴奋时,肝动脉和胃肠道血管收缩,肝血流量暂时下降。交感神经兴奋也使门静脉收缩,提高肝门静脉的压力,但不影响肝门静脉的血流量。在低血压、低血容量或高碳酸血症等病理情况下,由于交感神经兴奋而引起胃肠道静脉持续收缩,肝门静脉血流量减少而使肝血流量降低,影响肝功能。

2. **体液调节** 体液因素如5-羟色胺、血管紧张素、去甲肾上腺素等可使肝动脉收缩;缓激肽、前列腺素等则参与肝动脉扩张的调节。大量胰高血糖素可提高门静脉血流量但不影响肝动脉血流量。血管升压素可使肠系膜动脉和脾动脉收缩,从而间接地使肝门静脉血流量减少。前述,交感神经兴奋时致肝血流量短暂降低,数分钟后可恢复正常,这与胃肠道黏膜释放促胃液素、促胰液素、缩胆囊素继发使肝血管扩张有关。

3. **自身调节** 肝静脉的终分支即中央静脉,其管壁无平滑肌,由内皮细胞的收缩来控制肝血窦内的血流量,属于自身调节。此外,在肝动脉和门静脉之间还存在一种有限的血流相互补偿(reciprocity of flow)的关系,即其中一个血流降低时另一个代偿性血流增加。

三、肝的生理功能

肝的生理功能主要有:①血液储存和血液净化功能;②分泌胆汁参与消化功能;③营养物

质的代谢调节;④重要蛋白质合成和内分泌;⑤凝血和纤溶调节;⑥宿主防御功能;⑦生物转化(解毒)功能等。与临床麻醉关系最密切的有胆红素代谢、蛋白质代谢、凝血和纤维蛋白溶解作用、药物生物转化和解毒功能。

(一) 血液储存和血液净化功能

门静脉压正常仅 7 ~ 10mmHg,但由于肝窦状隙的阻力较低,使通过门静脉的血流量较大。肝静脉血管张力和肝静脉压的轻微变化可导致肝血容量的较大改变,使肝发挥血液储存功能。大量失血时,肝静脉压降低,血液从肝静脉和肝窦状隙转移到中心静脉循环,增加循环血量。肝手术时,通过降低中心静脉压因而减少肝静脉压和肝血容量,降低肝失血。在充血性心力衰竭患者,中心静脉压的增高传递到肝静脉,引起肝充血,反过来影响肝功能。

正常人 100g 肝组织可容纳 25 ~ 30ml 血液,全肝可储存约 500ml 血,相当于总血容量的 10%。右心衰竭静脉压升高时,肝含血量可增约 1000ml。交感神经兴奋时,肝可在数秒钟内输出储存血液。在中等量出血时,肝可补充出血量的 25%。急性大量出血时,机体动员肝储血进入体循环,但肝有可能因之缺血、功能受损。由于肝血窦腔内肝巨噬细胞有很强的吞噬细菌、病毒、衰老的血细胞、异物、肿瘤细胞和吞饮内毒素能力,以及肝实质细胞的代谢转化作用,可一定程度对流经的血液进行净化处理,也因此易成为各种药物、毒物和免疫损伤的攻击靶点。

(二) 分泌胆汁参与消化功能

肝细胞持续分泌胆盐、胆固醇、磷脂、结合胆红素和其他物质进入胆小管,形成胆汁。胆汁中的胆盐在肠道脂肪的消化与吸收中以及在脂溶性维生素吸收中发挥重要作用。若肝泌胆功能障碍,因脂肪消化吸收不良,可引起脂肪性腹泻及维生素 A、维生素 K 等缺乏。胆汁分泌也在胆红素、胆固醇和多种药物的排泄中发挥调节作用。胆汁中的胆固醇、胆色素等成分过度增高易形成胆结石。

(三) 营养物质的代谢调节

肝内丰富的与代谢相关的酶使其在糖、脂肪、蛋白质和其他物质的代谢中处于重要地位:①消化道内糖类消化的终末产物和吸收形式是葡萄糖、果糖和半乳糖,果糖和半乳糖在肝内可转变为葡萄糖,因此葡萄糖代谢成为大多数糖类代谢的共同通路。肝可将多余的葡萄糖转变为肝糖原储存,或转化为脂肪等非糖物质;而禁食、饥饿时,又可将糖原分解或非糖物质转化释放葡萄糖,保持血糖浓度的相对稳定。肝功能降低时易发生空腹低血糖。②肝能将多余的糖类和蛋白质分解产物转化为脂肪酸,后者除可作为燃料直接利用外还可进一步形成脂肪储存。长期饥饿下,肝可分解脂肪提供能量。脂肪酸分解代谢生成的乙酰辅酶 A 除参与三羧酸循环功能外,也可用于合成胆固醇和磷脂。长期饥饿或糖尿病时,葡萄糖利用障碍,脂肪分解产生的乙酰辅酶 A 生成大量的乙酰乙酸,产生酮症酸中毒。肝内合成的脂蛋白对脂肪的转运、转化、胆固醇运输等发挥作用。③肝通过脱氨基、转氨基作用合成非必需氨基酸和清除废氮产物。谷氨酰胺脱氨基生成谷氨酸和 NH_3,后者在尿素循环中与 CO_2 结合生成尿素,并通过肾排出体外。肝功能衰竭时,尿素循环障碍,血氨增高,可导致肝性脑病。

(四) 重要蛋白质合成和内分泌

血浆中的蛋白质如白蛋白、纤维蛋白原、α-球蛋白和 β-球蛋白、载脂蛋白,以及凝血因子 Ⅱ(凝血酶原)、Ⅴ、Ⅶ、Ⅸ、Ⅹ、Ⅻ、ⅩⅢ 等主要由肝合成。因此肝功能与血浆胶体渗透压、凝血功能、免疫功能、脂肪转运代谢关系密切。许多麻醉药进入血液后,一部分与血浆蛋白发生非共价结合,另一部分呈非结合的游离状态,两种状态间的动态平衡服从质量作用定律。只有游离状态的药物才具有药理活性,所以,血浆蛋白浓度与药效之间有着重要关系。肝病患者合成白蛋白减少,药物与白蛋白结合的部分减少,而药理活性部分相应增多,有可能出现药物"敏感"现象,甚至发生相对逾量中毒的意外。此外,球蛋白增高的肝病患者对某些药物的敏感性降低。例如,非去极化肌松药与球蛋白结合增多,使药理活性部分减少,因此药效减弱,需增加剂量才达肌松效果。肝可合成血浆胆碱酯酶,此酶对去极化肌松药(如琥珀胆碱)和脂类局麻药(如普鲁卡因)的水解代谢十分重要。严重肝病时胆碱酯酶含量少,以上药物作用时效延长,需警惕药物蓄积。肝合成并分泌许多重要激素,如胰岛素样生长因子、血管紧张素原、血小板生成素等。同时,肝也是许多激素如胰岛素、甲状腺激素、雌激素等的灭活或降解场所。肝内蛋白质与药物的结合起到缓释作用,如士的宁、吗啡等生物碱可蓄积于肝,随后缓慢释出,可降低药物中毒的风险。

(五) 凝血和纤维蛋白溶解作用

肝合成多种凝血因子,如 I(纤维蛋白原)、II(凝血酶原)、V、VII、IX、X、XII 和 XIII,其中凝血因子 II、VII、IX、X 为维生素 K 依赖因子;肝还能合成具有抗凝作用的抗凝血酶(曾称为抗凝血酶III)、纤溶酶原;肝产生的蛋白质 C 是一种维生素 K 依赖性糖蛋白,需经血管内皮细胞膜上的凝血酶调节蛋白(thrombomodulin,TM)介导,在凝血酶的作用下,才能被激活并发挥其抗凝作用;此外,肝细胞可灭活已被激活的凝血因子如 FIXa、FXIa、FXa;肝内库普弗细胞可吞噬凝血酶、纤维蛋白、纤溶酶、纤维蛋白降解产物等,故肝在维持正常凝血和纤维蛋白溶解过程中起重要作用。当肝有严重损害如急性重型肝炎时体内凝血和纤维蛋白溶解作用发生严重紊乱,会促使弥散性血管内凝血(disseminated intravascular coagulation,DIC)。此时,凝血因子特别是 I、II、V、VII、VIII 和 X 因子大量迅速消耗,血小板急剧减少,同时继发纤维蛋白溶解亢进使血液处于低凝状态,临床上可出现全身严重出血。

(六) 宿主防御功能

肝血窦及窦周细胞可抵御微生物的侵袭,引起机体对异物的免疫和炎症反应。血窦周围散在分布的小凹细胞具有自然杀伤和内分泌作用。库普弗细胞能有效清除从肠道进入门脉循环中的毒素和抗原,并具有免疫监视作用,发挥细胞吞噬、溶解作用,调节 T 细胞抗原表达、调控 T 细胞分化。肝损伤时,易发生中毒或感染,库普弗细胞大量分泌炎性介质和细胞因子。库普弗细胞功能损伤是败血症或多器官功能衰竭的前兆。

(七) 生物转化(解毒)功能

肝是许多外源性化合物(包括药物、麻醉药、毒物)的重要生物转化场所。大多数麻醉药属脂溶性和非极化性质,不能经肾排出,有的需经肝转化为水溶性的极化性化合物才由肾排出。通常将肝的生物转化功能分为两类反应。I 相反应(phase I reaction)是通过细胞色素 P_{450} 酶系或混合功能氧化酶以氧化、还原、脱氨、硫氧化、脱烷基或甲基化等改变外源性物质。巴比妥类药和苯二氮䓬类药经 I 相反应灭活。II 相反应(phase II reaction)可在 I 相反应之后或不随 I 相反应进行。II 相反应是使外源性物质与葡萄糖醛酸、硫酸盐、牛磺酸盐或甘氨酸结合,结合后的化合物易于经尿或胆汁排出,如吗啡几乎全部需与葡萄糖醛酸结合而排出体外。肝生物转化的酶活性(如细胞色素 P_{450})往往受某些药物的作用而加强,从而加快药物的生物转化速率,这种现象称"酶诱导",也称"酶促",这种药物被称"酶诱导剂"。例如苯巴比妥、戊巴比妥能促使双香豆素、苯妥英钠、氢化可的松的代谢加速;乙醇促使戊巴比妥的代谢增强,长期饮酒(内含乙醇)可使巴比妥或麻醉性镇痛药出现耐药性。与上述相反,有许多物质或肝细胞病变本身可抑制药物代谢酶的活性,延缓药物代谢,使药效延长,易致药物在体内蓄积,甚至发生相对逾量中毒,这种过程称"酶抑制",也称"酶抑",这些物质被称"酶抑制剂",如西咪替丁便有酶抑制作用。在重症肝炎或肝硬化患者,肝细胞内酶含量减少或活性减退,如细胞色素 P_{450} 含量可降至正常的 60% 左右,存在酶抑现象。大量研究表明,细胞色素 P_{450} 酶编码基因的单核苷酸多态性与某些药物的生物转化效率相关,因而影响药物代谢及药物的不良反应。故在麻醉用药时应该注意个体差异性。

肝通过代谢和转化灭活药物的能力称为内在代谢清除率,可用药物一次通过肝时发生代谢转化的比例来反映。不同药物的内在清除率不同,高清除率药物(如利多卡因、苯海拉明、丁哌卡因、吗啡、氯胺酮、异丙酚、芬太尼)在随血流经过肝的同时即被清除,其清除速度取决于肝血流量;低清除率药物(如地西泮、安替比林、茶碱、硫喷妥钠)在肝内的代谢速度很低,其肝清除率与肝血流量无关,但对肝代谢药物的能力变化非常敏感,如肝病、肝药代酶活性发生变化时清除能力明显下降。急慢性肝病会以类似的方式影响肝功能和肝血流量,因此,所有经肝代谢清除的药物都应减量。在肝移植手术无肝期,如无其他代谢途径将发生药物蓄积,需在用药时高度警惕。

(八) 胆红素代谢

胆红素 80% ~ 85% 来自衰老红细胞中血红蛋白的分解,少量来自骨髓中尚未成熟的红细胞与体内含血红蛋白的酶类,在单核巨噬细胞内分解成游离胆红素,释放入血与血浆白蛋白结合。游离胆红素不能经肾排出,与偶氮试剂呈间接阳性反应故又称间接胆红素。间接胆红素经血液循环进入肝,在肝细胞表面与白蛋白分开,由肝细胞胞质中 Y 和 Z 两种载体蛋白将其运送至滑面内质网内,在葡萄糖醛酸转移酶的作用下,与葡萄糖醛酸结合酯化形成结合胆红素,其胆红素定性试验呈直接阳性反应,故也称直接胆红素。结合胆红素为水溶性,能从肾排出,当尿液含有胆红素时即反映血清结合胆红素浓度增高。结合胆红素经内质网、高尔基复合体、溶酶体的作用被分泌入毛细胆管,成为胆汁的成分,随胆汁排入肠。结合胆红素经肠道内细菌分解还原为无色的尿(粪)胆原。绝大部分尿(粪)胆原随粪便排出氧化成棕黄色尿胆素;小部分(约1/10)被肠黏膜吸收,经肝门静脉运回肝。回到肝的尿胆原大部分再经肝排入肠,此为尿胆原的肠肝循环,小部分回到肝的尿胆原由肾排出氧化成尿胆素。在正常情况下,血清胆红素含量保持相对稳定。在胆红素代谢过程中任何一个环节发生障碍,可使胆红素在血清内含量升高而发生黄疸。此外,一些重金属如汞,以及从肠道而来的细菌,可随胆汁排出。

肝的功能储备较大。切除动物肝组织的 70% 左右,没有明显的肝功能衰竭表现,且残余肝组织可在一定时间内恢复原来的大小。说明肝有较大的功能储备和较强的再生能力。生长激素、肾上腺皮质激素、甲状腺激素、胰岛素等激素对肝组织再生有促进作用。

四、肝功能评价的生理学基础

肝功能试验(liver function test)种类很多,目前尚无一种试验能反映肝的全部功能。试验有时出现假阴性,这是因为肝有巨大的储备能力,即使肝有局限性病灶,肝功能试验仍可正常或接近正常。相反,肝功能试验异常结果有时是假阳性,这可能是所取标本不合适、试剂不合格、检验人员操作上的误差;也可能是其他脏器功能与此试验有密切相关等。故单凭一种试验结果作出肝病判断易犯错误,应做若干种试验,必要时反复检查,同时配合临床表现或其他辅助项目检查,全面考虑后作出判断。

（一） 与蛋白质代谢有关的肝功能试验

1. 血清总蛋白 其正常值为 60～80g/L，其中白蛋白 40～50g/L，球蛋白 20～30g/L。白/球比值为 1.5:1～2.5:1。肝病时虽合成白蛋白减少，但因 γ 球蛋白常受炎症刺激合成增多的缘故，血清总蛋白量可无显著变化。血清总蛋白减少至 60g/L 以下，有肝坏死的可能，预后不良。白蛋白减少是肝功能低下的表现之一，白蛋白浓度低于 25～30g/L，一般表示慢性肝疾病、急性应激或严重营养不良。处于代偿期的肝硬化，白蛋白浓度可无明显下降，如进一步减至 20g/L 以下则预后不良。

2. 血浆游离氨基酸测定 血浆游离氨基酸变化仅见于严重肝损害病例，对无肝性脑病的慢性肝病者，其血浆氨基酸可无明显改变。慢性肝炎并发肝性脑病时，血浆支链氨基酸（如亮氨酸、缬氨酸、异亮氨酸等）明显降低，可能系患者伴有的高胰岛素血症加强了脂肪、肌肉摄取和分解支链氨基酸所致；而血浆芳香族氨基酸（如酪氨酸、苯丙氨酸、色氨酸等）明显升高，这主要是由于肝对芳香族氨基酸转化为糖的能力下降及体内分解代谢占优势（胰岛素/胰高血糖素比值下降），大量芳香族氨基酸从肌肉和肝蛋白质中分解出来，使血中浓度增高。

3. 血氨的测定 体内血氨由氨基酸分解而来，也可由肠道铵盐及含氮物质经细菌作用所产生。氨是有毒物质，主要在肝内经鸟氨酸循环合成尿素，再由尿排出体外。肝将氨合成尿素是保证血氨正常的关键。肝功能不全时，肝鸟氨酸循环障碍，尿素形成减少；或由于门静脉高压，门-体静脉短路存在，肝门静脉内氨直接进入体循环，氨被肝清除减少，引起血氨增高。肝硬化患者常见消化道出血、肠道细菌增多、肠道产氨增多及患者躁动不安，肌肉中腺苷酸分解增强，均可使血氨产生增多。血氨含量成人正常值为 18～72μmol/L，女性比男性低 10%。测定血氨主要用于估计肝损害程度及其预后。血氨明显增高时通常反映肝细胞损伤严重。在肝炎时血氨正常或轻微增加，在重症肝病患者，尤其是肝性昏迷患者血氨可显著增加。

（二） 与肝细胞损伤有关的血清酶的测定

肝细胞内含有多种与其功能相关的酶类，也是某些酶分泌、排出的器官。肝受损使肝内的酶释放入血或因胆道梗阻使酶排出障碍而引起血清内酶浓度变化。

1. 转氨酶 肝细胞损伤或坏死使细胞膜通透性增加，某些酶从细胞内逸出，致血清酶活性增高，其中以丙氨酸转氨酶［也称谷丙转氨酶（ALT、GPT）］和门冬氨酸转氨酶［也称谷草转氨酶（AST、GOT）］最为显著。然而，体内许多脏器如心、肾和骨骼肌均含有这两种转氨酶，其中任何一种组织受损，转氨酶值均可升高。但 ALT 以肝细胞含量最多，主要存在于肝细胞质中，少量存在于线粒体内。AST 主要分布于心肌，其次为肝、骨骼肌和肾。在肝细胞中，AST 主要存在于线粒体中，只有少量存在于胞质中。ALT 正常值为 8～40U/L，新生儿水平约为成人的 2 倍。AST 的正常值为 5～40U/L，AST/ALT 比值正常情况下 ≥1（约为 1.15）。轻、中度肝损伤时，由于肝细胞通透性增高，胞质内 ALT 和 AST 释放入血而升高，但 ALT 的升高远大于 AST 的升高，故 AST/ALT 比值<1。严重肝细胞损伤时，由于肝细胞线粒体损伤，使主要存在于线粒体中的 AST 大量释放入血，以 AST 升高更为明显，血清中 AST/ALT 比值增高。目前以 ALT 最为敏感，临床上实用价值较大，因其主要位于肝，对评价肝功能损害的特异性较高。在慢性肝损伤时其绝对值升高与损伤程度无明显相关，在急性肝损伤时（如药物逾量、肝缺血性损伤、急性肝炎等）则其绝对值升高意义很大。

2. 乳酸脱氢酶 乳酸脱氢酶（lactate dehydrogenate，LDH）是一种糖酵解酶，广泛存在于心、骨骼肌、肾、肝、脑等组织内，对肝病缺乏特异性。乳酸脱氢酶同工酶 LDH_5 主要来自肝及骨骼肌。用醋纤电泳法测定正常值为 4.5%±2.6%，肝病时 LDH_5 升高大于 4%，这比转氨酶还要敏感。

3. **血清胆碱酯酶同工酶**　肝功能受损时,胆碱酯酶合成减少,测定血清胆碱酯酶同工酶 (cholinesterase isoenzyme,CHEi)可用于诊断肝硬化。胆碱酯酶有多种同工酶,电泳检测结果从阳极起,可分出 CHE 1～11 条区带,在肝硬化时还可出现比正常 CHE1、2 更快泳向阳极的区带,称快速带。

4. **碱性磷酸酶**　碱性磷酸酶(alkaline phosphatase,ALP)广泛分布于骨、肝、肠、胎盘等组织内。在肝细胞内,ALP 主要与肝细胞膜紧密结合而不易释放,肝病时 ALP 通常升高不多。当胆道梗阻胆汁淤积时由于毛细胆管内压力增高可诱发肝细胞 ALP 合成增多,并逆流入血。ALP 正常值为成人 40～110U/L,儿童<350U/L。血清内 ALP 的增高,一般提示伴有胆道梗阻胆汁淤积的肝胆疾病或骨骼病变。在肝癌、肝内炎症时 ALP 也升高,它们升高的程度为胆汁淤积>肝癌>肝细胞损伤。

（三）胆红素代谢试验

检查胆红素代谢对黄疸鉴别具有重要意义。

1. **血清总胆红素测定**　血清总胆红素为结合胆红素和非结合胆红素之和,正常值< 17.1μmol/L。当血清总胆红素>34.2～51.3μmol/L,有经验的医师可肉眼识别出黄疸。各种黄疸血清总胆红素均增高,但对于鉴别黄疸类型价值不大。

2. **血清直接胆红素测定**　直接胆红素能与重氮磺胺酸反应,生成有色的偶氮胆红素,可定量测定。正常人血清直接胆红素为 0.6～0.8μmol/L。阻塞性黄疸及肝细胞性黄疸者的直接胆红素增高。

当获知血清总胆红素与直接胆红素含量,两者之差即为非结合胆红素量(或称间接胆红素)。在溶血性黄疸与肝细胞性黄疸非结合胆红素均增高。

正常人直接胆红素与总胆红素比值为 20%～40%,在肝细胞性黄疸为 40%～60%,阻塞性黄疸在 60% 以上,溶血性黄疸则小于 20%。

3. **尿胆红素测定**　正常人尿中无胆红素,如果尿中出现胆红素即为结合胆红素,表明有肝胆疾患。

4. **尿液尿胆原测定**　正常人每日为 0.84～4.2μmol/L。尿中尿胆原增多见于溶血、肝细胞损害或胆道、肠道感染时细菌使胆汁、肠液内的胆红素转为尿胆原,吸收入血,使尿胆原排出增多。尿中尿胆原减少见于肝内、外胆道梗阻、严重贫血或肾功能不全。

（四）凝血酶原时间测定

本试验测定凝血因子 Ⅰ、Ⅱ、Ⅴ、Ⅶ和Ⅹ活性,上述任何一种因子缺乏均可使凝血酶原时间 (prothrombin time,PT)延长,正常值为 11～13 秒,延长 3 秒以上为异常。本试验不受凝血因子 Ⅻ、Ⅺ、Ⅸ、Ⅷ及血小板影响,肝病时 PT 检查有助于明确出血原因。此外,还有助于鉴别肝细胞性黄疸和阻塞性黄疸,两者均使 PT 延长。阻塞性黄疸时,由于维生素 K 吸收障碍而致 PT 延长,给予维生素 K 可使 PT 恢复正常;而肝细胞性黄疸时补充维生素 K 无效。本试验还可判断肝细胞损害程度及作为肝病预后指标之一。一般而言,肝细胞损害越严重,凝血因子的异常越多见,其中维生素 K 依赖性凝血因子(凝血因子 Ⅱ、Ⅶ、Ⅸ、Ⅹ)首先减少,PT 明显延长,提示肝细胞损害严重,预后不佳;PT 恢复正常说明肝功能良好。

（五）脂质和脂蛋白代谢试验

肝是合成、储存、转运和分解脂质的重要器官。虽然目前脂质代谢功能检测一般不列入肝功能试验中,但临床上测定血清脂质和脂蛋白的变化可反映肝胆系统的情况。

1. **血清总胆固醇测定**　体内的胆固醇少数来自肠道吸收,大部分是由肝及其他组织合成。血清总胆固醇为游离胆固醇和胆固醇酯的总和。正常值<5.18mmol/L。胆道阻塞可见血清胆固醇增多。肝硬化、严重肝实质疾患血清胆固醇减少,肝细胞疾患时胆固醇酯所占比例下降,小于正常值(70%)。在急性重型肝炎时胆固醇酯减少甚至消失。

2. 血清磷脂含量测定 血清磷脂多数由肝合成,肝又能不断摄取血中磷脂,将其破坏并排入胆道,从而有调节血清磷脂浓度的作用。正常人血清磷脂的含量为 1.3～3.2mmol/L。肝细胞损害时,磷脂合成减少,血清磷脂含量下降。事实上也偶有升高,这可能是肝摄取和破坏血中磷脂减少。胆道梗阻时血清磷脂明显升高,可能因胆汁中磷脂经破裂的胆管入血或由于胆汁淤积导致肝摄取破坏磷脂能力下降。

3. 血清三酰甘油测定 肝不断摄取血中游离脂肪酸(可来源于肠道吸收的脂质和糖类)以合成内源性三酰甘油,并不断地以脂蛋白的形式将其运送入血液。正常人血清三酰甘油浓度<1.7mmol/L。各种肝病时血清三酰甘油升高,尤其在急性病毒性肝炎发病初期多数升高,其机制尚不清楚。

4. 血清游离脂肪酸测定 血液中游离脂肪酸可被肝摄取,一部分被用于合成磷脂、胆固醇酯和内源性三酰甘油;另一部分被氧化。正常人血清脂肪酸为 0.4～0.9mmol/L。各种肝病时血清游离脂肪酸均升高。

5. 血清脂蛋白 肝是合成血清脂蛋白的主要场所。在急性病毒性肝炎患者起病 10 天之内,血清 α 脂蛋白减少与病情无关,病程 20～30 天若 α 脂蛋白仍处于低值或消失则提示预后差,若此时或稍后 α 脂蛋白再现,则为预后良好的标志。在肝硬化和肝炎早期血清前 β 脂蛋白降低,而 β 脂蛋白升高,随着病情恢复,也均恢复正常。胆汁淤积性黄疸如无肝细胞损害,α 脂蛋白可正常,前 β 脂蛋白可正常或不存在,而 β 脂蛋白增高。

在肝内和肝外胆汁淤积性黄疸时,血清中出现一种特殊的脂蛋白,应用琼脂糖免疫电泳法命名为脂蛋白 X(LP-X),有人称为阻塞性脂蛋白,为胆汁淤积时出现的大颗粒的异常脂蛋白,是胆汁淤积时具有重要诊断意义的灵敏生化指标。血清 LP-X 浓度>2.0g/L 多为肝外梗阻。一般认为,若碱性磷酸酶升高而 LP-X 阴性,可排除胆道梗阻,应寻找其他原因。

(六) 肝病时糖代谢障碍

肝对血糖水平的调节起着重要作用。肝功能异常可干扰葡萄糖的产生(糖原分解、糖异生)或利用(糖原合成、三酰甘油合成),引起低血糖或高血糖。国外报道低血糖多发生在急性肝损伤(病毒性或中毒性肝炎),国内报道空腹低血糖多见于原发性肝癌及慢性肝炎。空腹高血糖者多见于黄疸型病毒性肝炎。葡萄糖耐量试验降低者以肝硬化较多。目前糖代谢功能检测未列入肝功能试验中。

第二节　麻醉和手术对肝功能的影响

麻醉和手术对肝功能的影响主要与其导致肝血流量的下降有关。从生理学知识中已知肝是双重血供,成人正常的肝血流量约为 1500ml/min,其中 25%～30% 来自肝动脉,70%～75% 来自门静脉,两者供氧大约各占 50%。肝血流量与肝灌注压成正比,而与内脏血管阻力成反比。也就是说,全身循环状态的变化是影响肝血流量的主要因素。

肝功能正常患者如施行全麻手术时,肝功能受到不同程度的抑制,可出现短暂胆红素增高、血清酶轻度升高,一般均属可逆,也无不良后果。施行腰麻或硬膜外麻醉时,药物本身并不直接抑制肝功能,若同时伴有长时间低血压,会出现肝功能变化。术中如果出现创伤、缺氧、失血、休克以及细菌感染等可引起肝严重损伤,导致肝功能下降。麻醉和手术均会对肝血流量产生一定影响,有研究发现在全麻下施行腹腔内手术比全麻下施行非腹腔内手术肝血流量减少

50%，由此可见，腹腔手术操作和手术创伤对肝功能的影响较大。

一、麻醉对肝血流量的影响

正常情况下，人体肝血流量占心输出量的 25%～30%，其中，肝动脉约占全部氧供的 45%～50%，门静脉约占全部氧供的 50%～55%。肝动脉的血流量主要与代谢需求有关，即自身调节；而门静脉血流量主要依赖于胃肠道和脾的血流。

麻醉和手术主要通过改变肝血流量而影响肝功能。肝血流量与肝灌注压成正比，而与肝血流量阻力成反比。肝灌注压受肝动脉压与肝静脉压之差及肝门静脉压与肝静脉压之差的影响。肝动脉压随动脉压的变化而变化，动脉压可因麻醉过深、椎管内麻醉平面过高、失血、休克等而降低。在收缩压高于 80mmHg 时，因肝自身调节机制可使肝血流量维持不变；若收缩压低于 80mmHg，肝血流量随之减少，肝功能因此受影响。肝静脉压可因腔静脉压升高而增高，使肝血流量减少。肝血流量阻力主要受交感神经-肾上腺髓质系统调节，当此系统兴奋时可通过激活 α 受体使肝血管收缩，肝血流量阻力增高，肝血流量减少。

肝血流量减少会引起肝细胞氧供不足，慢性缺氧会造成肝细胞的脂肪变性，这是因为低氧使内质网受损，减少脂蛋白合成，且线粒体也受损，脂肪酸氧化减少，两者均使脂质在肝细胞内堆积。此外，严重缺氧导致肝细胞线粒体呼吸功能降低，ATP 产生减少，能量供应不足，使肝细胞膜上 Na^+-K^+ 泵主动转运受阻，细胞内 Na^+ 增多，水分过多进入胞内，使肝细胞肿胀、破裂、死亡。严重缺氧还可因酸中毒和细胞内 Ca^{2+} 浓度增多，使磷脂酶活性增高，磷脂酶分解溶酶体膜磷脂，使大量溶酶体酶释出，导致肝细胞及其周围组织的溶解、坏死。所以，为保护肝功能，术中应维持稳定的血流动力学，避免缺血缺氧的发生。

临床麻醉中有许多因素可导致肝血流量减少，例如：①继发于缺氧时的肾上腺素能 α 受体（简称 α 受体）兴奋。②继发于应用 β 受体阻滞药后，α 受体的作用占优势。此外，应用 α_1 受体激动药、H_2 受体阻断药以及血管加压素等均会减少肝血流量。③某些麻醉用药：吸入麻醉药降低肝血流量的间接作用与平均动脉压和心脏每分排血量的降低成正比，心输出量降低时，交感神经系统被激活，致内脏的动、静脉均收缩而使肝血流量降低。④酸碱平衡失调：高二氧化碳血症及酸中毒使肝血流量增加，而低二氧化碳血症及碱中毒则使肝血流量下降。⑤正压通气导致胸膜腔内压增高时，因腔静脉回流受阻引起肝静脉压升高和心输出量减少，可使肝血流量减少。⑥右心衰竭时，可因腔静脉压升高引起肝静脉压上升，肝淤血肿大，肝血流量相应减少。⑦脊麻与硬膜外阻滞可使动脉压降低，而致肝血流量下降。⑧手术创伤对肝的影响与手术部位、手术方式、手术范围和手术时间有关。腹部手术尤其是上腹部手术，因为手术范围较大而且时间较长对肝血流量影响大，而四肢和躯干的手术对肝血流量影响较小。

二、麻醉药物对肝功能的影响

大多数静脉麻醉药和肌松药都在肝中降解，对于肝功能正常的患者，现已证实常用的麻醉药一般不会引起长期的肝功能异常或肝器质性损伤。若严重肝功能不全患者麻醉时仍给予常规剂量的麻醉药物，其药物作用时间将延长，可能会导致术后苏醒延迟，甚至加重患者昏迷的严重后果。

（一）吸入麻醉药

所有吸入麻醉药均降低门脉血流，其降低幅度以氟烷为甚，而异氟烷最小。异氟烷因其体内代谢率低（0.17%），对心肌抑制作用小，对肝几乎无毒性且相对价廉而成为肝移植麻醉的常用吸入麻醉药。吸入浓度>1MAC(minimum alveolar concentration,最低肺泡有效浓度)对全身血管有扩张作用,1.5MAC时可出现血压下降。异氟烷是直接扩张动脉、增加肝动脉血流量的吸入性麻醉药。

氟烷可使肝动脉血流量显著减少并可使肝动脉阻力增加,肝内血管阻力升高,肝微循环血流量减少,血流速度缓慢。另外,对氟烷麻醉患者进行肝动脉造影发现,肝动脉血管床明显收缩,说明氟烷所致肝血流量下降,除继发于心输出量下降外,还与增加肝循环阻力有关。因此,当肝血流量减少、氧供需失衡时,氟烷会加重肝缺氧。

七氟烷减少门静脉血流,但可增加肝动脉血流量,因此可在全身血流动力学稳定的情况下维持肝总血流量和氧供。

地氟烷对肝肾无毒性,几乎全经肺以原型排出体外,且对循环影响小,是理想的吸入麻醉药。

自报道"氟烷性肝炎(halothane hepatitis)"以来,已陆续有关于甲氧氟烷、恩氟烷以及异氟烷引起相关药物性肝炎的报道。由恩氟烷或异氟烷引起的肝炎是非常罕见的,估计为1∶500 000~1∶300 000;至于恩氟烷或异氟烷与肝炎之间的确切关系,许多学者至今仍存有疑问。地氟烷、七氟烷相关性肝炎则未见报道。关于氟烷导致肝炎的机制,可能包括肝毒性代谢产物的生成以及免疫所致的过敏反应。"氟烷性肝炎"的严重程度差异很大,轻者仅有转氨酶升高而无症状,重者甚至发生暴发性肝坏死,在成人第2次接受氟烷后其轻型发病率可高达20%,致死性肝坏死的发生率估计为1∶35 000。该并发症儿童发病率较低,为1∶200 000~1∶80 000。目前,已知与"氟烷性肝炎"相关的危险因素为中年、肥胖、女性、重复接受氟烷麻醉(特别是在28天以内)。

(二) 静脉麻醉药与麻醉性镇痛药

一般静脉麻醉药对肝功能无明显影响,但大多经肝进行生物转化。其中丙泊酚尚有肝外代谢;依托咪酯经血浆酯酶水解;长期使用巴比妥类药物会产生酶诱导;氯胺酮亦有一定程度的酶诱导作用,氯胺酮具有心血管兴奋作用,而使肝血流量增加;静脉注射硫喷妥钠可降低肝血流量,大剂量静脉注射可能通过循环的过度抑制而降低肝血流量,而较低剂量则可能通过对肝动脉和肠系膜动脉的直接扩张作用而增加肝血流量。

阿片类药物(opioids)可引起奥迪括约肌痉挛而增加胆道内压,其强度为芬太尼>吗啡>哌替啶>布托啡诺>纳布啡。阿芬太尼的效应与芬太尼相似,但作用时间较短,如缓慢地逐渐增加剂量则引起痉挛的程度较轻。氟烷和恩氟烷均可减轻阿片类药物所致的胆道内压增高。瑞芬太尼是近年来临床常用的强效阿片类镇痛药,其代谢不依赖肝肾途径,为非特异性酯酶水解,不引起组胺释放,在同类药中起效最快,长期应用体内无积蓄,且不良反应少。

(三) 局麻药

酯类局麻药如普鲁卡因、丁卡因等在体内主要由血浆和肝内胆碱酯酶水解;酰胺类局麻药如利多卡因、丁哌卡因等在肝内通过微粒体氧化酶和酰胺酶进行代谢。上述两类局麻药用于肝功能不全患者,代谢均受一定的影响,剂量应适当减少。局麻药用于椎管内麻醉时,对肝血流量的影响与阻滞平面有关,并随外周动脉压下降而使肝血流量减少23%~33%。

(四) 肌松药

当使用去极化肌松药时,如琥珀胆碱,因其由血浆胆碱酯酶水解,肝功能损害患者合成胆碱酯酶减少,将延缓药效,故用药间隔时间需相应延长。在肝功能损害患者应用非去极化肌松药如泮库溴铵以及维库溴铵时,常因细胞外液量增多,使药物的表观分布容积增大。因此,当首次给药后,往往出现药效不足,需增加剂量才显示肌松效果,但注意追加药量应适当减少,而且用药间隔时间应延长,因为患者的肝功能已损害,对药物转化功能降低。顺式阿曲库铵因其特殊的霍夫曼代谢途径,无组胺释放,对肝功能影响轻微,可以作为肝功能不全患者麻醉的首要选择。

三、麻醉方法、手术对肝功能的影响

由于肝血供丰富,肝手术常需阻断肝门,致肝一定时间无血流灌注而缺血,待恢复血流后肝将出现再灌注损伤,这是围术期肝损伤的重要因素。此外,术中交感神经过度兴奋、局部神经反射、术中直接压迫大血管,手术牵拉和挤压内脏、手术失血失液过多均可使肝血流量减少,引起继发性肝损伤。随着外科理念及外科技术的发展,精准肝切除技术已经广泛应用于临床。精准肝切除是指在获取最佳康复效果的目标下实现彻底去除病灶、最大肝保护和最小创伤侵袭三者的统一,这也是精准肝切除的核心策略。

尽管某些麻醉药、麻醉方法和手术操作可使肝血流量减少,但对肝功能正常的患者,其影响可逆,一般无严重危害,因为肝的血供大部分是由肝门静脉间接供给,小部分是由肝动脉直接供给,两者供氧大约各占50%。实验证实,虽然肝血流量轻度减少,但肝对氧的摄取和利用一般未受影响,不会出现肝缺血缺氧。但是,对原有肝病或心肺疾病的患者,若出现肝血流量减少则是不利的,应切实重视预防,所以,该类患者术中必须保持正常的心输出量和维持正常的血压。

肝血管丰富,肝手术时容易大量失血,这给肝手术带来很大的风险,也给麻醉管理带来一定的挑战。目前,在肝切除手术中采用控制性低中心静脉压(controlled low central venous pressure,CLCVP)技术可以减少术中出血量。控制性低中心静脉压技术是指通过应用麻醉及其他医疗技术将 CVP 控制在 $0 \sim 5cmH_2O$ 水平或较基础值低40%,同时维持血压和心率稳定,从而使术中出血量明显减少的一项技术。通过降低 CVP 来降低肝静脉压力,使肝窦内压力和肝静脉压力降低,血管壁内外的压力梯度减少,同时也缩小了血管半径,从而使肝切除手术横断肝实质的时候出血减少;同时,手术过程中维持较低的 CVP 可以使腔静脉及其分支静脉塌陷,有利于肝的游离,便于手术解剖肝的后部和主要的肝静脉,也可以使肝血管损伤引起的大出血变得更好控制。目前,CLCVP 技术可复合多种方法,包括加深麻醉、适度限制液体输入、调整 Trendelenburg 体位、使用硝酸甘油扩血管和呋塞米等。

值得注意的是,在肝附近进行手术操作时,可以使肝血流量减少,甚至高达60%,这可能与交感神经激活、局部神经反射以及直接压迫门静脉和肝血管有关。术中若牵拉肝被膜、韧带则可引起肝区的疼痛,继而引发血压改变,而切割、穿刺、烧灼肝并不产生痛觉。在进行肝胆手术时,术中应尽可能避免过度牵拉胆囊、胆管区域,因该区域有丰富的迷走神经支配,牵拉后可反射性引起心率减慢、血压下降甚至心脏停搏,此称为胆心反射(biliary-cardiac reflex)。胆囊、胆道疾病多伴有感染、胆道梗阻和阻塞性黄疸,自主神经功能失调,表现为迷走神经张力增高,心动过缓,对于这类患者,麻醉医生在术中应加强监护,必要时预先给药以预防胆心反射的发生。

四、麻醉药的肝外代谢

随着生物化学和分子生物学如蛋白质分离纯化技术、免疫抗体标记技术的发展和应用,越来越多的药物代谢酶在肝外组织和器官中被发现。如 I 相反应的主要酶系细胞色素 P_{450} 酶

（CYP$_{450}$）及黄素单加氧酶（FMO）、过氧化酶系以及环氧化物水合酶等；Ⅱ相反应的葡萄糖醛酸转移酶、硫酸转移酶、乙酰转移酶、甲基转移酶和氨基酸结合酶等在肝外组织包括血浆、皮肤、脑、肺、肾、肾上腺及胃肠道等相继发现。肝外代谢途径对严重肝功能不全及肝移植患者麻醉意义重大，它打破了传统认为此类患者容易发生药物蓄积，需大幅度减少药物用量的观念，为临床合理科学用药提供了理论基础。

近年来研究发现，在肝移植手术的无肝期，麻醉药物丙泊酚以及罗库溴铵的药代动力学发生变化。在肝移植手术的无肝期持续输注丙泊酚，其血药浓度升高，这就说明丙泊酚的肝外代谢并不能完全替代肝代谢；此外，有研究发现罗库溴铵在无肝期时经过肾的代谢增加；由此可见，由于存在肝外代谢途径，药物在机体的代谢过程更加复杂，对于肝功能不全的患者，麻醉药的代谢仍需进一步研究。

五、肝功能异常时的麻醉考虑

（一）肝功能异常患者的麻醉

对于肝功能不全的患者，麻醉中要考虑的主要原则是尽可能保护肝功能，并且避免各种导致肝受损的因素。肝是麻醉药物代谢的主要场所，而多数麻醉药都可使肝血流量减少。对于肝功能异常患者，麻醉药物选择与应用的主要原则是选用对肝功能影响小的麻醉药物（如顺式阿曲库铵、七氟烷、瑞芬太尼等）并使用其最小有效剂量，而且，麻醉用药的选择和剂量宜个体化。同时术中维持血压正常，且保持内环境稳态。对于肝功能不全的患者，吸入麻醉药较静脉麻醉药的优势更为明显，因为后者大多在肝代谢消除，如果重复给予大剂量静脉麻醉药尤其是阿片类药物，可能会导致这类药物效应延长。对于病毒性肝炎引起的肝功能不全，要注意其中枢神经系统的敏感性增高；而酒精性肝病患者则可能存在对吸入麻醉药和静脉麻醉药的交叉耐受性，此外，这类患者的循环系统常受累及，应该加强监测。麻醉管理中应该避免减少肝血流量的因素，如低血压、交感神经过度激活以及控制通气时气道压过高等。

对于肝功能受损但凝血功能正常的患者，全麻复合硬膜外麻醉是很好的选择，这样可以阻滞交感神经，扩张血管，增加肝血流量；同时减少全身麻醉药用量，减轻肝代谢负担；而且有利于术后镇痛。近年来，随着可视化技术的发展，全身麻醉联合应用超声引导椎旁神经阻滞，可以有效阻滞切口痛；减少全麻药物的应用；并且减轻对肝的不良影响。基于对肝血流量和肝代谢的积极意义，对肝功能异常行肝外手术的患者，如患者凝血功能正常，全麻复合硬膜外麻醉不失为很好的选择；如果凝血功能失代偿，则可以考虑全麻复合超声引导区域神经阻滞。

（二）终末期肝病肝移植手术麻醉

终末期肝病是导致肝病患者死亡的主要原因之一，肝移植术（liver transplantation）是治疗终末期肝病的有效方式。肝移植手术的麻醉管理极其重要，麻醉医生必须充分理解终末期肝病患者的病理生理变化。

肝移植手术分为三个阶段：第一阶段无肝前期，指解剖游离病肝的过程；第二阶段无肝期，指从病肝切除到新肝开放血流；第三阶段为新肝期，指移植的新肝开放血流到手术结束。在手术每一阶段，麻醉医生应根据终末期肝病患者的病理生理特点，监测调控重要器官功能，并且预防相关并发症。

1. 无肝前期 终末期肝病患者不仅肝功能受损严重，而且其神经系统（肝性脑病）、心血管系统、呼吸系统（肝肺综合征）、肾功能（肝肾综合征）、内环境和代谢等方面均可能存在严重功能受损。由于大量腹水被吸出及手术野的出血,造成大量的失液和失血,麻醉管理应适当输液输血,将中心静脉压控制在较低水平,维持相对稳定的血流动力学,保证重要器官组织灌注。此外,应选择对肝功能影响小的麻醉药物,如七氟烷、瑞芬太尼、顺式阿曲库铵等。接受肝移植的患者围术期均存在不同程度的代谢紊乱和酸碱失衡;手术中低体温和低血压可引起酸中毒及电解质紊乱;终末期肝病患者常见凝血障碍和糖代谢障碍,这些问题围术期处理时也应高度重视并尽可能纠正。

2. 无肝期　此期病肝被切除,门静脉、肝动脉、下腔静脉也被阻断,静脉回心血量骤减,心输出量降低,此时血流动力学发生剧烈变化。因此,无肝期的麻醉管理关键在于应用血管活性药物维持血流动力学平稳。其次,病肝切除后随血液制品输入的枸橼酸的代谢转化受到影响,可导致低钙血症和继发性心肌收缩减弱,所以,必须密切监测动脉血气分析和电解质水平,并且持续给予补充钙剂。此外,酸中毒的问题应该重视,因为此时来自肠道和下半身的酸性代谢产物不能被肝清除。

3. 新肝期　移植肝门静脉开放作为此期开始的标志,此时,常发生剧烈地血流动力学波动,称肝再灌注综合征(hepatic reperfusion syndrome),常表现出严重低血压、心率减慢、体循环阻力降低、肺动脉压增高,甚至心搏骤停。其原因与移植肝内存留的酸性含高钾的冷保存液突然进入循环有关;此外,大量来自下半身缺血组织的酸性代谢产物也会导致心肌功能严重抑制。由于心肌的抑制和血管的扩张,肝再灌注后综合征的治疗可用去甲肾上腺素或(和)肾上腺素;此外,还应维持酸碱平衡、及时纠正内环境紊乱;凝血功能的调控是非常重要的环节,继发性纤溶系统亢进会加重出血,目前常用氨甲环酸治疗;综合应用多种保温措施维持机体体温正常也是必不可少的。

总之,对于严重肝功能不全的患者,必须充分认识其病理生理变化,理解肝功能衰竭会累及其他重要脏器功能,实时准确判断其主要脏器功能,术前应完善麻醉评估并尽可能纠正主要脏器功能,术中加强血流动力学、内环境、凝血功能等多项监测,根据手术的不同阶段如无肝前期、无肝期和新肝期做出及时有效的麻醉管理措施。

病例 5-1

患者,男,37 岁,因腹胀、腹泻 2 周入院。既往有乙肝病史 10 余年。体检:慢性肝病面容,肝肋下 1cm,脾肋下过脐 3cm(明显增大),移动性浊音阳性(腹水形成),食管吞钡检查发现食管-胃底静脉曲张。经内科治疗 5 天,情况明显好转,腹水减少。拟进行食管-胃底静脉结扎及脾切除术。实验室检查示谷丙转氨酶(ALT):185U/L,谷草转氨酶(AST):238U/L,总胆红素:37.7μmol/L,血浆白蛋白:24.3g/L,凝血酶原时间(PT):19.2 秒(对照 14 秒),活化部分凝血酶原时间(APTT):62.1 秒(对照 40 秒),患者 PT 国际标准化比值(INR):1.7,血小板(Plt):19×10⁹/L。

问题:

1. 如何评估该患者的肝功能?
2. 此患者存在凝血障碍的原因有哪些?
3. 针对该患者肝功能不全,简述麻醉管理的注意事项。

病例 5-2

患者,男,52 岁,因车祸致右小腿骨折 2 小时急诊入院,拟行急诊右下肢清创+骨折复位+外固定术。既往有乙肝病史 20 余年。体检:急性病容,右小腿畸形,开放性骨折。肝肋下1cm,脾肋下过脐 1cm(明显增大),急诊 B 超示肝脾均增大。急诊查肝功能显示谷丙转氨酶(ALT):108U/L,谷草转氨酶(AST):202U/L,总胆红素:52.7μmol/L,血浆白蛋白:33.3g/L,凝血酶原时间(PT):20.2 秒(对照 14 秒),部分凝血酶原时间(APTT):54.1 秒(对照 40 秒),患者 PT 国际标准化比值(INR):1.6,血小板:$32×10^9$/L。

问题:

1. 简述患者麻醉前评估的要点。
2. 说明选择何种麻醉方法及其理由。

(秦晓群 顾尔伟)

肾是维持机体内环境稳定的重要器官,它通过泌尿活动,调节血管内容量和渗透压,维持电解质和酸碱平衡,排泄机体和药物代谢的终产物。同时,肾通过合成和释放肾素、促红细胞生成素、1,25-二羟维生素 D_3 和前列腺素 E_2 等多种生物活性物质,实现肾的自身调节和机体的内分泌调节。

第一节　肾生理概述

一、肾的结构特点

肾为实质性器官,包括皮质和髓质两部分。皮质血管丰富,主要由肾小体和肾小管组成。髓质位于皮质深部,血管较少,由肾锥体构成。肾单位和集合管共同完成尿的生成过程,尿液经集合管进入肾小盏、肾大盏和肾盂,最后经输尿管流入膀胱。肾盏、肾盂和输尿管壁含有平滑肌,其收缩运动可将尿液驱向膀胱。排尿时膀胱内的尿液经尿道排出体外。

(一) 肾单位和集合管

肾单位是肾结构和功能的基本单位,人类每个肾中约有 100 万个肾单位。肾单位由肾小体和肾小管组成,肾小体包括肾小球和肾小囊两部分。肾小体的主要功能是通过滤过作用生成原尿;原尿从肾小囊进入肾小管后成为小管液。肾小管由近端小管、髓袢细段和远端小管三部分组成,其主要功能是通过重吸收或分泌小管液中的水或溶质后,形成终尿排出体外(图 6-1)。肾单位按其所在的部位可分为皮质肾单位和近髓肾单位。皮质肾单位占肾单位总数的 80% ~ 90% ,主要与尿的生成有关。近髓肾单位数量较少,主要参与尿的浓缩和稀释。

集合管不属于肾单位的组成部分,但在功能上与肾小管的远曲小管密切相连,在尿液的浓缩过程中发挥重要作用,共同参与尿的生成。

(二) 球旁器

球旁器(juxtaglomerular)由颗粒细胞(granule cell)、球外系膜细胞(extraglomerular)和致密斑(macula densa)三部分组成。主要分布于皮质肾单位,参与肾素的合成、储存、释放和调节等。

(三) 滤过膜

滤过膜(filtration membrane)由三层结构构成,包括毛细血管内皮细胞、基膜和肾小囊脏层足细胞的足突。毛细血管内皮细胞上有多个小孔,直径为 70 ~ 90nm,可允许小分子溶质与小分子蛋白质自由通过,同时,由于内皮细胞表面的糖蛋白带有负电荷,故可阻止带负电荷的蛋

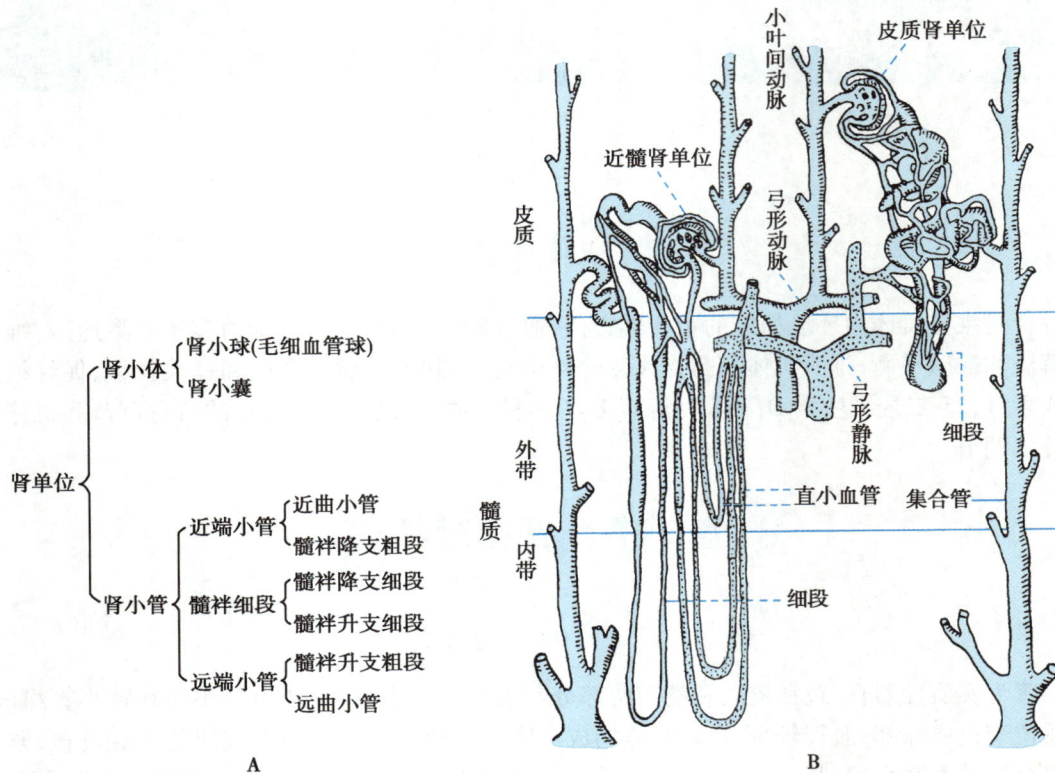

图 6-1　肾单位示意图

A. 肾单位的组成;B. 肾单位和肾血管的结构示意图,图中示处于肾皮质不同部位的肾单位和肾血管的结构显著不同

白质通过内皮细胞。基膜上有多角形网孔,直径为 2~8nm,基膜本身为非细胞性结构膜。肾小囊上皮细胞足突构成滤过膜外层,是滤过膜的最后一道屏障,膜上也含有直径为 4~11nm 的小孔(图 6-2)。滤过膜的通透性主要与滤过物质的分子大小和所带电荷有关。人体两肾肾小球的总滤过面积约 $1.5m^2$,正常情况下,滤过面积保持稳定。

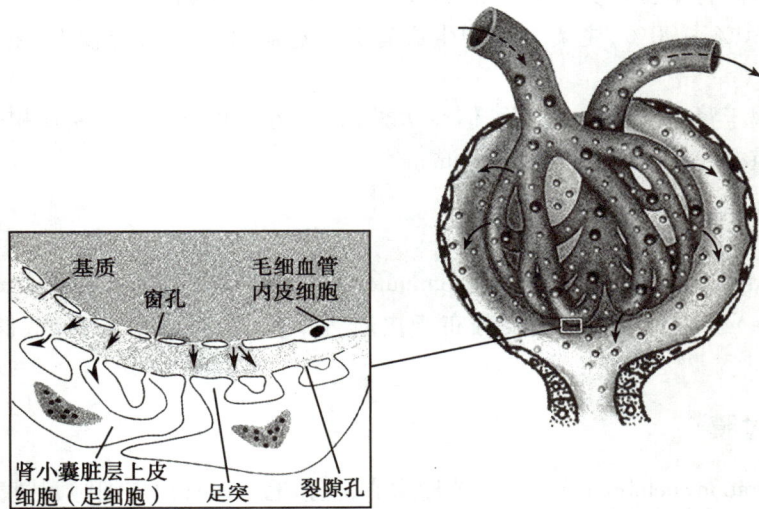

图 6-2　滤过膜结构示意图

（四）肾的神经支配

支配肾的交感神经起源于脊髓胸 7 至腰 1 节段。肾交感神经节后纤维释放去甲肾上腺素，调节肾血流量、肾小球的滤过、肾小管的重吸收以及肾素的释放。

二、肾血流量及其调节

（一）肾的血流

肾是体内血流量最丰富的器官。在安静状态下，健康成年人两肾的血液灌注量，即肾血流量（renal blood flow，RBF）为 1000~1200ml/min，占心输出量的 20%~25%。肾不同部位的供血不均，94% 血液供应肾皮质，6% 血液供应肾髓质。肾动脉由腹主动脉垂直分出，肾内血流流经两次毛细血管网，即肾小球毛细血管网和肾小管周围毛细血管网，两者之间由出球小动脉连接。肾小球毛细血管网的血压较高，约为主动脉平均压的 40%，利于肾小球的滤过；肾小管周围的毛细血管血压低，而胶体渗透压较高，有利于肾小管重吸收。

（二）肾血流量的调节

1. 肾血流量的自身调节　肾血流量的自身调节指当平均动脉血压（相当于肾动脉的灌注压）在 80~180mmHg 范围内变化时，肾血流量保持相对恒定并维持正常的泌尿功能。当肾动脉压超出一定范围后，肾血流量随之发生相应的变化。大多数麻醉药物并不消除肾的自身调节作用，但严重的脓毒症、急性肾衰竭、心肺转流期间肾自身调节功能将受到影响。在这些情况下，肾血流量在低血压期间会显著降低，并随肾灌注压的回复而恢复正常。当平均动脉压低于 40~50mmHg 时，肾小球滤过一般会停止。

2. 肾血流量的神经和体液调节　入球小动脉和出球小动脉的平滑肌受肾交感神经支配。肾交感神经主要来源于胸 7~腰 1 脊髓侧角，其纤维经过腹腔神经节和主动脉肾神经节换元，节后纤维到达肾，支配肾血管（α_1 受体）和肾小球旁器（β_1 受体）。安静时，肾交感神经的紧张性较低；当情绪高度紧张、剧烈运动、疼痛、环境温度升高、大失血、中毒性休克及缺氧时，肾交感神经兴奋，释放去甲肾上腺素作用于血管平滑肌的 α 肾上腺素受体，引起肾血管收缩，肾血流量减少。肾上腺素、去甲肾上腺素、血管紧张素、血管升压素和内皮素等体液因素也能使肾血管收缩，肾血流量减少。前列腺素、乙酰胆碱、一氧化氮可使肾血管扩张，肾血流量增多。多巴胺和非诺多泮可通过激活多巴胺 D_1 受体扩张肾入球小动脉和出球小动脉，其中，非诺多泮是选择性多巴胺 D_1 受体激动剂，非诺多泮和低剂量的多巴胺可以部分逆转去甲肾上腺素引起的肾血管收缩，降低肾血流阻力，增加肾血流量，具有肾保护作用。

三、肾的生理功能

（一）维持内环境的相对稳定

维持内环境的相对稳定是肾的重要生理功能之一。肾主要通过泌尿活动排出代谢终产物，调控内环境的容量、成分和渗透压并维持酸碱平衡。

1. 肾通过生成尿实现排泄功能　尿生成过程包括肾小球滤过、肾小管和集合管的重吸收、肾小管和集合管的分泌与排泄。正常情况下，约 20% 的肾血浆流量经肾小球滤过生成原尿，每天约 180L。单位时间内（每分钟）两肾生成的原尿量，称为肾小球滤过率（glomerular filtration rate，GFR），一般为 125ml/min。肾小球滤过率与肾血浆流量的比值成为滤过分数（filtration fraction，FF），一般肾血浆流量为 660ml/min，则滤过分数为 19% 左右。影响肾小球滤过的因素见表 6-1。

表6-1 影响肾小球滤过的因素

	影响因素	肾小球滤过率
有效滤过压	（1）肾小球毛细血管压 动脉血压为 80~160mmHg 动脉血压低于 80mmHg （2）肾小囊内压增加 （3）血浆胶体渗透压降低	相对稳定 降低 降低 增加
滤过系数	（1）通透性：滤过膜孔径增加 和负电性降低 （2）面积减少	尿中出现蛋白质（蛋白尿）与红细胞（血尿） 降低
肾血浆流量	降低	降低；滤过平衡点向左移位

原尿经肾小管和集合管的重吸收、分泌与排泄的处理而转变为终尿。正常人终尿的排出量约为 1.5L，仅为原尿量的 1%，滤过的水分 99% 被重吸收。尿液的成分主要包含肾小球滤液中不被肾小管和集合管重吸收的物质，以及肾小管和集合管分泌与排泄的物质。例如，血中尿素被滤过后，约 50% 被肾小管重吸收，其余排出体外；葡萄糖、氨基酸、维生素及部分小分子蛋白质几乎全部被重吸收；而肌酐、尿酸及其他一些代谢产物则不被重吸收，全部排出体外（表6-2）。

表6-2 各段肾小管重吸收和分泌的主要物质

	功能	转运的物质
近端小管	重吸收	原尿中 70% 的水和 NaCl；几乎全部葡萄糖、氨基酸和多肽；K^+、Ca^{2+}、HCO_3^-；近曲小管部分重吸收尿素
髓袢	分泌	H^+、K^+、有机酸和碱性物质；降支粗段分泌尿素
降支细段	重吸收	H_2O
升支细段	重吸收	NaCl
	分泌	尿素
升支粗段	重吸收	NaCl
远曲小管	重吸收	H_2O、Na^+、HCO_3^-、Cl^-、K^+
	分泌	K^+、H^+、NH_3
集合管	重吸收	Na^+、K^+、H_2O、尿素
	分泌	K^+、H^+、NH_3

尿的生成过程受神经调节和体液调节。肾主要由交感神经支配。肾交感神经兴奋通过以下作用影响泌尿功能：①通过血管平滑肌 α 受体，引起肾血管收缩而减少肾血流量。由于入球小动脉比出球小动脉收缩更明显，因此，肾小球毛细血管的血浆流量减少、肾小球毛细血管血压下降，肾小球有效滤过压降低，肾小球滤过率减少；②刺激肾小球旁器中的 β 受体使球旁细胞释放肾素，使循环中的血管紧张素Ⅱ和醛固酮含量增加，导致肾小管对 NaCl 和水的重吸

收增加;③刺激近端小管和髓祥的上皮细胞,增加 NaCl 和水的重吸收。

体液调节包括:

(1) 血管升压素(vasopressin,VP):也称抗利尿激素(antidiuretic hormone,ADH),是由下丘脑视上核和室旁核的神经元分泌的一种激素,其主要作用是提高远曲小管和集合管上皮细胞膜对水的通透性,从而增加水的重吸收,使尿浓缩,尿量减少,发挥抗利尿作用。

(2) 肾素-血管紧张素-醛固酮系统(renin-angiotensin-aldosterone system,RAAS):肾素的分泌是限速步骤,主要受入球小动脉处的牵张感受器、致密斑感受器和肾交感神经三方面因素的调节。肾素分泌增加则通过一系列级联反应导致血管紧张素-醛固酮的分泌增加,醛固酮作用于肾的远曲小管和集合管,促进 K^+ 的排泄、Na^+ 和水的重吸收。

(3) 心房钠尿肽(atrial natriuretic peptide,ANP):是当局部心房壁张力和心房容量增加时,由心房肌细胞分泌的一种激素。ANP 可使血管平滑肌舒张,抑制 Na^+ 的重吸收,有明显的促进肾排 Na^+、排 Cl^- 和排水作用。

(4) 其他因素:缓激肽可使肾小动脉舒张,抑制集合管对 Na^+ 和水的重吸收。

2. 肾在维持机体渗透压和水平衡中的作用　机体对水和溶质的摄取与排出之间的平衡对维持正常细胞外液容积与渗透压非常重要。Na^+ 及其伴随的负离子是构成细胞外液的主要成分,故细胞外液容积和渗透压的调节主要取决于 Na^+ 和水的平衡。

机体细胞外液容积的调节,主要是通过摄入 Na^+ 量引起的细胞外液容积变化以及细胞外液容积变化对 Na^+ 排出的调节。其中醛固酮在 Na^+ 的调节中起着重要作用。血 Na^+ 降低、血 K^+ 升高可引起醛固酮分泌增多,促进肾的远曲小管和集合管重吸收 Na^+、水增加、分泌 K^+ 增多,即保 Na^+、保水和排 K^+,从而增加细胞外液的容量。

细胞外液渗透压的恒定,主要依赖于肾排尿量和机体摄入水量之间的平衡,其中抗利尿激素的作用最为重要。血浆晶体渗透压升高时,刺激下丘脑渗透压感受器,促使下丘脑视上核和室旁核释放 ADH,促使肾远曲小管和集合管上皮细胞水通道形成,水的重吸收增加,终尿量减少,进而使血浆晶体渗透压降低,并最终恢复到正常。反之,当血浆晶体渗透压降低时,ADH 释放减少,水的重吸收减少,使血浆晶体渗透压恢复至正常。

3. 肾在维持机体电解质平衡中的作用　肾在维持电解质平衡中发挥重要作用。

(1) Na^+ 与 K^+ 的平衡:机体主要通过尿液排 Na^+。肾小球滤过的 Na^+,在近端小管、髓祥、远曲小管和集合管分别重吸收约 70%、20%、10%。肾小球滤过的 K^+,在近端小管和髓祥分别重吸收 65%~70% 和 25%~30%。远端小管和集合管既可重吸收 K^+,也可分泌 K^+。由于肾小管滤过的 K^+ 大部分被重吸收,因此终尿中排出的 K^+ 则多为远端小管和集合管所分泌的 K^+。同时,远端小管和集合管的保 Na^+ 排 K^+ 主要受醛固酮的调节。

(2) Ca^{2+} 的平衡:原尿中的 Ca^{2+} 绝大部分被吸收,随尿排出的不足 1%。Ca^{2+} 的平衡主要受甲状旁腺激素的调节,甲状旁腺激素的分泌又受血 Ca^{2+} 浓度的调控,形成负反馈。

4. 肾在维持机体酸碱平衡的作用　正常情况下,肾小球滤过的 HCO_3^- 几乎全部被肾小管和集合管重吸收,80%~85% 由近端小管重吸收。通过 Na^+-H^+ 交换,近端小管上皮细胞可分泌 H^+,同时重吸收 HCO_3^-,即排酸保碱。正常情况下,NH_3 的分泌仅发生在远曲小管和集合管,但在酸中毒情况下,近端小管也可分泌 NH_3,后者与肾小管分泌的 H^+ 结合形成水溶性的 NH_4^+,可促使肾小管持续分泌 H^+。肾小管和集合管对 H^+ 的分泌与机体酸碱平衡状态密切相关。临床上酸中毒时,血中 H^+ 浓度升高,H^+-Na^+ 交换加强,使 K^+-Na^+ 交换减弱,血 K^+ 浓度升高,故酸中毒常伴有高血钾。

(二) 内分泌功能

肾能合成和释放肾素,它启动肾素-血管紧张素-醛固酮系统。该系统在调节全身血量、血

压和血中 Na^+、K^+ 浓度方面起着重要的作用；肾能生成激肽、前列腺素，参与调节局部和全身血管收缩与舒张功能；肾能合成和释放促红细胞生成素，刺激骨髓加速生成红细胞；肾中的 1α-羟化酶，可使肝生成的 25-羟维生素 D_3 转变为具有高度生物学活性的 1,25-二羟维生素 D_3，即活性维生素 D_3，调节钙的吸收和血钙水平等。

第二节 肾功能的评估

肾功能的评估主要包括肾血流量测定、肾小球滤过率测定和肾小管功能测定。

一、肾血流量的测定

（一）肾血流的直接测定

1. 流量探测器 通过电磁流量探测器进行流量的测定。该方法的缺点是流量探测器的放置是有创的，需直接暴露肾动脉，但所得结果非常精确。

2. 肾静脉回流的热稀释法评估 在直视或 X 线透视下，将一双腔、卷曲、带有热敏变阻器的导管，放入犬的肾静脉内。用冷盐水、通过热稀释法计算 RBF，该方法的优点是可以对有意识动物进行反复测量。

（二）肾血流的间接测定

通常采用对氨基马尿酸（para-aminohippuric，PAH）或磺锐特（diodrast）清除率测定肾血浆流量。如果血浆中某一物质在经过一次肾循环，通过肾小球的滤过和肾小管的分泌后几乎全部被清除掉，则该物质的血浆清除率即为每分钟通过肾的血浆量。PAH 或磺锐特（diodrast）具有这种特性，这两种物质的清除率平均为 660ml/min，即可推测肾血浆流量为 660ml/min。如再根据受试者血细胞比容，即可计算出肾血流量。如受试者血细胞比容为 50%，则肾血流量为 1320ml/min。肾血流量测定主要反映全身性的血液循环状态以及肾的适应调节功能。

二、肾小球滤过功能的测定

肾小球滤过功能是临床上了解肾功能的重要指标之一。反映肾小球滤过功能的主要指标是肾小球滤过率。临床上用各种物质的清除试验来评估 GFR。

（一）菊粉清除率和碘海醇清除率

菊粉可经肾小球完全滤过，其在原尿中的浓度与血浆浓度相同，且不被肾小管重吸收和分泌，菊粉的生物稳定性好，对人体无害，在体内既不能合成也不能分解，故菊粉的血浆清除率可代表 GFR，正常值约为 125ml/min。该测定方法准确可靠，但操作烦琐，很少用于临床。

碘海醇是较为常用的非离子碘造影剂，与菊粉相似，只经肾小球滤过，不被肾小管重吸收及分泌，在体内与蛋白质结合率非常低，不被任何器官吸收，也无任何代谢产物，24 小时内近乎 100% 从尿中排出，其测定方法简单、结果准确、不接触同位素、无放射性，是目前较为理性的测定 GFR 的方法。

（二）血肌酐和内生肌酐血浆清除率

人体肌酐的生成有内、外源性两种，是人体肌肉代谢的产物。如在严格控制饮食条件和肌肉活动相对稳定的情况下,血肌酐称内生肌酐,浓度较恒定(一般为 1mg/L),由肌肉内磷酸肌酸转变生成。肌酐可通过肾小球滤过,且在肾小管内吸收较少,体内每天产生的肌酐几乎全部随尿排出,一般不受尿量影响,血肌酐与 GFR 呈倒指数关系,即血肌酐增加一倍,说明 GFR 减少一半。肾的储备能力和代偿力很大,加之肾较易排泄肌酐,故肾小球受损早期或轻度损害时,血中肌酐浓度可正常;一旦发现血中肌酐含量增高,多提示肾功能已有严重受损。

内生肌酐清除率(creatinine clearance rate,Ccr)在数值上较接近 GFR,临床常用它来推测 GFR。正常人 Ccr 为 80 ~ 120ml/min。当 Ccr 降低时表示肾小球滤过功能减退。由于肉类食物含有肌酐、激烈运动也产生额外肌酐,因此,在测定 Ccr 前 2 ~ 3 天,应禁食肉类食物和避免剧烈运动。由于肌酐在肾小球自由滤过,但肾小管和集合管能分泌、重吸收少量肌酐,Ccr 正常值波动范围较大,因此要准确测定 GFR,则不能直接用内生肌酐清除率数值代替。

(三) 血尿素氮和血尿素氮/肌酐比值

血尿素氮(blood urea nitrogen,BUN)是人体蛋白质代谢的主要终产物,尿素从肾小球滤过后在各段小管均可重吸收,肾小管内小管液流速越快,重吸收越少,和血肌酐一样,在肾功能损害早期,血尿素氮可在正常范围,当肾小球滤过率下降到正常的 50% 以下时,血尿素氮的浓度才迅速升高。正常情况下,血尿素氮与肌酐的比值(mg/dl)约为 10:1,肾小管灌注减少或尿路梗阻时,肾小管流量降低,导致尿素的重吸收增加,但不影响肌酐处理,所以,血尿素氮与肌酐比值的增加大于 10:1。血容量不足,一些引起肾小管流量减少的水肿性疾病(心力衰竭、肝硬化、肾病综合征)、尿路阻塞时,比值可大于 15:1,高蛋白饮食、高分解代谢状态、缺水等均可使比值增高,而低蛋白饮食、肝疾病常使比值降低,此时可称为低氮质血症。

三、肾小管功能的测定

(一) 近端小管功能测定

1. **酚红排泄试验(phenol red excretion test,PSP)** 酚红是一种对人体无害的酸碱指示剂,静脉注射后 94% 由近端肾小管上皮细胞主动分泌,从尿中排出。因此,测定酚红在尿中一定时间内的排出量,可以大致反映肾近端小管的分泌功能。2 小时内酚红总排除出量 < 50%,提示肾小管分泌功能减低。

2. **尿中溶菌酶及 β_2 微球蛋白测定** 溶菌酶为一种小分子质量能溶解某些细菌的碱性蛋白水解酶,分子质量为 1.4 万 ~ 1.5 万;β_2 微球蛋白是由淋巴细胞、血小板、多形核白细胞产生的一种小分子球蛋白,分子质量为 11 800。两者均为小分子质量的蛋白质,可经肾小球自由滤过后,90% 以上被近端肾小管重吸收,所以正常人尿液中溶菌酶及 β_2 微球蛋白含量极少或无。如果血中含量正常,尿中含量增多,表明近端肾小管重吸收功能障碍,见于肾小管病变。

3. **肾小管葡萄糖最大重吸收量试验** 正常情况下,小管液中的葡萄糖浓度与血糖相同,尿中几乎不含葡萄糖,说明葡萄糖全部被重吸收回血液,其重吸收部位仅限于近端小管,当血中葡萄糖浓度升高到一定水平时,由于肾小管的重吸收能力已经饱和,不能将小管液中过多的葡萄糖重吸收而出现尿糖。因此,肾小管对葡萄糖的最大重吸收量可代表近端小管的最大吸收功能,正常人为 340mg/min。当血糖大于 8.9 ~ 10mmol/L 时,尿中葡萄糖即呈阳性。尿中开始出现葡萄糖时的最低血糖浓度,称为肾糖阈(renal glucose threshold)。当血糖低于正常人的肾糖阈而尿糖呈阳性时,表示近曲小管重吸收葡萄糖的能力下降,称为肾性糖尿。

（二）远端小管功能测定

1. 尿比重试验 尿液的浓缩与稀释由远端肾小管（包括远曲小管）完成。临床常用莫森试验（Mosenthal's test）又称为昼夜尿比重试验来检测远端肾小管的浓缩与稀释功能。试验当日照常饮食，每餐含水量 500～600ml，餐间不另进水和食物。自晨 8 时至晚 8 时，每 2 小时收集 1 次尿液，共 6 次，为日尿；自晚 8 时至次晨 8 时，收集全部尿液，为夜尿；分别检测这 7 份样本的尿量及比重。正常人夜尿不超过 400ml；最高一次比重应在 1.018 以上，其最高与最低比重之差不得少于 0.008～0.009；日尿占全日尿量 3/4～4/5。若夜尿量超过全日尿量的 1/3（＞750ml），为肾浓缩功能不全的早期表现；若夜尿比重或日间最高尿比重＜1.020，最高与最低尿比重之差＜0.009，表示肾浓缩功能障碍。若每次昼夜尿比重均固定在 1.010 左右时，与血浆渗透压相同，说明远端肾单位已经失去浓缩功能。当慢性肾炎的病变累及肾髓质时，可出现浓缩功能障碍，表现为尿量增多，尿最高比重低于 1.018，比重差小于 0.009，晚期则出现尿比重固定的等渗尿。

2. 尿渗透浓度测定 尿渗透浓度反映了溶质和水的相对排泄速度，取决于单位体积尿液内溶质的颗粒数目，可较准确反映肾浓缩稀释功能。正常情况下，尿渗透压波动在 360～1450mOsm/kg H_2O 之间。当机体摄入水增多时，尿渗透压可明显低于正常血浆渗透压（313mOsm/kg H_2O），降至 40～50mOsm/kg H_2O，即尿液被稀释。当摄入水减少 24 小时后，尿渗透压可明显高于正常血浆渗透压，甚至高达 1500～3000mOsm/kg H_2O，提示尿液浓缩。在肾小管重吸收功能正常的功能性肾功能不全中，尿浓缩功能正常或加强，尿渗透压可表现为正常或增高。而在器质性肾功能不全的患者中，由于肾小管受损，尿浓缩功能明显减弱，尿渗透压可低于 350mOsm/kg H_2O。

3. 自由水清除率测定 自由水清除率是指单位时间内血浆流经肾被清除出去的纯水量。尿液成分由纯水及渗透性溶质两部分组成。因此，每分钟尿量应为每分钟清除具有渗透压活性溶质分子血浆量及每分钟清除纯水量之和。自由水清除率为正值时表明尿液被稀释，自由水清除率为负值时代表尿液被浓缩，负值越大代表肾浓缩功能越好。

（三）肾小管酸化功能测定

1. 碳酸氢根、可滴定酸及尿氨测定 可滴定酸及尿氨可直接反应远端小管泌氢产氨的功能。通常情况下，正常人每日产生约 70mmol 的酸性物质，可通过尿排出体外，但当肾小管病变时，尿中可滴定酸及尿氨排出减少，而尿 HCO_3^- 排出增多，故可产生酸中毒。

2. 酸负荷试验 该试验机制是用酸性药物氯化铵使机体产生酸血症，在远端肾小管功能正常时可通过排氢和泌氨使尿液酸化。主要用于检测远端小管泌氢、产氨的能力，但不宜用于有明显酸中毒的患者。正常人服用氯化铵后 2 小时，尿 pH 可明显降低，可低至 4.5；当远端肾小管功能受损时，则服药后尿液不能酸化。若尿液 pH 始终不低于 5.5，即可诊断为 Ⅰ 型肾小管酸中毒。

3. 碱负荷试验 用一定量的碱性药物 $NaHCO_3$ 使机体体液碱化，以增加肾小管重吸收 $NaHCO_3$ 的负担。正常情况下 HCO_3^- 几乎 100% 被重吸收，正常值为 0，当近端肾小管受损时，其重吸收 HCO_3^- 功能减退。Ⅰ 型肾小管酸中毒时 HCO_3^- 排泄率＜5%；Ⅱ 型肾小管酸中毒时 HCO_3^- 排泄率＞15%。

四、麻醉及围术期急性肾损伤的监测

尽管现今围术期的血流动力学监测、重症监护和抗生素等治疗已得到长足发展，但因各手术的创伤程度、麻醉方法和造影剂等的不同,其对肾功能影响也不同,一旦麻醉过程中及围术期发生急性肾损伤,则预后极为凶险。如麻醉药物使用不当、术中发生麻醉意外等均是围术期急性肾损伤的高危因素。

目前在临床上通常根据血肌酐及尿量的测定来诊断急性肾损伤,但以上两个指标在检测急性肾损伤方面有不足之处,如前所述,血清肌酐敏感性较低,通常情况下肾功能下降 50% 以上时,血肌酐浓度才会有所改变。

除上述两项指标外,中性粒细胞明胶酶相关脂质运载蛋白(neutrophil gelatinase-associated lipocalin,NGAL)、肾损伤分子 1(kidney injury molecule 1,KIM-1)、N-乙酰-D-氨基葡萄糖苷酶(N-acetyl-D-glucosaminidase,NAG)、胱抑素-C、白介素-18 等可作为急性肾损伤的标志物,这些生物标志物在麻醉科和 ICU 中有很多潜在的应用,可早期监测急性肾损伤。

NGAL 除了在中性粒细胞表达外,还在肾、肝、胃、结肠、胰腺、前列腺及胸腺等组织中以极低水平表达。当发生炎症(如全身炎性反应综合征)、严重脓毒症、脓毒症休克使肾上皮细胞受到损伤时,或外界存在伤害因素(如 X 线刺激),NGAL 才大量表达。

KIM-1 在正常的肾组织中几乎不表达,但在缺血、肾毒性等所致的急性肾损伤时,肾小管上皮细胞呈高表达。KIM-1 参与肾小管上皮细胞的早期损伤和修复、肾间质纤维化,具有黏附、清除凋亡细胞和参与免疫反应等功能。

NAG 主要在近曲小管上皮表达,正常情况下,尿液中含量极微,肾小管功能受损时,肾小管上皮细胞脱落、破坏,释放至肾小管中,尿液中的 NAG 明显增多。尿 NAG 酶对于肾小管病变是一个灵敏且特异性较强的指标之一,可作为肾小管受损的早期诊断指标。

第三节　麻醉和手术对肾功能的影响

围术期影响肾功能的因素较多,除麻醉药物本身的影响外,手术创伤、麻醉方法和药物等引起的围术期低血压以及由此所致的反射活动和内分泌改变等都与肾功能的变化密切相关。这些因素通过直接或间接干预 RBF 和灌注压、GFR 以及肾小管对水盐的重吸收,从而影响肾的自身调节以及药物的代谢排泄。因此,围术期综合考虑各种因素对肾功能的影响,保持 RBF 和灌注压,抑制手术创伤应激等因素所致肾血管收缩和水钠潴留,维持酸碱平衡及渗透压,避免或减少肾毒性损害,对预防围术期肾功能损伤有重要意义。

一、麻醉对肾功能的影响

(一) 麻醉药物对肾功能的影响

肾是麻醉药物代谢和排泄的重要器官,大多数麻醉药物是高脂溶性的,需要经过代谢变成水溶性排出体外,增加了肾的负担。少数麻醉药物在代谢排泄过程中产生游离的氟离子,抑制了肾小管对 Cl⁻ 的转运,致肾小管肿胀坏死,影响肾功能。同时,麻醉药物可直接通过肾小管、肾自主神经调节及球旁器,也可间接通过对心血管抑制或血管扩张而致动脉血压降低,可逆性降低 RBF、GFR、尿量和钠的排泄。麻醉药物对肾的药效学作用通常以间接作用为主,临床上可根据这些主要改变,通过维持足够的血容量和正常的血压来逆转。

1. 吸入麻醉药　多数吸入麻醉药对肾功能有抑制作用,其中以氧化亚氮最轻微。氟烷和恩氟烷能降低 GFR 和 RBF,而异氟烷只降低 GFR,对 RBF 影响极小。氟烷除了抑制心肌致心输出量减少影响肾功能外,还能促进肾素释放,使血管紧张素 Ⅱ 分泌增加,肾血管收缩,致RBF、GFR、尿量和钠排泄均减少。尽管吸入麻醉药存在这些不良的生理影响,但是肾的自身调节功能可以对抗因此引起的 RBF 下降。当动脉压恢复正常以后，由动脉压下降所致 GFR 的下降也能回到基础水平。

甲氧氟烷对肾有毒性作用，主要原因为其产生高浓度氟离子抑制髓袢升支 Cl^- 的转运，且氟离子可扩张血管、增加直小血管血流，使肾髓质渗透压梯度下降，致尿浓缩功能减弱、尿渗透压和尿比重降低。长时间高浓度吸入甲氧氟烷，可造成肾近曲小管肿胀与坏死，发生急性肾衰竭。氟离子的峰值浓度低于 $50\mu m/L$ 时很少引起损伤，但当高于 $150\mu m/L$，则与多尿性急性肾衰竭的高发相关。甲氧氟烷的吸入浓度超过 1MAC 并维持 2 小时以上时，氟化物的峰值超过 $100\mu m/L$，故现在已不再使用甲氧氟烷进行麻醉。恩氟烷氟化物的峰值很少超过 $25\mu m/L$，异氟烷产生的氟化物峰值低于 $4\mu m/L$，而氟烷则根本不代谢产生氟化物。七氟醚与 CO_2 吸收剂的反应过程会产生复合物 A，在动物实验时证实有肾损害存在，但临床上并未发现其有明显的肾毒性。虽然如此，仍需谨慎遵循 FDA 的建议：新鲜气流量至少要达到 2L/min，这样才能抑制复合物 A 的形成和重复吸入，增强其洗出。地氟烷代谢程度最低，对肾功能无影响。

此外有动物实验研究发现，与戊巴比妥钠和氯胺酮麻醉相比，应用地氟烷、七氟烷、异氟烷和氟烷麻醉可以显著缓解缺血-再灌注损伤所致的肌酐升高，提示吸入麻醉药可以减轻肾缺血-再灌注损伤。其机制可能与吸入麻醉药抑制了促炎细胞因子和趋化因子的活性有关。

2. 静脉麻醉药　硫喷妥钠对肾功能抑制作用轻微，若其剂量过大或注射速度过快，可因心输出量下降、血压降低，继而 RBF 降低、GFR 和尿量减少。地西泮、咪达唑仑部分代谢产物经肾排泄，治疗剂量对肾影响轻微，注射速度过快或剂量过大，也可引起血压下降和尿量减少。氯胺酮可增加肾血流，但会降低尿液流速。羟丁酸钠几乎全部在体内代谢，对肾无毒性作用。依托咪酯、丙泊酚主要在肝内代谢，几乎无肾毒性。

3. 麻醉性镇痛药　吗啡能使 RBF 减少 9%，GFR 降低 17%，肾衰竭患者应用吗啡易导致代谢产物蓄积抑制呼吸。哌替啶的代谢产物去甲哌替啶对肾有毒性作用，应慎用于肾功能不全患者。芬太尼和舒芬太尼对血流动力学和肾功能影响轻微，在大剂量使用时，可抑制由手术刺激所引起的儿茶酚胺、血管紧张素 II、醛固酮和精氨酸加压素（AVP）等缩血管物质的升高，维持 RBF 和 GRF 的稳定。然而在体外循环时，使用大剂量阿片类药物，不能抑制 AVP 和儿茶酚胺水平的显著增加。瑞芬太尼经血浆非特异酯酶代谢对肾功能无影响。

4. 肌松药　去极化肌松药琥珀胆碱可使 K^+ 由细胞内向细胞外转移，导致血清钾升高。对大面积烧伤、肾衰竭、高血钾、严重低血容量或低钠血症患者，血清钾急剧升高，甚至发生心搏骤停，故应禁用。非去极化肌松药右旋筒箭毒碱主要经肾排泄，因其使组胺释放及外周血管扩张可引起血压下降，GFR 和尿量随血压下降而减少。泮库溴铵主要由肾排出，应慎用于肾病患者。维库溴铵部分经肾排出，重复使用时蓄积较少。阿曲库铵和顺式阿曲库铵在生理 pH 和体温下发生自发的非酶性分解（Hoffmann 消除），还可以由胆碱酯酶快速分解，不经过肾排泄，故可用于肾衰竭的患者，是肾病患者的首选。

（二）麻醉方法对肾功能的影响

1. 椎管内麻醉　椎管内麻醉对肾功能的影响，与其阻断交感神经节前纤维的程度有关。肾交感神经主要来源于胸 7～腰 1 脊髓侧角，其纤维经过腹腔神经节和主动脉肾神经节换元，节后纤维到达肾，支配肾血管（α_1 受体）和肾小球旁器（β_1 受体）。当胸椎 4～10 节段交感神经被椎管内麻醉阻滞时，可以有效阻断应激诱导的交感神经对肾血管及肾小球旁器的支配，交感肾上腺应激反应及儿茶酚胺、肾素和精氨酸加压素的分泌受到抑制，术中肾的灌注得以维持，RBF 和 GRF 受到保护。若阻滞平面不高，血压下降不显著，肾血管扩张，肾血流量增加，这有利于保护肾功能，值得在临床上肾功能不全患者选用；若阻滞平面较高较宽，可引起外周血管的广泛扩张而出现低血压，RBF、尿量相应减少。但低血压对肾功能的影响是暂时性的，一旦血压回升,RBF 和尿量可立即恢复。因此,在实施椎管内麻醉时应小心控制麻醉平面。硬膜外麻醉虽可引起肾交感神经阻滞,但它并不能抑制因肾下主动脉夹闭所致肾血管阻力的增加,也不能防止术后肌酐清除率的下降。与全身麻醉相比,腰硬联合麻醉用于活体供肾切除术,能增加供肾的血流量,但是两者对供肾的功能和预后没有差别。硬膜外镇痛与以阿片类药物为基础的静脉镇痛相比,对肾功能的影响无明显差异。腰麻时阻滞了副交感神经,膀胱内括约肌收缩及膀胱逼尿肌松弛,使膀胱排尿功能受抑制引起尿潴留。

2. 全身麻醉 全身麻醉可因麻醉药物致心脏排血量减少、动脉血压下降以及外周血管扩张等因素,致 RBF、GFR、尿量及电解质排出量均有一过性减少。预先扩容或使用血管活性药物可削弱这些作用。全麻期间采用间歇正压通气或呼气末正压通气,胸膜腔内负压下降,导致回心血量减少,心输出量下降,使肾血流量和肾小球滤过率下降,尿量减少。全麻对肾功能的影响,与手术应激或夹闭主动脉相比显得微不足道,在麻醉结束后常很快消失。全麻期间,低血压比较常见,除非术前就存在肾功能异常,或长时间血容量不足、肾毒性损伤加重,否则永久性肾损伤很少发生。

二、手术对肾功能的影响

手术引起肾功能改变的因素是多方面的,除了外科手术神经内分泌应激的生理改变之外,麻醉的深浅、手术类型和时间长短、患者的病理生理状态、血容量、体液和电解质平衡情况等都会显著改变肾生理。一旦发生肾功能异常,麻醉期间所应用的药物以及机体代谢产物都不能顺利地排出体外,使体内有害物质大量蓄积,从而加重肾组织及肾功能的损害。因此密切观察患者围术期尿量的变化,尤其是少尿,对于判断机体的容量状态、微循环灌注以及肾功能的改变有重要意义。引起患者围术期少尿的手术及外科情况主要如下。

(一) 肾前性因素

1. 手术创伤应激 患者术前精神过度紧张、激动、焦虑、严重失眠、手术、创伤、出血、疼痛等常可引起机体的应激反应,导致下丘脑-腺垂体-肾上腺皮质系统、交感-肾上腺髓质系统以及肾素-血管紧张素系统活动加强,进而引起了儿茶酚胺(肾上腺素和去甲肾上腺素)、肾素、血管紧张素Ⅱ、醛固酮、抗利尿激素、肾上腺皮质激素等激素的释放。儿茶酚胺、抗利尿激素和血管紧张素Ⅱ通过诱导肾血管收缩而降低 RBF;醛固酮增加远曲小管和集合管对钠、水的重吸收,导致短暂水盐潴留和细胞外液增多。这一过程可能会持续数天,是术中及术后少尿和水肿的重要原因。

2. 手术类型 无并发症的短小手术,肾血流量和肾小球滤过率在数小时内即可恢复至术前或正常水平。大型手术,尤其是腹部大手术等,手术时间长,过度牵拉内脏并发低血压,甚至休克,术中大量出血、渗血及体液的丢失,快速大量输入异型血而出现溶血、低体温甚至酸碱平衡紊乱等情况,均可使 RBF 锐减,如果未能尽快采取有效的措施,可因 RBF 长时间减少,导致肾小管缺血性损害,甚至发生急性肾功能不全。

大血管手术时,当阻断主动脉,无论夹闭部位在何处,都可引起肾动脉的直接压迫或反射性痉挛,导致肾血流量降至正常的50%。开放肾上主动脉后,肾血流量高出正常(反射性充血),但 GRF 仍为正常的1/3,并持续2小时。24小时后 GRF 仍为正常的2/3。肾小管功能(浓缩能力、保水保钠)也显著降低,但尿量不变。夹闭时间超过50分钟,可引起 GFR 持续抑制和一过性氮质血症。夹闭肾下主动脉使体循环血管阻力增加,从而引起心输出量降低,同样可以降低 RBF 和 GFR。在主动脉斑块密集的部位夹闭或进行处理,可引起粥样硬化的肾动脉栓塞。还可发生部分或完全性皮质坏死,通常是不可逆的。此外肾周围手术操作,由于对下腔静脉的牵拉以及正常肾血管的反射性收缩,血容量下降,可导致术后肾功能不全。

3. 伴随手术的外科情况及疾病 患者术前准备如禁食禁饮、胃肠减压、肠道准备以及过度利尿等均可加重机体本身就存在的低血容量和水电解质紊乱,从而影响肾功能。术前合并血压升高的疾病如嗜铬细胞瘤、妊娠高血压疾病等引起肾动脉持续痉挛,肾缺血导致急性肾衰竭。术中发生严重的心律失常、急性心力衰竭或者心肺复苏后体循环不稳定等情况,可因心脏泵血功能下降、血压下降致肾血流减少,影响肾灌注,使尿量减少。同时围术期因循环的变化合并应用肾血管收缩药物及前列腺素抑制剂,可增加肾血管阻力而加重肾缺血致尿量减少。

(二) 肾性因素

围术期肾性少尿通常是由于肾前性原因引起肾长期缺血或者误用对肾有毒性的药物,两者均可因肾小球 GFR 下降及肾小管坏死导致少尿。

(三) 肾后性因素

围术期肾后性少尿见于术前患者合并结石、血块等堵塞以及子宫颈肿瘤等压迫引起的双侧输尿管梗阻,也见于前列腺肥大、前列腺癌等引起的尿液排出完全或部分受阻,当然也见于膀胱内导管堵塞或尿液引流不畅等。临床上肾后性梗阻较为少见。但是少尿者有可能发展成急性肾功能不全,关键应认真检查,分析病因,及时处理。在排除肾后性梗阻后,给予患者快速静脉输入大量平衡盐溶液,若补液后尿量增加,提示少尿的病因为低血容量。切忌在补液前先给利尿药,这会使血容量进一步减少,加重肾功能的损害。

三、其他因素对肾功能的影响

(一) 低血压

低血压是围术期常见的并发症。当动脉血压低于 80mmHg 时,肾血流量和尿量逐渐减少;当低至 35mmHg 时,RBF 和尿量明显减少,甚至停止尿的生成。通常肾缺血时间在 2 小时之内,肾的变化多是功能性的,而肾功能减退需 2~3 周才能恢复;如果缺血超过 3 小时,就会导致一定的肾器质性损害;如果缺血达 4 小时以上,可出现肾小管变性、坏死等改变,导致急性肾衰竭、尿毒症而死亡。

临床麻醉中使用控制性降压常造成 GFR 和尿流速率明显下降。但是只要低血压持续时间不超过 2 小时,即使是老年患者,也不会产生永久性肾损害。控制性降压可因使用的血管扩张剂不同而对 RBF 产生不同的影响。硝普钠可降低肾血管阻力,但引起血液向肾外分流。而且,硝普钠可引起肾素-血管紧张素激活,儿茶酚胺释放,如果突然停药,可致反跳性高血压。硝酸甘油降低 RBF 的作用比硝普钠弱。选择性多巴胺受体激动剂非诺多巴在降低血压的同时,不会引起 RBF 显著下降。

(二) 低体温

全身麻醉时,体温降低也比较常见。低体温可增加肾血管阻力,降低 RBF,降低 GFR。体温每下降 1℃,GFR 随之下降约 5.3%,肾血流量下降约 8.2%。早期由于交感神经兴奋,血压增高,尿量未见减少。低温可直接降低肾小管的酶活性,减少肾小管重吸收,故尿量反而增加。但当体温降低到 27℃时,GFR 降低 30%,RBF 降低 54%,尿量明显减少。当患者体温恢复后,肾功能即可恢复正常。低体温可延长肾循环阻断时间,对肾缺血有保护作用。

（三） 缺血、缺氧

围术期严重创伤、大手术、出血等可致急性失血，循环不稳定，甚至失血性休克。一方面引发神经激素级联反应，肾血管剧烈收缩，RBF、GFR 减少，肾小管缺血性损害，尿流量减少；另一方面循环不稳定需要应用血管活性药物，如麻黄碱、去氧肾上腺素、去甲肾上腺素、肾上腺素等以提升血压，改善循环功能，但此类药物可进一步加强肾血管的收缩，加重肾缺血性损伤。

围术期可因疾病本身、麻醉、手术等导致急性缺氧的发生。缺氧可导致肾 RBF 降低和肾血管收缩。长时间慢性缺氧可引起肾实质损伤，肾小球滤过与重吸收功能明显减低，甚至出现肾衰竭。

此外，临床上舒适麻醉时，冠状动脉支架植入介入手术使用的高渗性造影剂，一方面可引起肾血管收缩，肾血流量减少，导致肾缺血；另一方面可使肾血流中红细胞皱缩、变形、血黏度增高，使肾血流减慢、淤滞，发生肾缺氧性损伤。由于肾缺血缺氧，肾灌注不足，使肾小球滤过率降低，发生少尿。

（四） 机械通气

机械通气对肾功能的影响取决于平均气道压。因为增加的气道压和胸膜腔内压力导致静脉回流减少、心输出量降低。平均气道压力过高可限制肺动脉循环，增加右心室后负荷，使室间隔左移，减少左心室充盈和心输出量。正压通气可升高下腔静脉压力和肾静脉压力，可通过增加管周毛细血管压力促进肾小管对钠的重吸收。PEEP 为 $15cmH_2O$ 时，心输出量、RBF、GFR 及尿量减少 20% ~ 30% ，并伴有肾素、醛固酮的增加，而 AVP 不增加。肾素-血管紧张素-醛固酮系统增强了肾对正压通气的反应。因此就机械通气对肾功能的影响来说，反比通气的作用比间歇指令通气（IMV）大，同步间歇指令通气的作用（SIMV）比呼气末正压（PEEP）大。机械通气对肾功能的影响可通过补充血容量或使用多巴胺来纠正。

（五） 人工气腹

腹腔镜手术时使用 CO_2 形成的人工气腹可产生腹部室隔综合征或类似表现。增加的腹内压可使中心静脉受压（肾静脉和腔静脉）、肾实质受压、心输出量降低、血浆肾素、醛固酮和抗利尿激素水平升高，从而产生与注入气压成比例的少尿（或无尿）。人工气腹可使尿量、RBF 和 GFR 降至基础值 50% 以下，并明显低于开腹手术的患者。气腹终止后尿量即刻迅速增加。此外，严重头低位和长时间的腔镜手术可致 CO_2 大量吸收而引起酸血症和明显的酸中毒。

（六） 心肺转流

心肺转流是心脏手术时重要的心脏辅助技术，转流引起低血压和非搏动性血流，使去甲肾上腺素水平进行性增加，肾素-血管紧张素系统被激活。多种因素使肾血管收缩，RBF 降低。同时，手术中激活的血小板释放血栓素和血管内皮素也促进肾血管收缩。作为肾单位亚临床损伤的指标，小管酶尿及微量蛋白尿在转流时增加。尽管如此，术前肾功能正常的患者，术后急性肾衰竭的发生率<2% ，急性肾损伤的发生率为 20% ~ 30% 。若一旦发生急性肾衰竭，死亡率高达 60% 90% 。

四、肾功能障碍患者麻醉的生理学考虑

肾功能障碍患者病情复杂，内环境不稳定，存在严重贫血、高血压、低蛋白血症及水电解质

和酸碱平衡紊乱、凝血功能障碍、严重水肿等多种复杂情况,并可累及全身各个系统,其围术期并发症的发病率和病死率显著升高。麻醉和手术前需要充分评估患者病理生理状态及对麻醉和手术的耐受力,进行充分的术前准备、选择对机体生理干预较小的麻醉方法及药物,确保患者安全度过手术期。

(一) 调整患者术前生理状态至最佳

术前麻醉医生应该根据患者病史、体格检查和肾功能实验室检查,对患者机体承受麻醉及手术刺激的能力做出正确的判断和评估。对术前合并存在高血压、心脏病、贫血、感染以及水盐、酸碱平衡失调等情况,应尽最大可能纠正,积极进行术前准备,尽可能使患者处于最佳生理状态。

(二) 选择对肾功能干预最小的麻醉方法及药物

麻醉方法应尽量选用简便、有效、安全、对患者影响小且为麻醉医师本人所熟悉的麻醉方法。其关注的重点在于如何维持正常的血容量和血压,避免降低肾的灌注。基于吸入麻醉药降低 GFR 和全麻时正压通气可能影响肾灌注的考虑,目前一般认为,对于肾功能障碍患者或者发生术后急性肾衰竭的高危患者,采用适当控制平面的椎管内麻醉可能有利。

麻醉药物选择的原则是最好不依赖肝代谢和肾清除或少经肾清除;对肾没有直接毒性,体内代谢产物对肾亦无毒性;不减少 RBF 和 GRF。镇静催眠药物如地西泮因为代谢产物蓄积风险高、血浆蛋白结合率高和低蛋白血症时敏感性增强等原因应慎用;同样硫喷妥钠因与蛋白结合减少,血浆游离巴比妥酸盐增加的原因,虽然在肾功能不全时该类药物药代动力学参数变化不大,但肾病患者麻醉诱导时对巴比妥类药物敏感性增强,宜少用或慎用;镇痛药物应首选经血浆非特异酯酶代谢而不依赖于肝肾代谢的阿片类药物瑞芬太尼,但应避免对呼吸和循环的抑制;吸入麻醉药因为不依赖肾消除、对肾血流的影响轻微以及血压可控,因而是肾功能障碍患者较理想的麻醉药物;静脉麻醉药宜选择对肾功能影响不大的丙泊酚与依托咪酯;肌松药首选可经血浆酯酶代谢和霍夫曼效应消除的顺式阿曲库铵和阿曲库铵,慎用会导致高钾的琥珀胆碱,禁用全部经肾排泄的加拉碘铵和氨酰胆碱等长效肌松药。局麻药可用利多卡因、罗哌卡因或丁哌卡因,均不宜加肾上腺素,以防导致恶性高血压意外。

(三) 维持肾的有效灌注,减少对肾功能有影响的各种因素

麻醉期间应该减少人工通气对心输出量的不良影响,机械通气宜轻度过度通气,防治患者酸中毒及高钾的状态,但也要避免呼吸性碱中毒,以防氧解离曲线左移以及加重低钙血症,使二氧化碳分压维持在 32.3~35.3mmHg 为宜;术中血压宜保持稳定,并维持在较高水平,不宜低于术前血压的 85%,必要时可静脉给予血管活性药物,使肾有足够的灌注压,并充分给氧;补液时注意晶体液与胶体液的比例,目标导向输液,避免过多补液;密切观察患者的尿量,及时发现和处理尿少的原因;注意防治非少尿型急性肾功能不全。

病例 6-1

患者,青年男性,因"车祸致双下肢剧烈疼痛不能行走 1 小时"入院。查体:皮肤黏膜苍白,四肢湿冷,血压 70/50mmHg,心率 140 次/分,尿量 50ml/h。诊断:①双下肢胫腓骨骨折;②失血性休克。

问题:

1. 失血性休克如何造成肾功能的改变?
2. 针对该生理机制提出处理意见。

病例 6-2

患者,青年女性,已婚。以"停经60天,突感右下腹疼痛3小时"急诊入院。患者3小时前无明显诱因出现右下腹疼痛,无恶心、呕吐、腹胀、腹泻,无尿频、尿急、肛门坠胀及畏寒发热等不适。患者既往无特殊病史。入院检查:神志清楚合作,面色苍白。体温37.1℃,脉搏125次/分,血压73/60mmHg,呼吸23次/分。心肺无异常发现,腹肌紧张,全腹有压痛,以右侧为重,移动性浊音不明显。实验室检查:血红蛋白73g/L,白细胞$5.4×10^9$/L,血型B型。尿常规正常,尿HCG(+)。辅助检查彩超示:右侧附件区见一1.3cm×1.4cm声像图。入院诊断:①右侧附件混合型包块(宫外孕?);②失血性休克(代偿期)。拟在全麻下急诊行腹腔镜剖腹探查术。麻醉中加快输液,间断给予去氧肾上腺素提升血压。手术行右输卵管切除术,约1h,过程顺利,手术及腹腔出血约1000ml,术中输液3000ml,术毕尿量10ml。

问题:

1. 请结合该病例分析围术期影响肾功能的因素有哪些?

2. 患者术后尿量正常吗? 分析可能的原因。

（张咏梅　张良清）

生理止血（hemostasis）是机体防止外伤后血液丢失的重要保护机制。生理止血的有效进行依赖于血管、血小板和血浆中凝血因子的相互作用，也取决于凝血和抗凝系统的相互平衡。血液中的血小板和凝血因子在机体生理性止血反应中起重要作用。在围术期内，如何维持凝血和抗凝（包括纤溶功能）的相对平衡，确保受损血管局部有效止血，而其他部位不发生血栓形成，是保证手术安全和成功的重要环节。

第一节　生理止血功能概述

正常情况下，小血管受损后引起的出血在几分钟内就会自行停止，这种现象称为生理性止血（hemostasis）。生理性止血可分为一期止血（first hemostasis）和二期止血（second hemostasis）两个基本阶段。

生理止血主要包括血管收缩、血小板血栓形成和血液凝固三个基本环节。通过受损血管及附近小血管的收缩，松软的血小板止血栓的形成，使局部血流减少，受损的伤口堵塞，达到一期止血，又称初步止血。另一方面，凝血系统的激活，血浆中可溶性的纤维蛋白原转变成不溶性的纤维蛋白，并交织成网，使松软的血小板止血栓得到加固，称二期止血。血液凝固后，血凝块中血小板的收缩，可引起血块回缩，挤出其中的血清，而使血凝块变得更为坚实，牢固地封住血管的破口。

一、血小板的止血功能

（一）一期止血

血小板在一期止血活动中发挥关键作用。血管损伤后由于内皮下胶原的暴露，在 1~2 秒内即有少量的血小板黏附（adhesion）于内皮下的胶原上。血小板的黏附依赖于血小板膜上糖蛋白 I b（glycoprotein I b，GP I b）和血浆 von Willebrand 因子（简称 vWF）的参与。GP I b 是 vWF 的受体，vWF 是血小板黏附于胶原纤维的桥梁。血小板在局部受损红细胞释放的 ADP 及局部生成的凝血酶的激活下发生聚集（aggregation），并释放 ADP 及血栓烷 A_2（thromboxane A_2，TXA_2），进一步激活更多的血小板参与聚集，形成血小板止血栓。血小板聚集需要纤维蛋白原、Ca^{2+} 和血小板膜上 GP II b/III a 的参与。GP II b/III a 是纤维蛋白原的受体，在 Ca^{2+} 的作用下纤维蛋白原可与之结合，充当连接相邻血小板的桥梁，使血小板聚集成团。此外，血小板释放的 TXA_2 是引起局部小血管收缩的重要因素。局部小血管的收缩，使血流减慢，也有利于血小板的黏附和聚集。

此外，在生理条件下，血小板在维持血管内皮的完整性方面也起重要作用。血小板数量减少或功能缺陷可引起毛细血管脆性增高。

（二）血小板功能的调控

1. **TXA₂和PGI₂** TXA₂和前列环素（prostacyclin，PGI₂）的合成过程见图7-1。TXA₂具有强烈的促血小板聚集和缩血管作用。PGI₂则具有较强的抑制血小板聚集和舒张血管的作用。正常情况下，血管内皮产生的PGI₂与血小板生成的TXA₂之间保持动态平衡，使血小板不致聚集。当血管受损血小板被激活时，磷脂酶A₂活性增高，TXA₂生成增多，促进一期止血。另一方面，血管内皮受损，局部PGI₂生成减少，也将有利于血小板的聚集。阿司匹林可抑制环加氧酶而减少血小板TXA₂的生成，具有抗血小板聚集的作用。阿司匹林对环加氧酶的抑制作用是不可逆的（由于血小板缺乏细胞核，不能再产生环加氧酶），因此血小板被阿司匹林抑制后，外周血中血小板的聚集功能需待到新生的血小板进入血循环才能恢复。应用阿司匹林患者，可因出血时间延长而出现手术野广泛渗血，故术前需常规停药。从原始巨核细胞到释放血小板入血需要8～10天，多数患者应于术前7天停用阿司匹林，在术后48～72小时再恢复使用。对于急诊手术，立即停用阿司匹林，并可以输入新鲜血小板。氯吡格雷（clopidogrel）是ADP诱导的血小板聚集的抑制剂，适用于不能耐受阿司匹林的心脑血管疾病患者，能选择性抑制二磷酸腺苷（ADP）与血小板受体的结合，随后抑制激活ADP与糖蛋白GPⅡb/Ⅲa复合物，不可逆地抑制血小板的聚集，术前1周停用本药。

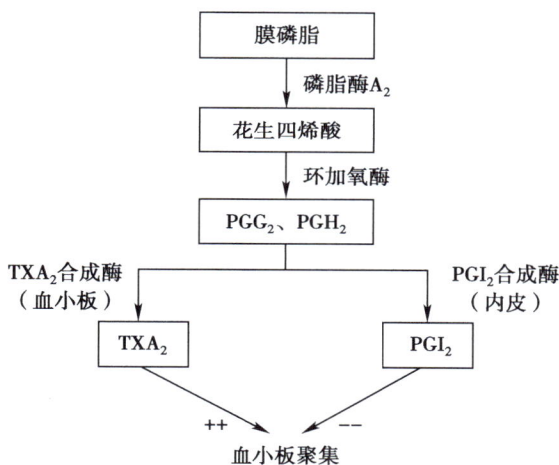

图7-1 TXA₂和PGI₂的合成过程

2. **一氧化氮（NO）和ADP酶** 血管内皮细胞还可以合成、释放血管NO。NO也具有抑制血小板聚集和舒张血管的作用。内皮细胞膜上还有胞膜ADP酶（ecto-ADPase），可以分解"过剩"的ADP。因此，在未受损的正常内皮细胞，由于PGI₂、NO的生成及ADP酶分解ADP，可抑制血小板的聚集，避免正常内皮细胞表面发生血小板聚集和血栓形成。

二、血液凝固

二期止血主要是发生血液凝固。血液凝固是一系列复杂的酶促反应过程，需要多种凝血因子的参与。包括12种经典的凝血因子（coagulation factor，F），即FⅠ～FⅩⅢ（其中FⅥ已被废除）和前激肽释放酶、高分子激肽原等（表7-1）。在这些凝血因子中，除FⅣ是Ca^{2+}外，其余的凝血因子均为蛋白质，除FⅢ外，其他凝血因子均存在于新鲜血浆中，且多数在肝内合成，其中FⅡ、FⅦ、FⅨ、FⅩ的生成需要维生素K的参与。华法林是目前应用比较广泛的口服抗凝药，抑制维生素 K 参与的凝血因子 Ⅱ、Ⅶ、Ⅸ、Ⅹ 在肝的合成,从而发挥抗凝作用,但对已经合成的上述凝血因子并无直接对抗作用,必须等待这些因子在体内相对耗竭后,才能发挥抗凝效应,所以起效缓慢,停药后直到维生素 K 依赖性因子逐渐恢复到一定浓度后,抗凝作用才消失,故药物作用维持时间比较长。华法林口服后 12～24 小时起效,抗凝血的最大效应时间为 72～96 小时,半衰期 48～72 小时,术前 3～5 天停用本药。

表 7-1 凝血因子的某些特性

因子	同义名	合成部位	主要功能	半衰期(h)
Ⅰ	纤维蛋白原	肝细胞	形成纤维蛋白,参与血小板聚集	90
Ⅱ	凝血酶原	肝细胞(需维生素 K)	凝血酶促进纤维蛋白原转变为纤维蛋白;激活 FⅤ、FⅧ、FⅪ、FⅩⅢ和血小板,正反馈促进凝血;与内皮细胞上凝血酶调节蛋白结合,激活蛋白质 C 和凝血酶激活的纤溶抑制物(TAFI)	48～96
Ⅲ	组织因子	内皮细胞和其他细胞	作为 FⅦa 的辅因子,是生理性凝血反应过程的启动物	
Ⅳ	钙离子(Ca^{2+})		辅因子	
Ⅴ	前加速素易变因子	内皮细胞和血小板	作为辅因子加速 FⅩa 对凝血酶原的激活	12～15
Ⅶ	前转变素稳定因子	肝细胞(需维生素 K)	与组织因子形成Ⅶa-组织因子复合物,激活 FⅩ 和 FⅨ	6～8
Ⅷ	抗血友病因子	肝细胞	作为辅因子,加速 FⅨa 对 FⅩ 的激活	8～12
Ⅸ	血浆凝血活酶	肝细胞(需维生素 K)	FⅨa 与Ⅷa 形成因子 X 酶复合物激活 FⅩ	12～24
Ⅹ	Stuart-Prower 因子	肝细胞(需维生素 K)	与Ⅴa 结合形成凝血酶原酶复合物激活凝血酶原;FⅩa 还可激活 FⅦ,FⅧ和 FⅤ	48～72
Ⅺ	血浆凝血活酶前质	肝细胞	激活 FⅨ	48～84
Ⅻ	接触因子或 Hageman 因子	肝细胞	激活 FⅪ;激活纤溶酶原;激活前激肽释放酶	48～52
ⅩⅢ	纤维蛋白稳定因子	肝细胞和血小板	使纤维蛋白单体相互交联聚合形成纤维蛋白网	72～120
	高分子质量激肽原	肝细胞	辅因子,促进 FⅫa 对 FⅪ 和前激肽释放酶的激活;促进前激肽释放酶对 FⅫ的激活	144
－	前激肽释放酶	肝细胞	激活 FⅫ	35

(一) 凝血过程

血液凝固是由凝血因子按一定顺序相继激活而生成凝血酶(thrombin),最终使纤维蛋白原(fibrinogen)变为纤维蛋白(fibrin)的过程。凝血过程大体可分为三个步骤:第一步 FⅩ 激活成 FⅩa,生成凝血酶原酶复合物;第二步凝血酶原激活成凝血酶;第三步纤维蛋白原在凝血酶作用下转变为纤维蛋白。FⅩ的激活可通过两条途径:内源性途径的启动因子是 FⅫ,它与血管内膜下组织特别是胶原纤维接触后被激活成 FⅫa,进而相继激活 FⅪ、FⅨ和 FⅩ。参与内源性激活途径的凝血因子全部存在于血浆中。外源性途径的启动因子是 FⅢ(组织因子)。当组织损伤时暴露的组织因子与FⅦa结合而激活FX。由内源性和外源性途径激活的FXa与血小板膜磷脂、Ca^{2+}和FVa形成凝血酶原激活物激活FⅡ(凝血酶原)为FⅡa(凝血酶)。在凝血酶作用下纤维蛋白原先变成纤维蛋白单体,进而在FⅩⅢa作用下形成牢固的纤维蛋白多聚体。FX和FⅡ(凝血酶原)的激活还分别需要FⅧ和FV的辅助,它们可使FX和FⅡ的激活显著加快。从激活的FXa起到纤维蛋白多聚体的形成,为内外源性和外源性两条途径交汇后的共同途径(图7-2)。值得指出的是,组织因子是生理性凝血反应的启动物,而内源性途径对凝血反应开始后的维持和巩固起非常重要作用。

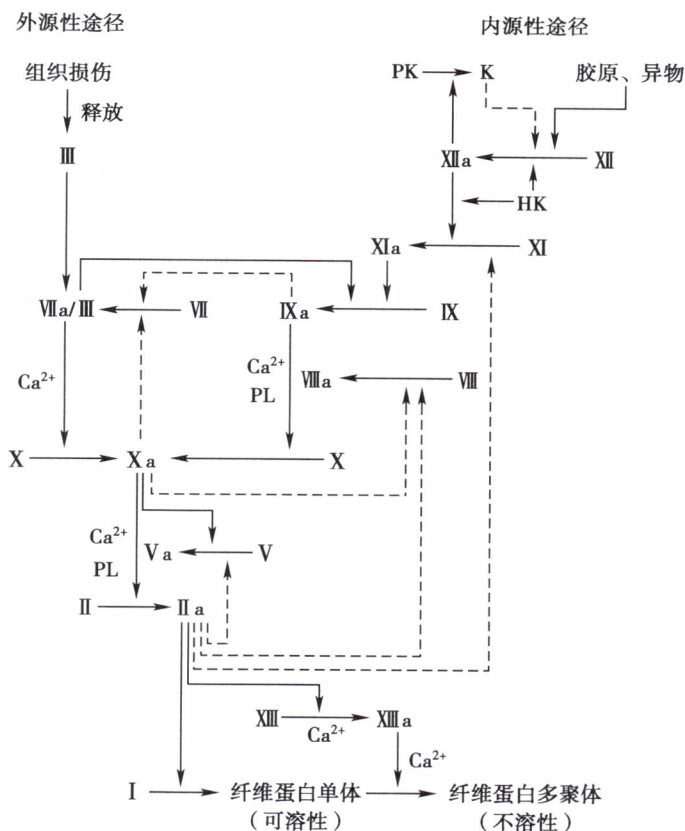

图7-2　血液凝固的过程

FⅧ或FⅨ缺陷的患者可有明显的出血倾向,分别称之为血友病A和血友病B。血友病是常见的遗传性出血性疾病之一,出血的轻重与血友病类型及相关因子缺乏程度有关,临床血友病A出血较重,而且多见。通常将1ml正常人血浆中的FⅧ含量定义为1单位(U),FⅧ活性正常值为50%~150%。临床上FⅧ活性达正常的30%时,可使凝血功能的检查在正常值范围。血友病A根据临床严重程度与FⅧ的相对活性分为3种类型:重型(<1%),中型(1%~5%),轻型(6%~30%)。血友病B出血较轻,也根据临床严重程度与FⅨ的相对活性分为3型:重型(≤1%),中型(1%~5%),轻型(5%~40%)。血友病患者术前准备主要是补充凝血因子,使之达到一定水平,纠正凝血障碍,防止出血过多。多数文献建议血友病A患者实施小手术时FⅧ活性应提高到30%,较大手术要提高到60%以上,术后维持FⅧ活性30%以上持续10~14天,直至伤口愈合;对于大的手术,如膝关节、髋关节置换,替代治疗应持续4~6周。血友病B手术要求FⅨ活性达到正常的60%,术后至少维持在20% 10~14天,大的手术应适当延长。目前血友病的治疗仍以凝血因子替代疗法为主,主要制剂有新鲜冰冻血浆(含所有的凝血因子)、冷沉淀物(主要含FⅧ、FⅩⅢ、vWF及纤维蛋白原等,但FⅧ浓度较血浆高5~10

倍)、凝血酶原复合物(含 F Ⅱ、F Ⅶ、F Ⅸ、F Ⅹ)、F Ⅷ浓缩制剂,或基因重组的纯化 F Ⅷ等。在体内,vWF 是 F Ⅷ的载体蛋白,它与 F Ⅷ结合成复合物而保护血浆中的 F Ⅷ不被降解。当 vWF 缺陷时一方面引起血小板功能障碍而致一期止血障碍;另一方面可引起 F Ⅷ降解加速而引起凝血障碍导致二期止血障碍,称之为血管性血友病(von Willebrand disease,vWD)。部分 vWD 患者还因为 vWF 的结构异常,在正常情况下就可与血小板 GP Ⅰ b 结合而被清除,也导致这部分患者血小板减少。vWD 是临床上常见的一种遗传性出血性疾病。vWF 在体内的半衰期为12~18 小时,故对严重出血或手术的患者应每 12 小时输注一次。冷沉淀剂的 vWF 浓度较血浆高 10 倍,并且 vWF 多聚体比例高,在我国常用于 vWD 治疗。

(二) 血液凝固的调节

当血管受损,一方面要求迅速凝血形成止血栓以避免血液的流失;另一方面要使凝血反应局限在损伤部位,并不延及周围未损伤部位,以保持全身血管内血液的流体状态。这表明体内的生理性凝血过程在时间和空间上都受到严格的控制。调节血液凝固的因素及作用见表7-2。

表7-2　调节血液凝固的因素及作用

	合成部位	主 要 作 用
血管内皮	—	防止凝血系统激活和血小板活化的重要屏障;抗凝血和抗血小板聚集
纤维蛋白	—	吸附凝血酶
单核-巨噬细胞	—	吞噬活化的凝血因子
抗凝血酶	肝、血管内皮细胞	与凝血酶及 F Ⅸa、F Ⅹa、F Ⅺa、F Ⅻa 结合,并抑制活性
蛋白质 C	肝	灭活 F Ⅷa 和 F Ⅴa,抑制 F Ⅹ及凝血酶原的激活
组织因子途径抑制物	血管内皮细胞	结合 F Ⅹa 和 F Ⅶa-组织因子复合物并抑制活性
肝素	肥大细胞、嗜碱性粒细胞	增强抗凝血酶活性

肝素(heparin)在体内、外均有迅速而强大的抗凝作用,这一作用主要是通过激活抗凝血酶来完成的。带负电荷的肝素与带正电荷的抗凝血酶结合后,抗凝血酶的构型发生改变,充分暴露其活性中心,从而加速抗凝血酶对凝血酶及 F Ⅸa、F Ⅹa、F Ⅺa、F Ⅻa 的灭活,此外,肝素还可抑制血小板黏附、聚集,刺激血管内皮细胞释放 TFPI 等抗凝物质的作用,故肝素在体内的抗凝作用强于在体外的作用。低分子肝素是由普通肝素通过酶解或化学降解的方法得到分子质量较小的肝素片段,与普通肝素相比,半衰期长,生物利用度较高,可选择性拮抗 F Ⅹa 的活性,而对凝血酶和其他凝血因子影响小,引起出血的并发症发生率低,所以更适宜临床应用。

三、纤维蛋白溶解

正常情况下,组织损伤后所形成的止血栓在完成止血使命后将在纤维蛋白溶解系统(简称纤溶系统)的作用下逐步分解、液化称为纤维蛋白溶解(fibrinolysis),从而保证血管内血流畅通,也有利于受损组织的再生和修复。纤溶系统主要包括纤维蛋白溶酶原(plasminogen,简称纤溶酶原)、纤溶酶(plasmin)、纤溶酶原激活物(plasminogen activator)与纤溶抑制物。纤溶可分为纤溶酶原的激活与纤维蛋白(或纤维蛋白原)的降解两个基本阶段(图7-3)。

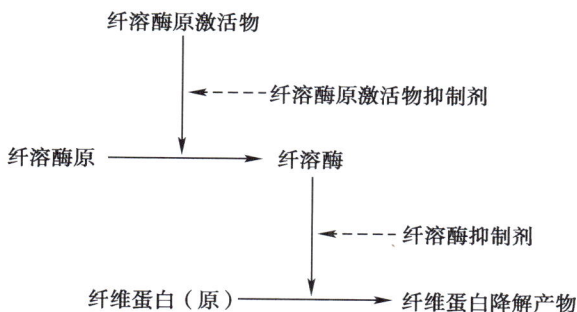

图 7-3　纤维蛋白溶解系统

（一）纤溶酶原的激活与纤维蛋白降解

体内主要存在两种生理性纤溶酶原激活物，包括组织型纤溶酶原激活物（tissue plasminogen activator，t-PA）和尿激酶型纤溶酶原激活物（urinary-type plasminogen activator，u-PA），它们可促进纤溶酶原的激活。t-PA 主要由血管内皮细胞合成，是血液中主要的内源性纤溶酶原激活物。在纤维蛋白存在的条件下，t-PA 对纤溶酶原的亲和力大大增加，激活纤溶酶原的效应增强 1000 倍。重组人组织型纤溶酶激活剂已作为溶栓剂应用于临床血栓栓塞的治疗。u-PA 主要由肾小管和集合管上皮细胞产生，它是血液中活性仅次于 t-PA 的生理性纤溶酶原激活物。此外，FXⅡa、激肽释放酶也可激活纤溶酶原，但正常情况下其激活能力不足总激活能力的 15%。在体外循环的情况下，由于循环血液大量接触带负电荷的异物表面，此时 FXⅡa、激肽释放酶可以成为纤溶酶原的主要激活物。

纤溶酶属于丝氨酸蛋白酶，它最敏感的底物是纤维蛋白和纤维蛋白原。在纤溶酶的作用下，纤维蛋白和纤维蛋白原被分解为许多可溶性小肽，称为纤维蛋白降解产物（fibrin degradation products，FDPs）。FDPs 通常不再发生凝固，其中部分小肽还具有较强的抗血小板聚集和抗凝血作用。此外，纤溶酶对 FⅡ、FⅤ、FⅧ、FⅩ、FⅫ等凝血因子、补体等也有一定的降解作用。当纤溶亢进时，可因凝血因子的大量分解及纤维蛋白降解产物的抗血小板聚集和抗凝血作用而有出血倾向。

（二）纤溶的调节

1. **纤溶抑制物**　体内有多种物质可抑制纤溶系统的活性，主要有纤溶酶原激活物抑制物-1（plasminogen activator inhibitor type-1，PAI-1）和 α_2-抗纤溶酶（α_2-antiplasmin，α_2-AP），可防止血块过早溶解和避免出现全身性纤溶。PAI-1 主要由血管内皮细胞产生，通过与 t-PA 和 u-PA 结合使之灭活。α_2-AP 主要由肝产生，血小板 α-颗粒中也储存有少量 α_2-AP。α_2-AP 通过与纤溶酶结合成复合物而迅速抑制纤溶酶的活性。在正常安静情况下，由于血管内皮细胞分泌的 PAI-1 的量 10 倍于 t-PA，加之 α_2-AP 对纤溶酶的灭活作用，血液中的纤溶活性很低。

2. **纤维蛋白的作用**　纤维蛋白在调节局部促纤溶和抗纤溶的平衡中有重要作用。当血管壁上有纤维蛋白形成时，血管内皮分泌 t-PA 增多；同时，由于纤维蛋白原对 t-PA 和纤溶酶原有较高的亲和力，纤溶酶原、纤溶酶、t-PA 均可与纤维蛋白结合。这样，一方面 t-PA 激活纤溶酶原的效率被提高 1000 倍，另一方面，也避免了 PAI-1 对 t-PA 的灭活及 α_2-AP 对纤溶酶的灭活。这样，就能保证血栓形成部位既有适度的纤溶过程，也不至于引起全身性纤溶亢进，维持凝血和纤溶之间的动态平衡。

四、止血、凝血功能的评价

机体止血、凝血功能异常主要表现为止血、凝血功能异常增高所引起的血栓形成和止血、凝血功能障碍所致出血倾向两种基本类型。临床上止血、凝血功能异常的原因不外乎是血浆成分（血浆凝血因子、抗凝因子和纤溶系统）、血细胞和血管异常三个方面。血浆凝血因子的增高、抗凝因子的减少（如遗传性抗凝血酶蛋白质 C 或蛋白质 S 的缺乏）、纤溶功能低下、血小板的增多和活化、血管内皮的损伤均可引起血栓形成。而血浆凝血因子的降低（如遗传性凝血因子缺乏；肝疾病、维生素 K 缺乏和服用维生素 K 拮抗剂所致获得性凝血因子合成减少）、纤溶亢进（凝血因子降解增多）、病理性抗凝物质（如抗凝血因子抗体、FDPs）、血小板的减少和功能异常、血管的缺陷（如遗传性毛细血管扩张症）均可致出血性疾病。

（一）一期止血功能的实验室检查

一期止血障碍是指血小板和血管壁异常所致的止血障碍，常采用血小板计数（platelet count，PC）、出血时间（bleeding time，BT）作为筛选试验。

出血时间：将皮肤刺破后，让血液自然流出到自然停止所需要的时间。正常参考值（6.9±2.1）分钟（测定器法），超过 9 分钟为异常。血小板数量减少和功能缺陷、血管性血友病以及毛细血管壁结构和功能异常可引起出血时间延长。阿司匹林抑制 TXA_2 的生成而抑制血小板聚集，引起出血时间延长。血小板计数：计数单位容积（L）周围血液中血小板的数量。正常参考值（100~300）×10^9/L（自动化血细胞分析仪）。血小板低于 100×10^9/L 称为血小板减少，见于造血功能障碍、血小板破坏过多、血小板消耗亢进、血小板分布异常等。如果血小板计数大于 50×10^9/L，且血小板功能正常，则手术过程不至于出现明显出血；当血小板在（20~50）×10^9/L 时，可有轻度出血或手术后出血；低于 20×10^9/L，可有较严重的自发出血倾向。

（二）二期止血功能的实验室检查

二期止血障碍是指凝血和抗凝异常所致的止血障碍，常采用活化部分凝血活酶时间（activated partial thromboplastin time，APTT）、血浆凝血酶原时间（prothrombin time，PT）测定作为筛选试验。

1. 活化部分凝血活酶时间　在受检血浆中加入 APTT 试剂（接触因子激活剂和部分磷脂）和 Ca^{2+} 后，观察血浆凝固所需要时间。它是内源凝血系统较为灵敏和最为常用的筛选试验。不同方法、不同试剂检测的结果有较大差异，本实验需设正常对照值，测定值超过正常对照值 10 秒以上为异常。APTT 延长见于 FⅫ、FⅪ、FⅨ、FⅧ、FⅩ、FⅤ、FⅡ、PK、HMWP 和纤维蛋白原的缺乏，尤其是 FⅧ、FⅨ、FⅪ的缺乏和它们的抗凝物质增多。APTT 也是监测普通肝素治疗作用的常用指标。

2. 血浆凝血酶原时间　在受检血浆中加入组织因子和 Ca^{2+} 或组织凝血活酶，观测血浆凝固时间。它是外源凝血系统较为灵敏和最为常用的筛选试验。不同方法、不同试剂检测的结果有较大差异，本实验需设正常对照值，测定值超过正常对照值 3 秒以上为异常。PT 延长见于 FⅠ、FⅡ、FⅤ、FⅦ、FⅩ先天性凝血因子异常；后天性凝血因子异常，如弥散性血管内凝血、纤溶亢进、维生素 K 缺乏症、严重肝病以及血液循环中有抗凝物质（如口服抗凝剂、肝素和 FDPs）等也引起 PT 延长。PT 对 FⅦ减少最敏感，对 FⅡ变化最不敏感。当 FⅡ降低到正常浓度的 10% 时，PT 才延长 2 秒。凝血因子中 FⅦ半衰期最短，当患有肝病或使用华法林治疗时，凝血因子合成减少，FⅦ首先减少而 PT 延长，随后因其他凝血因子减少而 APTT 延长。常见凝血异常实验室检查见表7-3。

表 7-3　常见凝血异常实验室检查

	PT	APTT	TT	Fg
严重肝病	↑	↑	N/↑	N/↓
DIC	↑	↑	↑	↓
维生素 K 缺陷	↑↑	↑	N	N
华法林治疗	↑↑	↑	N	N
肝素治疗	↑	↑↑	↑	N
血友病				
FⅧ缺陷	N	↑	N	N
FⅨ缺陷	N	↑	N	N
FⅦ缺陷	↑	N	N	N
FⅩⅢ缺陷	N	N	N	N

PT:血浆凝血酶原时间;APTT:活化的部分凝血活酶时间;TT:凝血酶时间;Fg:纤维蛋白原;DIC:弥散性血管内凝血;N:正常

（三）纤溶活性的筛选试验

纤溶活性的筛选可采用血浆 D-二聚体（D-dimer，D-D）、血浆纤维蛋白（原）降解产物［fibrin(ogne) degradation production，FDPs］和优球蛋白溶解时间（euglobulin lysis time，ELT）测定。

1. **血浆 D-二聚体测定**　D-D 是纤维蛋白单体经活化因子ⅩⅢ交联后，再经纤溶酶水解所产生的一种降解产物，是一个特异性的纤溶过程标记物。D-D 正常参考值为 0～0.256mg（ELISA法）。只要机体血管内有活化的血栓形成及纤维溶解活动，D-D 就会升高。心肌梗死、脑梗死、肺栓塞、静脉血栓形成、手术、肿瘤、弥散性血管内凝血、感染及组织坏死等均可导致 D-D 升高。

2. **血浆纤维蛋白（原）降解产物测定**　在纤溶酶的作用下，纤维蛋白（原）可被分解为许多可溶性小肽，称为 FDPs。FDPs 正常参考值<5mg/L（乳胶凝集法）。FDPs 增高见于纤维蛋白溶解功能亢进、血管栓塞性疾病、肝疾患等。

3. **优球蛋白溶解时间**　指在特定条件下观察凝血块完全溶解的时间，是判断纤溶系统活性的筛选试验之一。正常参考值为（157.0±59.1）分钟（加酶法）。ELT 时间缩短和延长，分别表明血浆纤溶活性的增高和降低。

（四）血栓弹力图检测

血栓弹力图（thrombelastogram，TEG）是应用血栓弹力图仪动态检测凝血、血小板聚集、纤维蛋白溶解过程中凝血块的黏弹性变化所绘制的一条时间与血栓弹力的变化曲线。传统凝血试验主要针对凝血过程某一阶段和某一片段，而 TEG 更接近于体内，可以检测凝血、血小板聚集、纤溶等血液凝固的动态变化情况，反映的是凝血各方面因素综合作用的结果（图7-4）。在不同类型的血液标本，TEG 的参数名称相同，但正常值范围不同（表7-4）。典型的 TEG 图形，可以快速得出诊断结果（表7-5）。

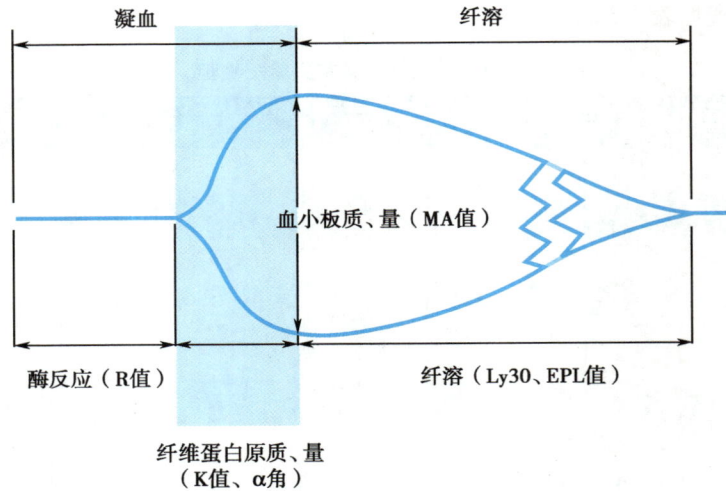

图 7-4　血栓弹力图图形

R 值:血样置于 TEG 开始描记图幅度达 2mm 所需的时间(分钟);K 值:从 R 时间终点至描记图幅度达 20mm 所需时间(分钟);α 角:从血凝块形成点值描记图最大曲线弧度做切线与水平线的夹角;MA 值:TEG 图上的最大振幅,即最大且应力系数(mm),反映正在形成的血凝块的最大强度及血凝块形成的稳定性;Ly30 值:MA 值确定后 30 分钟内血凝块消融(或减少)的速率(%);CI 值:凝血综合指数,用来描述患者的总体凝血状况;EPL 值:预测在 MA 值确定后 30 分钟内血凝块将要溶解的百分比(%),作用同 Ly30

表 7-4　枸盐酸抗凝全血以高岭土为激活剂的 TEG 参考值

R (min)	K (min)	α 角 (deg)	MA (mm)	Ly30 (%)	CI	EPL (%)
5~10	1~3	53~72	50~70	0~7.5	-3~+3	0~15

表 7-5　典型的 TEG 图形

TEG 图形	诊　　断
	正常:R 值、K 值、MA 值、α 角均正常
	使用抗凝血药/凝血因子缺乏 R 值、K 值延长 MA 值、α 角减小
	血小板数量减少或功能缺陷 R 值正常 K 值延长 MA 值减小
	溶栓治疗或原发性纤溶亢进 R 值正常 MA 值持续减小 Ly30 值>7.5%
	高凝状态 R 值、K 值减小 MA 值、α 角增大
	DIC 高凝期伴有继发性纤溶亢进 DIC 低凝期

五、血 栓 形 成

血栓形成(thrombosis)通常是指心血管管腔中形成异常血栓(thrombus)的过程。机体任何部位的血管都可形成血栓,但静脉血栓的发生率为动脉血栓的 4 倍。血管损伤、血流异常和血液成分改变是血栓形成的基本因素。

生理情况下血管内皮具有抗血栓作用。正常的血管内皮作为一个屏障,可防止凝血因子、血小板与内皮下的成分接触,从而避免凝血系统的激活和血小板的活化。如上所述,血管内皮细胞可以释放 PGI_2 和 NO 抑制血小板的聚集;分泌组织因子途径抑制物和抗凝血酶等抗凝物质抑制凝血;通过凝血酶调节蛋白促进蛋白质 C 系统灭活 FVa、FⅧa;还能分泌 t-PA 促进血栓的溶解。血管内皮的损伤将导致血小板和凝血系统的激活及抗血栓作用的减弱而促进血栓形成。

血液黏度的增高及血流的淤滞使活化的凝血因子不能被循环血流有效稀释。静脉血流滞缓,这是血栓形成好发于静脉的重要因素。此外,凝血因子的增多与活性增强、抗凝因子的减少以及纤溶活性的降低等血液成分的改变均可促进血栓的形成。

第二节 麻醉和手术对生理止血的影响

一、麻醉方式对止血、凝血和纤溶的影响

麻醉对止血、凝血和纤溶的影响与麻醉方法及术中的应激反应有关。

硬膜外麻醉时,当阻滞平面低于 T_8,机体可出现纤溶活动增强,而平面在 T_4 以上则纤溶变化不明显。这种现象与应激时血中糖皮质激素水平升高,导致纤溶活性增强有关。而阻滞平面高于 T_4 则可阻断由于应激引起的激素释放,进而阻断其促进纤溶的反应。连续腰段硬膜外麻醉时,下肢可形成较大的血流,以对抗血栓的形成,术中及术后血液流变学的改善较为明显。

全身麻醉较硬膜外麻醉更易激活血小板膜糖蛋白,促进血小板的黏附性和聚集性,因此更易出现血栓前状态。气管内插管引起的应激反应因机体儿茶酚胺增加,促进血小板凝集,血液凝固。对老年和血液高凝状态的患者更为不利。

体外心肺转流术(cardiopulmonary bypass,CPB)是心脏外科手术麻醉所需的特殊措施。在体外转流过程中,血液与转流管道、人工肺表面等异物表面的接触,人工泵对血液的机械性挤压、血液稀释及低体温等因素均可导致血小板、凝血系统活化,凝血因子大量消耗以及纤溶系统激活,表现为出血时间延长和手术后异常出血。抑肽酶是一种蛋白酶抑制剂,通过对过分激活的纤溶酶的直接抑制作用,保护底物(纤维蛋白)不被纤溶酶降解,并保护着血浆中的纤维蛋白原、FV、FⅧ及血清中的 α_2-球蛋白,具有显著的抗纤溶作用,曾被广泛用于 CPB,但因其严重过敏及心血管不良反应,目前临床上不再推荐。人工合成抗纤溶药物氨基己酸,能抑制纤维蛋白溶酶原的激活因子,使纤维蛋白溶酶原不能被激活为纤维蛋白溶酶,氨甲环酸通过阻抑纤溶酶、纤溶酶原与纤维蛋白结合,两者均可抑制纤溶酶所致纤维蛋白溶解,产生止血作用,可用于 CPB。

二、麻醉药物对止血、凝血和纤溶的影响

氟烷可抑制血小板聚集和纤溶亢进,增加出血时间。七氟烷对血小板的聚集也有一定抑

制作用,芬太尼-N_2O-氧麻醉可轻度增加出血时间。而恩氟烷和异氟烷则无此作用。

麻醉性镇痛药哌替啶可通过免疫机制使血小板减少,抗凝药肝素亦可引起血小板减少。

三、手术对止血、凝血和纤溶的影响

腹部外科手术后血小板反应性增强,但其聚集功能并不亢进;凝血因子Ⅷ和纤维蛋白原术后显著增加,而具有抗凝作用的蛋白减少,造成高凝状态,有利于创口止血,但也可因过度增强导致深静脉血栓形成甚至发生肺栓塞。特别是脾切除术后,由于机体对凝血物质的灭活功能减退,门静脉血流量减少,可能导致高凝状态,严重时甚至出现弥散性血管内凝血(disseminated intravascular coagulation,DIC)。

胸腔、胰腺、子宫、卵巢及前列腺等部位的手术以及产科病理情况(羊水栓塞、胎盘早期剥离、流产)等因素可使大量组织激活因子进入血液循环,促使纤维蛋白溶酶原转变成纤维蛋白溶酶,发生纤维蛋白溶解,导致术后出血。

肝移植手术患者术前即存在凝血功能障碍,包括血小板减少或功能障碍,凝血因子合成减少,抑制剂生成增加,凝血和纤溶系统平衡失调。术中大量出血和大量输血补液加重稀释性凝血障碍,且出现纤溶亢进,新肝期内源性肝素样物质释放可使凝血不良状况进一步加重。发生急性血栓溶解综合征时,表现为已凝固的手术野出血和新的渗血,具体机制尚不清楚,使用抗纤溶药物如氨甲环酸可抑制急性血栓溶解,但有形成非预期血栓的风险。新肝功能恢复后,凝血功能可逐渐好转。

四、麻醉、手术与血栓形成及血栓栓塞

血栓形成和血栓栓塞是围术期的常见并发症,多见于长时间手术、骨科手术及肿瘤手术。围术期深静脉血栓总发生率为20%以上。骨科大手术深静脉血栓发生率为45%～75%,20%出现有症状的肺栓塞,3%可引起致命性的肺梗死。肿瘤手术患者若未采取有效预防措施,深静脉血栓发生率可高达50%。

(一) 围术期血栓形成机制

Virchow 三角学说是血栓形成的重要理论基础,即血液高凝状态、血管内皮损伤以及血流缓慢和血液黏度增高,其中任何一个因素的改变均可诱发血栓。

1. 血液凝固性增高 手术时组织和血管内皮细胞损伤,激活内源性(血管壁损伤、内皮下组织暴露、因子Ⅻ激活而启动)和外源性凝血途径(损伤组织暴露的因子Ⅲ与血液接触而启动),使组织凝血活酶进入血液循环。损伤的内皮合成的 vWF 释放增多,促进血小板黏附和聚集。大手术后抗凝血酶Ⅲ、蛋白质 C 和纤溶酶原的血浆浓度减低。某些患者本身的病理生理改变就有可能在围术期呈现高凝状态。

2. 血管内皮损伤 内皮细胞功能和结构完整时不利于血小板黏附或聚集。手术操作、体位压迫、止血带、静脉穿刺等都会引起血管内皮损伤。由于血管壁的破坏,使具有抗凝活性的因子 PGI_2 合成减少,PGI 与 TXA_2 的动态平衡失调,同时 t-PA 的抑制剂 tPAI 释放增加,导致 t-PA 活性降低,有利于血栓形成。

3. 血流缓慢和血液黏度增高 术前活动减少、麻醉及术中静止不动,术后制动和长期卧床等都使静脉血流明显减慢,流体静压增高,内皮细胞基膜暴露,激活血小板;又因血液淤滞可造成内皮细胞缺氧,降低内膜的纤溶活性,受损的内皮细胞诱发白细胞和血小板的黏附与聚集,促进血液凝固与血栓形成。若发生缺氧、休克、循环衰竭、酸中毒,以及导致血液浓缩和血

液淤滞的多种因素均可使血液黏度增高,诱发血栓形成。

年龄大于 40 岁、妊娠、产后、高脂血症、家族性高凝状态、充血性心力衰竭、肾病综合征、静脉曲张、深静脉血栓史、恶性肿瘤、病态肥胖、口服雌激素、骨盆创伤、脊髓损伤、严重感染等,都是深静脉血栓形成的危险因素。

(二) 麻醉和药物对血栓形成的影响

硬膜外麻醉除改善术中、术后血液流变学外,还能够促使内皮细胞纤溶酶原激活物的释放增加,血中 t-PA 的含量高于全身麻醉,有利于减轻血栓形成。局麻药利多卡因具有抗血栓作用,可使内皮细胞产生 PGI_2 明显增多,抑制血小板及白细胞的黏附聚集;直接调节白细胞的活性,预防白细胞黏附聚集所致的内皮细胞损伤,在血液细胞和内皮细胞之间发挥一定稳定作用。

(三) 围术期深静脉血栓形成与栓塞

由于手术和麻醉因素对机体血栓形成的影响,且术后卧床、疼痛的影响均可导致患者易发深静脉血栓形成。深静脉血栓形成后引起静脉回流障碍,血栓远端静脉压力升高,毛细血管及小静脉处于淤血状态。由于静脉压力的升高,使毛细血管的渗透压增高;同时血管内皮细胞缺氧进一步引起血管通透性增加,血管内液体成分向外渗出,移向组织间隙,引起肢体的肿胀。在静脉血栓形成时往往伴有一定程度的动脉痉挛,在动脉搏动减弱的情况下,淋巴回流障碍,加重肢体的肿胀。

此外,在深静脉血栓形成过程中,会引起静脉本身及周围组织不同程度的炎症反应。因静脉血栓形成而致的动脉痉挛,使肢体处于缺氧状态,这一系列反应都会引起程度不等的疼痛。

若静脉血栓脱落,栓子可随血液循环至全身,当到达的血管内径小于栓子直径时可造成器官的栓塞。常见的栓塞部位有肺、脑及冠状动脉。其中又以肺栓塞最为常见。

肺栓塞是指血栓将通向远端肺组织的肺动脉血流完全或部分阻塞,引起呼吸和循环一系列生理改变。其严重程度与血管受累部位以及被阻塞完全与否直接相关。

1. 呼吸功能改变 血栓栓塞可产生区域性肺血流受阻,无灌注的肺泡不能参与气体交换,导致无效腔增大,肺泡无效腔增大。而且由于栓子中血小板分解,可释放大量 5-羟色胺、组胺及缓激肽等血管活性物质,导致血管收缩和气道痉挛,气道阻力增大,使肺组织灌注进一步减少。

在肺毛细血管血流停止的 2~3 小时内肺泡表面活性物质即开始减少,24 小时后严重缺乏。表面活性物质的缺乏将导致肺泡萎陷和局部肺不张,进一步加重肺通气/血流比值失调,出现低氧血症、发绀和呼吸急促。

2. 血流动力学改变 血栓栓塞后受机械、神经反射和体液因素的综合影响,肺血管阻力和肺动脉压力增高,增加右心室负荷,严重时可发生急性右心衰竭。临床表现为心动过速、心输出量降低、心力衰竭和猝死。尽管肺血管有较大的储备能力,只有当 50% 以上血管床被栓塞时才会出现显著的肺动脉高压。

五、麻醉、手术与 DIC

DIC 是围术期致命性的临床综合征,表现为出血、循环衰竭、多器官功能障碍及溶血性贫血等,危重症外科手术、妊娠高血压综合征、感染性休克等均可诱发 DIC。

（一）围术期 DIC 发生机制

1. 广泛微血栓形成　外科手术、羊水栓塞等产科意外时组织损伤严重,持续性缺氧、酸中毒损伤血管内皮细胞,都会促使大量组织因子释放入血,并进一步激活血小板,通过正反馈放大作用引起过度的凝血反应,同时抗凝物质血浆 ATⅢ水平下降、蛋白 C 系统受抑制,纤溶功能降低进一步促进这一过度的凝血反应,最终形成广泛的微血栓。

2. 止血、凝血功能障碍　广泛微血栓形成后,大量凝血因子和血小板被消耗,血液凝固性逐步降低;同时通过纤溶系统的内激活途径、生理性纤溶活化途径和激活的蛋白 C 系统,引起继发性纤溶功能增强,导致机体止血、凝血功能障碍和出血倾向。

（二）低温与 DIC

低温可通过改变机体凝血-抗凝、血小板与血液流变学等多项生理功能导致 DIC。

轻度低温对凝血-抗凝及血液流变学无明显影响,临床上仅可见轻度血小板计数降低、血小板肿胀及血小板释放 ADP 增多,表现为血小板黏附力和聚集性增强。这种血小板功能亢进的表现可形成血小板血栓。如果合并感染或休克等病理状态则可诱发 DIC。

中度、深度低温情况下,血小板与凝血因子活性持续降低,发生不可逆聚集,并发生凝血、纤溶与血液流变学的多种改变。低温血液流速减慢,微循环障碍,使血管痉挛,通透性增加,血管内液体向血管外转移,导致血液浓缩,纤维蛋白原增高,使血液呈明显的高凝状态。低温同时使血液 pH 降低,酸性代谢产物蓄积,进一步造成血管内皮细胞损伤,有利于血栓形成甚至发生 DIC。随着低温时间延长,晚期血小板消耗性减少加剧,纤维蛋白原明显降低,体内内源性肝素增多,纤溶活性明显增强,PT 可延长至正常的 4~5 倍,发生明显出血。

病例 7-1

患者,女性,58 岁,肥胖,糖尿病、高血压 10 年。因"子宫肌瘤"在全身麻醉下行"全子宫切除术"。未用术后镇痛。术后第 3 天下床时突发胸痛、呼吸困难、发绀,伴咳嗽、头晕。诊断:肺栓塞。

问题:

1. 该患者发生肺栓塞的诱因是什么？分析肺栓塞临床表现的生理机制。
2. 该患者为什么出现呼吸困难、发绀、咳嗽等表现？

病例 7-2

患者,女性,25 岁,G2P0 42 周孕,经腹子宫下段剖宫产术,术中见宫缩乏力,予子宫缝合捆扎后关腹送返病房。术后 2 小时发现阴道大量出血,血压迅速下降至 60/30mmHg,心率上升至 150 次/分,紧急行子宫全切术。术中见术野渗血明显,术毕腹腔引流管引流出较多血性液体,考虑 DIC,经过输红细胞、血浆、冷沉淀、凝血酶原复合物等处理后,出血量逐渐减少,生命体征渐稳定。

问题:

1. 该患者发生 DIC 的可能原因是什么？
2. 试分析 DIC 发生的机制。

（王凤斌　闵苏）

内分泌系统由内分泌腺和分散于各器官组织中的内分泌细胞(endocrine cell)组成,通过分泌具有高效能的生物活性的化学物质——激素(hormone),经血液或组织液传递到体内器官和组织细胞,对机体的新陈代谢、生长发育、各种功能活动发挥调节作用。内分泌系统是与神经系统密切联系、相互配合,调节和维持机体内环境稳态的主要体液调节系统。由于麻醉与手术对内分泌系统存在不同程度的影响,激素分泌过多或不足可引起显著的生理和病理生理变化,因此本章主要介绍维持机体稳态涉及的激素,以及麻醉和手术对内分泌功能的影响。

第一节 机体稳态的体液调节

内分泌系统通过激素调节机体的物质代谢、基础代谢、水和电解质的平衡以及应激反应,以适应机体内、外环境的变化,维持内环境稳态。

一、影响物质代谢的体液因素

人体的物质代谢主要指糖、脂肪、蛋白质在体内的消化、吸收、转运、分解的化学过程。内分泌系统通过多种激素参与物质代谢,而维持糖代谢的稳态是其重要功能之一。

(一) 糖代谢

食物中的糖经过消化、吸收,以葡萄糖的形式进入血液。肝糖原分解、肝内糖异生产生的葡萄糖也释放入血。血中的葡萄糖有四条代谢途径:①直接氧化分解提供能量供给全身细胞利用;②通过糖原合成代谢生成肝糖原和肌糖原;③通过磷酸戊糖途径等主要生成 NADPH、5-磷酸核糖以及其他糖;④通过脂类、氨基酸代谢转变为脂肪、氨基酸等(图 8-1)。血糖(blood sugar)主要指血液中的葡萄糖。正常人空腹血糖相当恒定,维持在 3.89 ~ 6.11mmol/L。当空腹血糖浓度低于 3.33 ~ 3.89mmol/L,视为低血糖。由于大脑依赖葡萄糖作为能量的主要来源,是对低血糖最敏感的器官,如果低血糖没有及时纠正,意识状态可从头晕、意识模糊发展到惊厥和持续昏迷。低血糖可引起儿茶酚胺释放,机体出现多汗、心动过速、心悸等表现。在手术中,大多数低血糖引起的症状和体征可被全身麻醉所掩盖,因此围术期血糖监测的首要目的是防止低血糖的发生。此外,当血糖水平过高,可引起糖尿病。糖尿病时长期存在的高血糖将

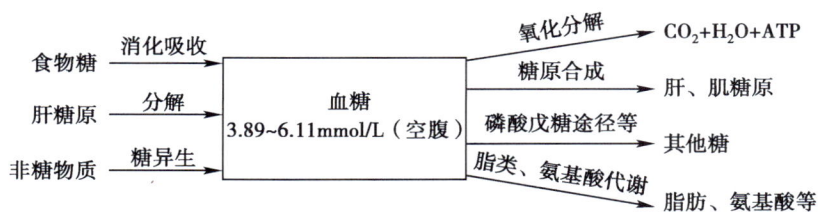

图 8-1 葡萄糖的来源和去路

导致各种组织的慢性损害、功能障碍,特别是眼、肾、心脏、血管、神经。糖尿病的血糖若超过10mmol/L,围术期引起高渗状态、感染和伤口愈合不良风险增大。因此,保持血糖正常水平的稳定具有重要的生理意义。在内分泌系统,多种激素可从不同的角度共同调节血糖的稳态。

1. **降糖的激素** 胰岛素(insulin)是生理状态下唯一能降低血糖的激素,也是唯一同时促进糖原、脂肪、蛋白质合成的激素。成年人正常状态下胰腺胰岛 β 细胞每天分泌约 50 单位胰岛素。胰岛素的降糖作用是通过增加血糖的去路和减少血糖的来源来实现。表现为:①促进肌肉和肝摄取、储存和利用葡萄糖。②促进糖原合成,抑制糖异生。③促进葡萄糖转为脂肪酸,储存于脂肪组织。因此,一旦胰岛素缺乏,血糖水平将升高,若超过肾糖阈,可出现糖尿。临床上 1 型和 2 型糖尿病最常见。1 型糖尿病是免疫介导的或特发的胰岛素完全缺乏导致的,它可在任何年龄发病,但通常见于青少年时期。这类患者由于胰岛素生成绝对不足,必须终生依赖外源性胰岛素行替代治疗。2 型糖尿病是发病于成年、由于胰岛素的相对缺乏以及不同程度的胰岛素抵抗导致的。胰岛素抵抗(insulin resistance,IR)是指胰岛素作用的靶器官对胰岛素作用的敏感性下降,即正常剂量的胰岛素产生低于正常生物学效应的一种状态。在 IR 的个体,早期胰岛 β 细胞尚能通过增加胰岛素分泌,代偿性弥补效应不足。但久之,胰岛 β 细胞的功能会逐步衰弱,导致糖耐量异常和糖尿病发生。2 型糖尿病常见的相关因素为肥胖、胰岛素水平异常及明显的遗传易感性。

胰岛素分泌受以下因素调节:①血糖和氨基酸水平。血糖水平是调节胰岛素分泌最重要的因素。血糖水平升高立即引起胰岛素分泌;血糖水平降低,分泌即减少。血液中的氨基酸也能刺激胰岛素分泌。②激素。胃肠激素如抑胃肽、促胃液素、促胰液素、缩胆囊素等均促进胰岛素的分泌,形成“肠-胰岛轴”,其生理意义在于餐后血糖升高前就刺激胰岛素分泌,为营养物质吸收后的细胞利用做好准备。一些升糖激素如生长激素、甲状腺激素、皮质醇等均通过升高血糖间接刺激胰岛素分泌。如果长期、大量使用这些激素,可能使胰岛 β 细胞衰竭而导致糖尿病。肾上腺素和去甲肾上腺素可作用于 α_2-受体抑制胰岛素分泌,作用于 β_2-受体促进胰岛素分泌。胰抑素、瘦素、甘丙肽、神经肽 Y 和 C 肽等则抑制胰岛素分泌。③自主神经。刺激迷走神经,通过 M 受体促进胰岛素分泌。刺激交感神经,则以 α_2 受体介导的抑制胰岛素分泌效应为主。

2. **升糖的激素**

(1) 胰高血糖素:胰高血糖素(glucagon)是体内主要升高血糖的激素,也是一种促进物质分解代谢的激素。它由胰岛 α 细胞分泌。胰高血糖素主要作用于肝,升糖作用机制主要为促进肝糖原分解为葡萄糖,还可促进糖异生,加速氨基酸转化为葡萄糖。胰高血糖素的分泌受以下因素调节:①血糖和氨基酸水平。血糖水平是调控的主因素。血糖降低可促进胰高血糖素分泌;血糖升高,分泌则减少。血中氨基酸增加,在促进胰岛素分泌、降低血糖的同时,能刺激胰高血糖素分泌而升高血糖,以防止低血糖发生。②激素。缩胆囊素和促胃液素促进胰高血糖素分泌,促胰液素抑制其分泌。胰岛素和生长抑素可通过旁分泌方式抑制胰高血糖素分泌,胰岛素还可通过降低血糖间接刺激其分泌。③自主神经。交感神经兴奋,通过 β 受体促进胰高血糖素分泌,迷走神经兴奋通过 M 受体抑制其分泌。

(2) 糖皮质激素:糖皮质激素(glucocorticoids,GC)具有抗胰岛素样的作用,是显著升高血糖的激素。它主要由肾上腺皮质束状带分泌,在人体,以皮质醇为主。糖皮质激素升高血糖的作用机制:①促进肌肉蛋白分解,使产生的氨基酸转移到肝进行糖异生。②抑制外周组织摄取葡萄糖(心脏和脑组织除外)。③糖皮质激素存在时,能协助其他脂解激素发挥最大效果,使血中游离脂肪酸升高,间接抑制周围组织摄取葡萄糖。因此,糖皮质激素过多时血糖浓度升高,可造成类固醇性糖尿病。年龄增加、糖尿病家族史和肥胖都是发生类固醇性糖尿病的危险因素。

（3）肾上腺素和去甲肾上腺素：肾上腺素（epinephrine，E 或 adrenaline）和去甲肾上腺素（norepinephrine，NE 或 noradrenaline，NA）属于儿茶酚胺（catecholamine）类激素。肾上腺素是强有力的升高血糖的激素。它主要由肾上腺髓质嗜铬细胞分泌，通过加速糖原分解、肝的糖异生而升高血糖。如加速肝糖原分解为葡萄糖进入血液；加速肌糖原氧化酵解为乳酸，再通过乳酸的糖异生作用转变为肝糖原，间接升高血糖。肾上腺素主要在应激状态下发挥升糖作用，对经常性，尤其是进食情况下的血糖波动没有生理意义。去甲肾上腺素则来自肾上腺髓质和肾上腺素能神经纤维末梢，其升高血糖效应较肾上腺素弱。

（4）生长激素：生长激素（growth hormone，GH）主要具有抗胰岛素效应，是能升高血糖的激素。它是腺垂体的生长激素细胞合成分泌，为腺垂体含量最多的激素。生长激素对机体各个器官与组织均有影响，尤其对骨骼、肌肉及内脏器官的作用最为显著。生长激素的升糖效应是通过抑制外周组织摄取和利用葡萄糖从而升高血糖。生长激素分泌过多，可造成高血糖，出现垂体性糖尿病。但是，生长激素在作用早期可表现出胰岛素样作用，只是持续时间短。因此生长激素处理早期，血糖降低，但一段时间后血糖升高。生长激素分泌受多种因素调节：①下丘脑激素。下丘脑释放的生长激素释放激素（growth hormone-releasing hormone，GHRH）能经常性地促进生长激素的分泌，生长抑素（somatostatin，SS）则主要在应激等刺激引起生长激素分泌过多时才抑制其分泌。②生长激素的负反馈。如生长激素以短反馈方式直接抑制腺垂体释放生长激素，也可间接通过刺激胰岛素样生长因子-1（insulin-like growth factor，IGF-1）的释放，再分别通过下丘脑和腺垂体负反馈调节生长激素的释放。③代谢因素。能量物质的缺乏、血中某些氨基酸的增加能促进分泌，以低血糖作用最强。④下丘脑之外的激素。甲状腺激素、胰高血糖素、雌激素与雄激素均促进分泌，皮质醇抑制分泌。⑤睡眠时相。夜间分泌量占全天的70%。慢波睡眠，分泌明显增加；异相睡眠，分泌减少。

（5）甲状腺激素：甲状腺激素（thyroid hormone，TH）对血糖的调节依剂量而定。它是甲状腺腺泡上皮细胞合成分泌的激素，作用广泛，几乎对全身各组织都有影响。甲状腺激素是酪氨酸的碘化物，分为甲状腺素（thyroxine，T_4）和三碘甲腺原氨酸（3,5,3'-triiodothyronine，T_3）。甲状腺激素分泌总量，T_4占93%，T_3占7%。T_3的生物活性约为T_4的5倍，在血中与蛋白质结合得更少，主要以游离型存在，引起生物效应的潜伏期短，因此其作用重要。甲状腺激素对糖代谢表现出双相效应。生理水平的甲状腺激素对糖的合成和分解代谢均有促进作用，表现为促进肠黏膜对糖的吸收，增加糖原分解和糖异生作用，增强肾上腺素、胰高血糖素、皮质醇和生长激素的升糖作用，因而促进血糖升高；同时甲状腺激素加速外周组织利用糖，有降低血糖的作用。大量的甲状腺激素促进糖的分解代谢作用更明显。因此，甲亢患者餐后血糖升高，可出现糖尿，但随后血糖很快降低。

在上述激素中，胰岛素和胰高血糖素是调节血糖、蛋白质、脂肪代谢的重要激素。血糖水平保持稳定是在各类激素的作用下，血中葡萄糖的来源和去路得到相对平衡。由于糖代谢的调节涉及脂肪、氨基酸的代谢，所以血糖的稳态也是糖、脂肪、氨基酸代谢均衡的结果，是肝、肌肉、脂肪组织等各器官组织代谢均衡的结果。例如消化吸收期间，肠道吸收大量葡萄糖，此时胰岛素分泌增加，加速全身组织细胞对葡萄糖的摄取、氧化和利用；加速肝糖原、肌糖原的合成；加速肝、脂肪组织将糖转变为脂肪；而肝糖原的分解、氨基酸的糖异生则减弱。因此血糖仅暂时上升并且很快回落正常。长期饥饿时，血糖仍保持3.6~3.8mmol/L，此时胰岛素分泌减少，胰高血糖素、糖皮质激素、生长激素等分泌增加。机体表现为氨基酸、甘油再转化成葡萄糖的糖异生增强，以保证大脑的能量供应；外周组织利用脂肪酸和酮体供能，其摄取和利用葡萄糖的能力被抑制。这种改变使机体血糖维持于一定水平，延缓血糖下降的速度。

（二）脂肪代谢

脂肪不仅来源于食物,也可由糖和氨基酸在体内转变而来。体内的脂肪是机体主要的能量储存形式。皮下结缔组织、肠系膜等处储存有大量的脂肪。机体需要时,脂肪细胞中的脂肪被脂肪酶(lipase)逐步水解为甘油、游离脂肪酸,释放入血供其他组织氧化利用,该过程称为脂肪动员(fat mobilization)。甘油主要在肝经磷酸化、脱氢而进入三羧酸循环,氧化供能或转变为糖。脂肪酸与辅酶 A 结合后,经 β-氧化分解成乙酰辅酶 A,经三羧酸循环氧化供能或合成酮体。机体内参与调节糖代谢的激素都能影响脂肪的代谢。在脂肪动员中,脂肪细胞内激素敏感性甘油三酯脂肪酶(hormone-sensitive triglyceride lipase)是脂肪分解的限速酶,它受多种激素的调控。能促进脂肪动员的激素称为脂解激素(lipolytic hormones)。

1. 促进脂肪合成的激素 胰岛素是促进脂肪储备、抑制脂肪动员的激素。其作用机制:①促进葡萄糖进入脂肪细胞,小部分合成脂肪酸,大部分转化为 α-磷酸甘油,脂肪酸与 α-磷酸甘油形成三酰甘油,储存于脂肪细胞。②促进肝合成脂肪酸,并转运、储存于脂肪细胞。③抑制脂肪酶的活性,减少体内脂肪的分解。因此,胰岛素缺乏,糖的氧化利用受阻,脂肪分解却加强,大量脂肪酸在肝内氧化生成过多酮体,引起酮血症和酸中毒。

2. 促进脂肪分解的激素

(1) 胰高血糖素:胰高血糖素通过激活脂肪酶,促进脂肪分解,同时又加强脂肪酸氧化,使酮体生成增多。

(2) 糖皮质激素:糖皮质激素能促进脂肪水解、增强脂肪酸在肝内氧化过程。糖皮质激素过多引起的高血糖可继发引起胰岛素分泌增加,加强成脂作用,增加脂肪沉积。由于四肢的脂肪组织对糖皮质激素敏感性较高、对胰岛素敏感性较低,面部、肩、颈、躯干部位的脂肪组织则相反,因此,库欣综合征患者因糖皮质激素分泌过多,导致脂肪组织由四肢向躯干重新分布,出现“向心性肥胖”体征。

(3) 生长激素:生长激素通过激活脂肪酶,促进脂肪分解,增强脂肪酸氧化,使机体的能量来源由糖代谢向脂肪代谢转移,并使组织特别是肢体的脂肪含量减少。

(4) 甲状腺激素:甲状腺激素能促进脂肪分解,降低血清胆固醇。甲状腺激素能刺激脂肪合成与分解,加速脂肪代谢的所有环节,尤其能加快脂肪动员,减少脂肪储存。同时,甲状腺激素能增强儿茶酚胺、胰高血糖素等促进脂肪分解的效应。因此,甲状腺激素对脂肪分解的影响大于对其合成的影响。此外,甲状腺激素可加强胆固醇合成,促进胆固醇转化为胆酸等,同时增加低密度脂蛋白受体的可利用性,利于胆固醇从血中清除,因而有降低血清胆固醇作用。甲亢患者体脂减少,血清胆固醇含量低于正常。甲状腺功能减退患者体脂比例增大,血清胆固醇含量升高。

(5) 肾上腺素和去甲肾上腺素:肾上腺素通过激活 β₃ 受体加强脂肪组织的脂肪分解,为肌肉活动供能。糖皮质激素对儿茶酚胺调节代谢的作用具有允许作用。

(6) 雌激素:雌激素(estrogen)能促进胆固醇代谢酶的合成,降低血浆低密度脂蛋白(low densith lipoprotein,LDL)胆固醇,升高高密度脂蛋白(high density lipoprotein,HDL)胆固醇的浓度,改善血脂成分,发挥对心血管系统的保护作用。

（三）蛋白质代谢

蛋白质主要由氨基酸组成。肠道吸收的氨基酸、机体自身蛋白质分解所产生的氨基酸,在体内主要被重新合成蛋白质,成为细胞的构成成分或者酶、激素等生物活性物质。体内的氨基酸也能经过氨基转换生成新的氨基酸;或通过脱氨基分解为非氮成分和氨基。氨基主要在肝合成尿素后经肾排出。非氮成分可转变为肝糖原和脂肪,参与供能或直接氧化分解供能。在机体内,参与调节糖代谢、脂肪代谢的激素大多数能影响蛋白质代谢。

1. **胰岛素** 胰岛素是促进蛋白质合成、抑制蛋白质分解的激素。其作用机制是:①加速氨基酸进入细胞。②加速细胞核 DNA 和 RNA 的生成过程,增强核糖体的翻译功能而增加蛋白质合成。③抑制蛋白质的分解,减少氨基酸的氧化。④抑制肝糖异生,使血中的氨基酸用于蛋白质合成。此外,胰岛素增强蛋白质合成的过程与生长激素发生协同作用。

2. **甲状腺激素** 甲状腺激素对蛋白质的合成和分解代谢均有促进作用,其效应取决于剂量。生理水平的甲状腺激素能促进蛋白质合成,尿氮减少,表现为正氮平衡(positive nitrogen balance)。其效应是通过促进 DNA 转录过程和 mRNA 形成,促进结构蛋白质和功能蛋白质的合成,利于机体的生长发育和各项功能活动。甲状腺激素分泌过多时,甲状腺激素促进蛋白质分解,特别是骨骼肌,引起消瘦和肌肉收缩无力,尿氮排出增加,出现负氮平衡(negative nitrogen balance)。此外,骨基质蛋白质分解,Ca^{2+} 析出,导致血钙升高,骨质疏松。甲状腺激素分泌不足时,蛋白质合成障碍,肌肉萎缩无力,组织间黏蛋白增多,使水滞留于皮下,引起黏液性水肿。

3. **生长激素** 生长激素能促进蛋白质的合成,特别是加速肝外组织的蛋白质合成,并伴随相应组织 DNA 和 mRNA 的合成增加,使机体呈正氮平衡。

4. **性激素** 性激素能促进蛋白质合成。如雄激素(androgen)不仅促进附属性器官组织的蛋白质合成,还促进肌肉、骨骼、肾和其他组织的蛋白质合成。雌激素则促进肝内多种蛋白质的合成。

5. **糖皮质激素** 糖皮质激素促进肝外组织,尤其是肌肉组织蛋白质分解。因此,糖皮质激素分泌过多时,可出现肌肉萎缩,骨质疏松,皮肤变薄,伤口不易愈合。

6. **胰高血糖素** 胰高血糖素通过促使氨基酸转化为葡萄糖从而抑制蛋白质合成。

二、影响基础代谢的体液因素

基础代谢(basal metabolism)是指基础状态下的能量代谢,其产热量 70% 来源于机体的内脏器官和脑组织,消耗的能量是用于维持血液循环、呼吸等基本的生命活动。基础状态下的能量代谢率比较稳定,是反映机体内环境稳态的指标之一。在生理学,基础代谢的水平用基础代谢率(basal metabolism rate,BMR)表示,随性别、年龄的不同而有差异。临床评价 BMR,常将实测值与正常平均值进行比较,相差在 ±15% 之内,视为正常范围;差值超过 20%,才可能是病理性变化。

影响基础代谢的体液因素有许多,如甲状腺激素、肾上腺素和去甲肾上腺素、生长激素等,但最重要的因素是甲状腺激素。

甲状腺激素最显著的生物学效应是增加机体产热量,提高 BMR。甲状腺功能低下,BMR 比正常值低 20% ~ 40%;甲状腺功能亢进,BMR 比正常值高 25% ~ 80%。除脑、脾和睾丸等少数器官组织外,甲状腺激素能增加机体其余器官的代谢活动,提高组织的耗氧率,使机体产热量增加。甲状腺激素的产热效应是多种作用的综合结果。如甲状腺激素增加靶细胞生物氧化结构线粒体的数目和体积,使氧化磷酸化加强;促进解耦联蛋白的表达,使线粒体氧化还原反应过程释放的能量不能用来合成 ATP,而是转化为热量散发出来;提高 Na^+-K^+-ATP 酶的浓度和活性,增加细胞能量消耗;促进脂肪分解,加强脂肪酸氧化,释放大量的热。此外,甲状腺激素同时增强同一代谢途径的合成酶与分解酶活性,导致无益的能量消耗。甲状腺激素调节代谢的特点是作用缓慢,持续时间长。T_4 和 T_3 促进产热的潜伏期分别为 24 ~ 48 小时和 18 ~ 36 小时。甲状腺激素的分泌受以下因素影响:①下丘脑-腺垂体-甲状腺轴系调节。如寒冷刺激,使下丘脑释放促甲状腺激素释放激素(thyrotropin-releasing hormone,TRH),后者刺激腺垂体释放促甲状腺激素（thyroid stimulating hormone，TSH），加强甲状腺活动，使甲状腺激素分泌增多。同时，甲状腺激素对下丘脑和腺垂体的分泌活动产生负反馈调节作用。②甲状腺功能的自身调节。甲状腺根据血碘水平调节其自身对碘的摄取量和甲状腺激素合成量。如血碘开始增加时（1mmol/L），甲状腺激素合成有所增加。当血碘升高到一定水平（10mmol/L）后，出现过量碘抑制甲状腺聚碘能力以及甲状腺激素的合成，产生 Wolff-Chaikoff 效应，即过量碘的抗甲状腺效应。相反地，当血碘水平低下时，甲状腺的"碘捕获"能力增强，甲状腺激素合成也增加。③自主神经作用。交感神经和副交感神经可分别促进和抑制甲状腺激素分泌。

肾上腺素和去甲肾上腺素能提高 BMR，通过增强脂肪的分解和氧化、促进褐色脂肪的产热作用而使能量代谢增强。生长激素可通过加强脂肪分解以提高 BMR。它们调节代谢的特点是起效快，维持时间短。

三、影响水、电解质平衡的体液因素

水是体液的主要成分。体液占成年男性体重的 60%，占女性体重的 50%。小儿由于脂肪含量少，体液总量可达体重的 80%。肥胖和高龄使水含量进一步降低。人体体液可分为细胞内液与细胞外液两大部分，细胞内液占体重的 40%，细胞外液占体重的 20%，两者通过细胞膜分隔开。水能自由通过细胞膜，其流动动力来自流动区域两侧渗透压的梯度。细胞内液电解质主要阳离子有 K^+，其次是 Mg^{2+}；主要阴离子为 HPO_4^{2-} 和蛋白质。细胞外液主要阳离子为 Na^+，阴离子为 Cl^- 和 HCO_3^-。在体内水与电解质必须保持动态平衡，才能维持机体内环境的稳态。严重的水和电解质失衡可直接干扰心血管系统、神经系统和神经肌肉的功能，从而增加麻醉与手术患者的风险。

（一）影响水、钠平衡的体液因素

正常成年人每日摄水量为 2000～2500ml，包括内生水约 300ml。平均每日排水量为 2000～2500ml，其中尿液 1000ml～1500ml，呼吸道丢失 400ml，皮肤蒸发 400ml，汗液 100ml 和粪便水 100ml。正常机体的摄水量与排水量处于平衡状态，当水平衡紊乱时，机体可出现脱水、水中毒和水肿。钠是细胞外液中含量最多的阳离子，在决定细胞内外渗透压以及维持细胞外液容量方面起主要作用。成年人摄入总钠量平均为 170mmol/d，其排泄通过肾排钠（主要）和肾外失钠两种途径。其中，尿［Na^+］波动于 1～100mmol/L 之间，对维持钠平衡起到重要作用。在机体调节水、钠平衡的体液因素中，主要是抗利尿激素和盐皮质激素。

1. 抗利尿激素　抗利尿激素（antidiuretic hormone，ADH）是调节机体水平衡的主要激素，它能调节机体的细胞外液量。ADH 是由下丘脑视上核和室旁核的神经内分泌大细胞合成的九肽激素，经下丘脑-垂体束储存于神经垂体，当机体需要时释放入血。在一般生理情况下，血浆中 ADH 的浓度为 0～4ng/L。ADH 生理水平的升高，通过 V_2 受体可促进肾远曲小管、集合管对水的重吸收，浓缩并减少尿量，起到抗利尿作用。当机体脱水和失血时，ADH 释放明显增多，血浆浓度可达 10ng/L 以上，还可通过 V_1 受体使皮肤、肌肉、内脏的血管收缩，对提升和维持动脉血压起重要作用。ADH 的分泌受以下因素调节：体液渗透压、循环血量和动脉血压。其中，体液渗透压改变的调节作用最强且最敏感。当体液渗透压上升，循环血量和动脉血压下降均可刺激 ADH 释放；反之，则抑制 ADH 释放。如大量出汗、呕吐、腹泻等情况，机体失水多于溶质丢失，体液晶体渗透压升高，刺激 ADH 分泌，以促进肾对水的重吸收，引起体液渗透压的回降。相反，当大量饮清水，体液渗透压降低，ADH 释放减少或停止，肾对水的重吸收减少，尿量明显增加，出现水利尿。

2. **盐皮质激素** 盐皮质激素(mineralocorticoid)以醛固酮(aldosterone)为主,是调节机体水盐代谢的重要激素,其作用主要为保钠、保水、排钾。醛固酮的靶器官包括肾、唾液腺、汗腺和胃肠道外分泌腺体等,其中以肾最为重要。醛固酮主要通过作用于肾远曲小管和集合管,促进上皮细胞顶端膜 Na^+ 通道的表达和基底侧膜 Na^+-K^+-ATP 酶的表达,增加 Na^+、水的重吸收及 K^+ 的排出。调节醛固酮分泌的因素主要有:①肾素-血管紧张素系统。当肾动脉压下降和肾血流量减少时,肾素的分泌量增加,肾素使血管紧张素原转化为血管紧张素 I,后者在血管紧张素转化酶的作用下转化为有活性的血管紧张素 II,促进肾上腺皮质球状带细胞合成和分泌醛固酮。②血 K^+ 和血 Na^+ 的反馈性作用。血[K^+]升高和血[Na^+]降低都能促进醛固酮分泌,促进肾对 Na^+ 的重吸收和 K^+ 的排出,使血[K^+]与血[Na^+]趋于正常。但肾上腺皮质对血[K^+]改变更为敏感,一般生理性的血[Na^+]变化不足以引起醛固酮分泌的改变。

3. **心房钠尿肽** 心房钠尿肽(atrial natriuretic peptide,ANP)有强烈的促进机体排钠和排水的作用,是心房肌细胞合成和释放的一种含 28 个氨基酸残基的多肽。当体内血容量增加,心房壁受到的牵张程度增大,可促进心房钠尿肽的合成和释放。心房钠尿肽的作用机制:①舒张血管平滑肌,使肾小球入球小动脉舒张,增加肾小球滤过率,使 Na^+ 的滤过量增加。②关闭髓质部集合管上皮细胞顶端膜上的 Na^+ 通道,抑制集合管对 Na^+ 的重吸收。③抑制球旁细胞分泌肾素,使血管紧张素 II 和醛固酮减少,导致 Na^+ 及水的排出增加。

4. **糖皮质激素** 糖皮质激素的结构与盐皮质激素相似,具有一定的保钠、保水和排钾作用,但此作用仅为醛固酮的 1/500。此外,糖皮质激素能抑制 ADH 分泌、降低肾小球入球血管阻力而增加肾小球滤过率,其综合效应是利于水的排出。所以肾上腺功能低下时,引起 ADH 分泌增加、肾小球滤过率降低,导致排水能力下降,严重时可出现"水中毒",此时用糖皮质激素可纠正。

5. **儿茶酚胺** 儿茶酚胺具有保钠、保水作用。肾上腺髓质释放的肾上腺素和去甲肾上腺素进入循环血液,能使肾小动脉的阻力增加,减少肾血流量,并能促进近端小管和髓袢升支粗段等部分对 Na^+ 和水的重吸收。

6. **性激素** 雌激素具有保钠、保水作用。高浓度的雌激素促使体液向组织间隙转移,由于循环血量减少,引起醛固酮分泌,促进肾小管对钠和水的重吸收。孕激素(progesterone)与雌激素有拮抗作用,能促进钠、水排泄。

7. **钙调节激素** 钙调节激素中甲状旁腺激素、降钙素具有排钠、排水作用。它们通过抑制肾近端小管对 Na^+ 的重吸收,增加尿中的排出量。

机体中水与 Na^+ 之间有着十分密切的相互依赖关系,在正常或某些病理状况下,通常 Na^+ 潴留伴有水潴留,缺 Na^+ 常合并缺水。但在另一些病理状况下,水与 Na^+ 也可不按比例减少或增多,形成复杂的水、钠代谢紊乱,如低钠血症、高钠血症。水钠代谢紊乱对麻醉和手术均有不利之处,如低钠血症中血[Na^+]低于130mmol/L,可导致脑细胞水肿,出现不同程度的神经系统症状,如躁动、意识混乱,甚至昏迷,此类患者吸入麻醉药的最低肺泡有效浓度(minimum alveolar concentration,MAC)明显降低。高钠血症常伴随低血容量,全身麻醉药的血管扩张、心脏抑制作用在此类患者中表现更为明显,可导致组织血流灌注量降低。因此,水钠代谢紊乱患者的麻醉风险明显增高,择期手术前均需纠正。

(二) 影响钾平衡的体液因素

钾是细胞内液中含量最多的阳离子,在细胞膜电生理、细胞内糖原和蛋白质合成方面起重要作用。正常状态下,细胞内[K^+]约为140mmol/L,细胞外[K^+]约为4mmol/L。正常成年人饮食中钾的摄入量平均为80mmol/d(40~140mmol/d),有70mmol 从尿排出,10mmol 从消化道排出,因此,肾是钾排泄的主要器官。在肾经肾小球滤过的钾几乎都被近端小管、髓袢重吸收,尿液中的钾由远端小管和集合管分泌。通常钾摄取和排出的平衡情况通过细胞外[K$^+$]反映,而细胞外[K$^+$]受细胞膜 Na$^+$-K$^+$-ATP 酶活性和血[K$^+$]的调控。Na$^+$-K$^+$-ATP 酶调节细胞内液和细胞外液钾的分布,血[K$^+$]则是决定尿排钾量的主要因素。钾平衡受多种激素调节。醛固酮、糖皮质激素、胰岛素、甲状腺激素具有降低细胞外[K$^+$]的作用,而儿茶酚胺对细胞外[K$^+$]有双向调节作用。

醛固酮具有保钠排钾作用。其作用机制:主要作用于肾远端小管和集合管的上皮细胞,增加 Na$^+$、水的重吸收和 K$^+$排泄;也作用于汗腺、唾液腺导管及胃肠道上皮细胞,通过保 Na$^+$排 K$^+$作用,使汗液、唾液及粪便中排 Na$^+$减少,排 K$^+$增多。醛固酮的分泌除受肾素-血管紧张素系统调节之外,血[K$^+$]是影响其分泌的另一个主要因素。高钾血症刺激醛固酮分泌,低钾血症则抑制其分泌。

糖皮质激素有弱的保钠排钾作用。糖皮质激素促进肾远曲小管和集合管保 Na$^+$排 K$^+$作用,其作用为醛固酮的 1/500。糖皮质激素能降低入球小动脉的血流阻力,增加肾血浆流量和肾小球滤过率从而增加机体的钾排泄。长期应用糖皮质激素类药物,血钾浓度可降低。

胰岛素通过增强细胞膜 Na$^+$-K$^+$-ATP 酶活性,增加肝、骨骼肌细胞对钾的摄取,从而降低细胞外[K$^+$]。给予胰岛素时机体常并发低钾血症;胰岛素分泌降低时,机体可表现出高钾血症。甲状腺激素通过增加肾小球滤过率增加尿量,增加机体电解质的排泄量;增强细胞膜 Na$^+$-K$^+$-ATP 酶活性,促进细胞外液 K$^+$转入细胞内从而降低细胞外[K$^+$]。甲亢时,机体可发生低钾血症。

儿茶酚胺通过激活 β$_2$ 肾上腺素能受体增强细胞膜 Na$^+$-K$^+$-ATP 酶活性,促进 K$^+$进入细胞内,降低细胞外[K$^+$];通过激活 α 肾上腺素能受体抑制 K$^+$进入细胞内。虽然儿茶酚胺对细胞外[K$^+$]有双向调节作用,在应激时,儿茶酚胺分泌增高,或者注射外源性儿茶酚胺,常出现血钾水平降低。

机体钾平衡紊乱可表现为低钾血症和高钾血症,临床表现均以神经肌肉系统和心血管系统最为明显。两者在神经肌肉症状方面均可出现肌无力或麻痹,与钾浓度异常引起的肌细胞静息膜电位改变有关。低钾血症心电图异常主要为心室复极延迟引起,表现为 T 波低平、倒置和出现 U 波等。低钾血症患者择期手术前应进行补钾纠正治疗,麻醉和手术期间需严密监测心电图。高钾血症时心电图的改变与血钾升高程度和上升速度有关,心电图特征为 T 波高尖、QRS 波增宽、传导阻滞、室性心律失常,甚至心脏停搏。因此,高血钾患者择期手术前应先予降血钾处理。手术麻醉时,禁用可促进骨骼肌细胞释放钾的琥珀酰胆碱及含钾的静脉注射液;避免酸中毒引起血钾进一步升高;严格监测心电图等对症处理。急性严重创伤如挤压伤患者,因细胞破裂,大量的细胞内钾进入循环可致血钾急剧升高,行急诊手术麻醉时需给予降血钾处理,必要时采用透析治疗。

(三) 影响钙、磷平衡的体液因素

1. 钙的含量与分布　钙是体液中重要的阳离子,几乎参与所有重要的生物学功能,包括维持神经和肌肉的正常兴奋性、肌肉收缩、神经递质及激素分泌、凝血、细胞生长和骨骼代谢等。成人钙摄入量为 600~800mg/d,约 20% 被小肠吸收,剩余及消化液中的钙由粪便排出。体内的钙约 99% 在骨骼和牙齿,1% 在细胞外液。细胞外[Ca^{2+}]的稳定对保持内环境稳定至关重要。细胞外液钙来源于消化道、骨骼的吸收(占骨钙的 0.5%~1%)。钙在血浆中,约 50% 与血浆蛋白结合,50% 为游离型,经肾滤过。细胞外液钙有 4 种去向:①经肾排出;②沉积于骨骼;③分泌入消化道;④经汗液丢失。其中,经肾排出是主要途径,排出量为 50~300mg/d,平均 100mg/d,与血钙水平相关。因此正常成人每日进出体内的钙量大致相等,处于钙平衡状

态,其调节主要由肾和胃肠道完成。

2. 磷的含量与分布　磷是蛋白、脂肪、骨以及神经组织和细胞膜的构成成分。磷酸盐通过高能磷酸键储存和释放能量。血浆和细胞内液的磷酸盐是血液重要的缓冲物质,对体液酸碱平衡和机体内环境的稳定起重要作用。此外,细胞内的磷酸盐还是许多酶促反应的底物或产物。成人磷摄入量为 800~1500mg/d,约 70% 被小肠吸收,剩余的从粪便排出。体内磷 85% 在骨骼,15% 在细胞内,仅 0.1% 在细胞外。血浆磷以有机磷和无机磷酸盐两种形式存在。有机磷主要为磷酸酯;无机磷主要有 $H_2PO_4^-$ 及 HPO_4^{2-} 两种形式,其中 20% 与蛋白质结合,80% 经肾滤过。肾是磷排出的主要器官,每日排出量与小肠吸收量基本持平,因此磷的平衡调节主要由肾和胃肠道来完成。

3. 钙、磷代谢的体液调节　正常人血浆钙与磷浓度的乘积是相对恒定的。当血磷增高,血钙则降低;反之,当血钙增高,血磷则减少。此种关系对骨组织的钙化有重要作用。如以mg/dl 表示,血浆钙、磷浓度的乘积为 30~40。当两者乘积大于 40,钙和磷以骨盐形式沉积于骨组织。若两者乘积小于 35,会妨碍骨的钙化,甚至可使骨盐溶解,影响成骨作用。机体内调节血浆钙、磷浓度的激素主要有甲状旁腺激素、降钙素及维生素 D_3。

(1) 甲状旁腺激素:甲状旁腺激素(parathyroid hormone,PTH)具有升高血钙和降低血磷的作用,是体内维持钙、磷平衡最重要的体液因素。PTH 是由甲状旁腺合成和分泌的激素,其作用机制:①促进肾远曲小管和集合管对钙的重吸收、减少尿钙排出,抑制肾近端小管和远端小管对磷的重吸收,增加尿磷排出。但 PTH 对肾排磷量的调节主要取决小肠磷的吸收量。限制磷的摄入可使肾滤过的无机磷近乎 100% 重吸收,尿磷水平降到零。②动员骨钙入血,促进骨钙升高;激活肾 α-羟化酶,促进 $1,25(OH)_2D_3$ 合成增加,不仅增加消化道对钙和磷的吸收,还能增强 PTH 对骨的作用。如手术中不慎切除甲状旁腺,机体将在 12~72 小时内出现急性低钙,此时神经、肌肉兴奋性异常增高,引起手足搐搦,最后可因喉肌和膈痉挛而窒息死亡。PTH 的分泌主要受血钙水平的调节。血钙水平降低刺激 PTH 分泌,血钙水平升高抑制 PTH 分泌。其次,血镁水平降低、血磷水平升高刺激 PTH 分泌;生长抑素和 $1,25(OH)_2D_3$ 则抑制其分泌。

(2) 降钙素:降钙素(calcitonin,CT)具有降低血钙和血磷的作用。它是由甲状腺滤泡旁细胞(parafollicular cell)又称 C 细胞(clear cell)分泌的激素。降钙素作用机制:①通过抑制破骨细胞的活性减少 Ca^{2+} 释放,同时刺激成骨细胞,增强成骨过程,使钙、磷沉积在骨组织。②抑制肾近端小管重吸收钙、磷,增加其在尿的排出量。降钙素作用快速而短暂,对长期的钙平衡影响较小。因此,降钙素在高钙饮食致血钙浓度升高后,对血钙水平的恢复起重要作用。而甲状腺切除术后患者虽无降钙素分泌,但细胞外[Ca^{2+}]无变化。降钙素的分泌主要受血钙水平的调节。血钙浓度增加时,降钙素分泌增多。其次,进食、血镁浓度升高可刺激降钙素分泌。

(3) 维生素 D_3:维生素 D_3(即胆钙化醇,cholecalciferol)是维持体内钙、磷平衡的重要激素,其活性产物 $1,25(OH)_2D_3$ 具有升高血钙和血磷的作用。维生素 D_3 是胆固醇的衍生物,来源于食物以及体内合成,需经活化才具有激素的活性,其中以 $1,25(OH)_2D_3$ 的生物活性最强。$1,25(OH)_2D_3$ 作用机制:①促进小肠黏膜上皮细胞对钙和磷的吸收。②促进肾远曲小管对钙和磷的重吸收。③对动员骨钙、磷入血和钙、磷在骨的沉积都有作用,并能协同 PTH 对骨的作用,使总的效应是升高血钙和血磷。$1,25(OH)_2D_3$ 的生成受维生素 D、血钙和血磷水平降低的刺激,PTH 也能促进其合成。

(4) 其他激素:甲状腺激素是能影响钙、磷代谢的激素。甲状腺激素促进软骨骨化,加快长骨生长,对骨质吸收和骨形成都有促进作用。当甲状腺激素分泌增多时,骨质吸收作用大于骨形成,溶骨增强。因此甲亢时,出现高钙血症、高磷血症。

糖皮质激素是能影响钙、磷代谢的激素。大量服用糖皮质激素可减少小肠黏膜吸收钙,抑制肾近端小管重吸收钙、磷,增加其排泄量。因此肾上腺功能不全患者常有轻度高钙血症。

胰岛素、生长激素是能影响钙、磷代谢的激素。胰岛素促进细胞对磷的吸收,使磷向细胞内转移,胰岛素治疗时可出现低磷血症。生长激素减少尿磷排泄,导致肢端肥大症活动期患者出现高磷血症。

钙磷代谢紊乱能诱发原有疾病相关的并发症。如慢性肾功能不全伴有长期血液透析患者,初期的低血钙、高血磷刺激 PTH 分泌。随着病情发展,PTH 细胞以不依赖钙的方式增生,导致继发性甲状旁腺功能亢进,出现多种形式的钙磷代谢紊乱、骨痛、甲状旁腺瘤,且异位钙化和心血管事件的发生率增加。血钙严重异常而快速变化时,可引起神经、肌肉兴奋性的变化。正常血钙浓度波动于 $2.25 \sim 2.75$ mmol/L,低血钙时神经、肌肉兴奋性增加,可出现肌肉痉挛、手足搐溺、喉鸣与惊厥;高血钙时,神经、肌肉兴奋性降低,表现为乏力、表情淡漠、腱反射减弱;当血清钙大于 4.5mmol/L,可发生高钙血症危象,患者可出现精神障碍、木僵和昏迷,严重脱水、高热、心律失常,易死于心搏骤停、坏死性胰腺炎和肾衰竭等。因此,麻醉手术前应纠正血钙异常。对低血钙患者,应警惕低钙血症可能加强巴比妥类及吸入麻醉药的负性肌力作用。对高血钙患者,围术期间必需持续应用生理盐水降低血钙,用利尿剂加速钙排出;严格监测心电图,及时发现心脏传导异常以行对症处理。

(四) 影响镁平衡的体液因素

镁是细胞内重要的阳离子,在机体的生化反应中占重要地位。镁是许多重要酶促反应中的辅助因子或激动剂,如参与 ATP 生成储存能量。此外,镁离子参与 DNA、RNA 和蛋白质的合成,是钙进入细胞、在细胞内发挥作用的重要调节物,被视为天然的生理性钙拮抗剂。成人镁摄入量平均为 $240 \sim 370$ mg/d,$30\% \sim 40\%$ 被小肠吸收。体内镁约 67% 在骨骼,31% 在细胞内,仅 $1\% \sim 2\%$ 在细胞外液。镁在血清中 $20\% \sim 30\%$ 与蛋白结合,15% 被螯合,55% 呈离子型经肾滤过。肾是镁排泄的主要器官。因此,消化道吸收和肾排泄是维持镁平衡的主要环节。体内参与镁平衡调节的激素有多种。

$1,25(OH)_2D_3$ 通过增加肠道对 Mg^{2+} 的吸收而具有升高血镁的作用。

甲状腺激素具有降低血镁作用。其作用机制:①使镁重新分布,导致血清结合镁升高、血清 Mg^{2+} 水平下降。②尿 Mg^{2+} 排出增加。③提高机体对 Mg^{2+} 需求量。因此甲亢患者常并发低镁血症。

甲状旁腺激素通过促进肾小管重吸收 Mg^{2+} 而具有升高血镁的作用。甲状旁腺功能低下的患者会出现低镁血症,甲状旁腺功能亢进的患者会出现高镁血症。

醛固酮通过促进肾排泄 Mg^{2+} 而具有降低血镁的作用。肾上腺皮质功能亢进或原发性醛固酮增多症患者会出现低镁血症。

胰岛素具有降低血镁作用。胰岛素促进 Mg^{2+} 进入细胞,使血清 Mg^{2+} 水平降低。糖尿病患者低镁血症发生率较高。

儿茶酚胺通过 β 受体促进脂肪组织对 Mg^{2+} 的摄取而导致一过性低镁血症。降钙素通过减少肾小管对 Mg^{2+} 的重吸收,使尿 Mg^{2+} 排泄量增多。

以上激素对镁仅具有短期影响。低镁血症对麻醉没有明显的影响,但低镁血症常伴发低钙血症、低钾血症,在围术期引起心律失常风险提高,因此低镁血症及伴随的电解质紊乱需在手术前予纠正。高镁血症可表现中枢神经系统、神经肌肉和心肌的抑制现象,如反射减退、肌肉软瘫、心动过缓、血管扩张低血压,甚至可发展到昏迷、呼吸骤停。高镁血症麻醉和手术时,肌松药剂量要减量,麻醉药的扩血管作用及抑制心肌收缩力作用会被加强,因此要严密监测心电图、血压及神经肌肉功能。

四、应激反应的体液调节

当机体受到伤害性刺激时,如创伤、失血、手术、饥饿、疼痛、缺氧、寒冷、过度的精神刺激等,机体发生一系列适应性和耐受性的反应,称为应激(stress)或应激反应(stress response)。应激反应过程是机体内多系统、多器官的协同反应,至少包括神经系统、内分泌系统和免疫系统的反应。在内分泌系统介导的体液调节中,应激反应是以垂体-肾上腺皮质系统和交感-肾上腺素髓质系统参加为主,并有多种激素参与的使机体抵抗力增强的非特异性反应。

1. 应激反应时的内分泌变化 应激反应时,血中促肾上腺皮质激素(adrenocorticotropic hormone,ACTH)、糖皮质激素、肾上腺素和去甲肾上腺素水平迅速升高。正常人糖皮质激素的分泌量为 20mg/d,外科手术后血浆糖皮质激素分泌量可增高 3~5 倍,达到或超过 100mg/d。在强烈应激时,血浆去甲肾上腺素可升高 10~45 倍,肾上腺素升高 4~6 倍。肾上腺皮质激素可增强机体对伤害性刺激的基础"耐受性"和"抵抗力",髓质激素则提高机体的"警觉性"和"应变力",并与应激反应中的情绪和行为活动有关。此外,应激发生时,血中阿片肽、生长激素、催乳素、胰高血糖素、抗利尿激素、醛固酮等均升高,胰岛素分泌则表现复杂。在手术、创伤、感染、烧伤、妊娠等应激时,机体组织细胞对胰岛素敏感性下降,存在胰岛素抵抗,表现出高血糖,血清胰岛素可正常或升高。但在心理应激中,血糖升高,胰岛素分泌减少,是由交感神经兴奋、儿茶酚胺分泌增多所致。手术、创伤应激下的胰岛素敏感性下降,提示应重视围术期患者代谢紊乱的发生,寻找有效维持内环境稳态的方法。

(1) 糖皮质激素分泌调节:①下丘脑-腺垂体-肾上腺皮质轴系作用。糖皮质激素的基础分泌和应激引起的分泌,都受此轴调控。如应激反应时,各种有害刺激作用于神经系统不同部位,通过一定神经联系,引起下丘脑促肾上腺皮质激素释放激素(corticotropin-releasing hormone,CRH)分泌,通过 CRH 使腺垂体 ACTH 分泌增多,进而促进肾上腺皮质分泌大量糖皮质激素。由于 CRH 的分泌具有昼夜节律,ACTH 和糖皮质激素的分泌也呈现昼夜节律,表现为清晨觉醒前达到分泌高峰,随后减少,白天维持较低水平,夜间入睡到午夜降至最低,凌晨又逐渐升高。②反馈作用。血中糖皮质激素浓度升高可反馈抑制 CRH、ACTH 分泌;ACTH 分泌增多,抑制 CRH 分泌;CRH 分泌增多,抑制下丘脑 CRH 神经元的活动。在反馈调节里,ACTH 昼夜节律性的分泌不受糖皮质激素反馈调节,如肾上腺皮质功能低下和切除肾上腺的大鼠,ACTH 分泌的昼夜节律性依然存在。长期大剂量应用糖皮质激素患者,可反馈抑制 CRH、ACTH 的合成和释放,导致肾上腺皮质萎缩。此类患者不能突然停止糖皮质激素药物的应用,否则易出现急性肾上腺皮质功能减退的严重后果。③应激性作用。机体受到应激原刺激时,CRH 分泌增强,刺激 ACTH 分泌,促使糖皮质激素大量分泌。在应激反应里,血中高浓度糖皮质激素对 ACTH 和 CRH 分泌的负反馈作用可暂时失效,大大增加的糖皮质激素通过其生理效应以满足机体的需要,待应激结束后再发挥其对 CRH、ACTH 的调节作用。

动物实验表明,切除肾上腺髓质的动物可以抵抗应激刺激而不产生严重后果,存活较长时间;但切除肾上腺皮质的动物,机体对有害刺激的抵抗力大为降低,应激反应减弱,处理不当,1~2 周内即可死亡,若及时补充糖皮质激素,则可生存较长时间。说明在应激反应中,糖皮质激素浓度的增加具有十分重要的意义。

(2) 肾上腺髓质激素分泌调节:①交感神经的作用。肾上腺髓质激素由肾上腺髓质嗜铬细胞分泌,受交感神经节前纤维的支配。交感神经兴奋时,节前纤维释放乙酰胆碱,通过 N_1 受体促进肾上腺髓质激素的分泌。②ACTH 和糖皮质激素的作用。ACTH 可直接或间接通过引起糖皮质激素分泌增多,提高嗜铬细胞内髓质激素有关合成酶的活性,促进髓质激素的合成及分泌量。③反馈作用。当肾上腺髓质激素分泌增多,可负反馈阻止髓质激素合成,从而保持激素合成的稳态。

2. 应激反应时的代谢和功能变化 应激反应时,机体物质代谢表现分解增加,合成减少,代谢率增高。它主要是由于儿茶酚胺、糖皮质激素、胰高血糖素等促进分解代谢的激素释放增多,而胰岛素分泌相对不足和组织细胞对胰岛素抵抗所致。具体表现为:①糖代谢。糖原的分解和糖异生明显增强,血糖明显升高,机体可出现应激性高血糖或应激性糖尿。若存在严重创伤及大面积烧伤,变化可持续数周,称为创伤性糖尿病。②脂肪代谢。脂肪的动员和分解加强,血中游离脂肪酸和酮体有不同程度的增加,组织对脂肪酸的利用增加。严重创伤后,机体消耗的能量有75%~95%来自脂肪的氧化。③蛋白质代谢。蛋白质分解加强,合成减弱,尿氮排出增加,出现负氮平衡(图8-2)。上述代谢变化的防御意义在于为机体应付"紧急情况"提供足够的能量。但如持续时间长,患者可因消耗过多而致消瘦和体重减轻。负氮平衡还可使患者发生贫血、创面愈合迟缓和抵抗力降低等不良后果。

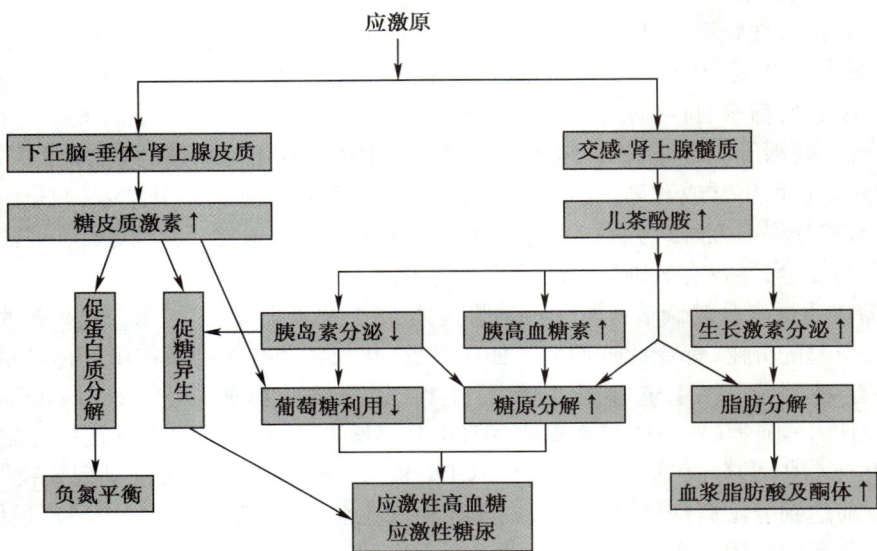

图 8-2 应激时糖、脂肪及蛋白质代谢的变化

应激反应时,机体功能产生变化,主要表现在以下几个方面。

(1) 心血管系统:由于交感-肾上腺髓质系统兴奋,儿茶酚胺浓度升高,引起心率加快、心收缩力加强、总外周阻力增高、心输出量增加、周围组织器官的血供增加。但在格斗或剧烈运动等情况下,骨骼肌血管明显扩张,总外周阻力可下降。此外,应激时 α 受体占优势的皮肤、内脏血管收缩,β受体占优势的冠状动脉、骨骼肌血管扩张,使血液重新分布,对保证心、脑和骨骼肌的血液供应有十分重要的防御代偿意义。应激时的糖皮质激素分泌的增高,通过允许作用维持循环系统对儿茶酚胺的反应性。应激也产生不利影响。如皮肤、腹腔内脏的缺血缺氧引起酸中毒,心肌耗氧量增多易引发心室颤动等心律失常,持续血管收缩诱发高血压等。

(2) 呼吸系统:应激时儿茶酚胺浓度升高,引起支气管扩张,利于增加肺泡通气量,满足应激时机体增大的氧需求量。

(3) 消化系统:应激时典型变化为食欲降低,与 CRH 分泌增多有关。严重应激,交感-肾上腺髓质系统的强烈兴奋,胃肠血管收缩,血流量减少,引起胃肠黏膜受损,出现应激性溃疡。

(4) 泌尿系统:应激时主要变化为尿少、尿钠减少,尿比重升高。其产生机制是:①交感-肾上腺髓质的兴奋、肾素-血管紧张素系统的激活导致肾入球小动脉收缩,肾小球滤过率下降。②醛固酮、ADH 分泌增加,导致肾对水、钠的重吸收增多。泌尿系统的变化是有利于循环血量的维持。严重创伤后因抗利尿激素的不断分泌可导致创伤后稀释性低钠血症。泌尿系统的变化主要是肾血管收缩,有利于循环血量的维持。但持续性的肾血管收缩可引起肾缺血,严重者可致肾功能不全或衰竭。

(5) 血液系统:急性应激时,外周血白细胞数增多,核左移。全血、血浆黏度增加,红细胞沉降率增快。血液凝固和纤溶活性暂时增强,表现为血小板数目增多、黏附性增强,纤维蛋白原含量增加,凝血因子Ⅴ、凝血因子Ⅷ、纤溶酶原、抗凝血酶(抗凝血酶Ⅲ)等的浓度均升高。上述改变既有抗感染、抗损伤出血的有利方面,也有促进血栓、弥散性血管内凝血(disseminated intravascular coagulation,DIC)发生的不利因素。慢性应激常出现贫血,血清铁降低,似缺铁性贫血,但与之不同,补铁治疗无效,可能与单核-吞噬细胞系统对红细胞的破坏加速有关。

(6) 免疫系统:急性应激时,机体非特异性免疫反应常增强,如外周血中性粒细胞数目增多,吞噬活性增强,补体系统激活,细胞因子、趋化因子及淋巴因子等释放增多。但持续强烈的应激反应常导致免疫系统功能减弱,这与应激时儿茶酚胺、糖皮质激素大量分泌有关,因为两者对免疫系统具有强烈抑制作用。如糖皮质激素对免疫反应的许多环节都有影响。糖皮质激素通过抑制巨噬细胞对抗原的吞噬和处理;阻碍淋巴细胞DNA合成,使外周淋巴细胞数减少,并损伤浆细胞,从而抑制细胞免疫反应和体液免疫反应。糖皮质激素通过抑制毛细血管壁的通透性,抑制胶原纤维和毛细血管的增生,抑制中性粒细胞向炎症灶游出,还可抑制多种炎症因子的产生,从而抑制炎症反应。

(7) 中枢神经系统:中枢神经系统是应激反应的调控中枢。应激时所涉及的中枢神经系统部位主要为大脑皮层、边缘系统、下丘脑及脑桥的蓝斑等。其中蓝斑是对应激最敏感的部位,其去甲肾上腺素能神经元上行投射区(下丘脑、边缘系统及新皮质)是应激时情绪变化、学习记忆及行为改变的结构基础;其下行纤维则分布到脊髓前角,使交感-肾上腺髓质系统兴奋,调节交感神经张力及儿茶酚胺的分泌,使机体出现兴奋、警觉及紧张、焦虑、恐惧及愤怒等情绪反应。此外,应激时下丘脑分泌的CRH可通过边缘系统而导致情绪行为变化,也可刺激ACTH分泌,使糖皮质激素浓度升高。适量增加CRH可促进机体适应,产生兴奋或愉快感;但过量增加CRH会造成适应障碍,出现焦虑、抑郁、厌食等情绪行为改变,学习与记忆能力下降。

(8) 生殖系统:应激时对下丘脑促性腺激素释放激素(gonadotropin-releasing hormone,Gn-RH)及垂体黄体生成素(luteinizing hormone,LH)的分泌具有抑制作用,引起性功能减退,月经紊乱或闭经,哺乳期妇女乳汁分泌减少。但泌乳减少或停止与应激时分泌增加的催乳素是相违背的,其机制尚不清楚。

临床上对应激反应减弱的疾病常见于糖皮质激素缺乏症,如原发性肾上腺皮质功能减退症(Addison病)和继发性肾上腺功能缺陷。Addison病由于肾上腺的破坏,导致糖皮质激素和盐皮质激素同时缺乏。临床表现为醛固酮缺少症(低钠、低血容量、低血压、高血钾和代谢性酸中毒)以及糖皮质激素缺少症(肌无力、疲劳、低血糖、低血压和体重下降),这类患者需肾上腺皮质激素终生替代治疗,遇到感染等应激状况还需加量。继发性肾上腺功能缺陷是腺垂体分泌ACTH不足所致。最常见原因是给予患者外源性糖皮质激素引起。此类患者盐皮质激素的分泌一般正常,水和电解质紊乱一般不出现。但这类患者对外源性糖皮质激素产生依赖,在应激(如感染、创伤和外科手术)期间应增加糖皮质激素剂量,否则可能诱发急性肾上腺功能缺乏症,表现为循环衰竭、发热、低血糖和情绪低落。

第二节 手术、麻醉对内分泌功能的影响

手术和麻醉都是对机体的刺激,均会引起应激反应,通过神经、内分泌和免疫系统,对机体

内环境稳态、物质代谢、器官功能产生影响,其中内分泌功能状态起着重要的调节作用。机体内分泌功能亢进或低下,对手术、麻醉的耐受性或风险也有明显影响。

一、手术、麻醉与下丘脑、垂体功能

(一) 手术、麻醉对下丘脑、垂体功能的影响

患者术前精神紧张、手术刺激可引起下丘脑分泌 CRH 和腺垂体分泌 ACTH 增加,从而刺激肾上腺皮质醇分泌以适应应激反应的需要,围术期 ACTH 增加的幅度、持续时间与手术创伤的大小呈正相关。缺氧和 CO_2 蓄积可促进 ACTH 分泌,低氧初期可兴奋下丘脑-垂体功能,但严重的长期低氧则上述功能受到抑制。另外,手术创伤所致的疼痛(如腹膜刺激、内脏牵拉痛)、失血(血容量减少)、低血压以及术前禁饮食所致血浆渗透压升高(血液浓缩)均可使神经垂体分泌 ADH 增加。研究显示,当循环血容量减少 10% 时,血浆 ADH 增高可达 6 倍。这可能是休克后尿少、发生肾功能不全的原因之一。具有镇痛活性的内源性阿片物质 β-内啡肽(beta-endorphin,β-EP)与 ACTH 均由同一种垂体细胞分泌,正常的情况下只有少量 β-EP 释放,手术时在 CRH 和 ADH 协同作用下,β-EP 合成增加。在应激状态下如创伤、缺氧、出血、疼痛、感染、恐惧、低血糖等均可刺激 β-EP 释放,血浆中 β-EP 浓度增高。手术刺激还可使催乳素和生长激素分泌增加。

阿片类镇痛药通过阻断外周刺激向中枢传导,可抑制下丘脑-垂体-肾上腺皮质相关激素分泌。吗啡可抑制下丘脑分泌 CRH,从而影响垂体 ACTH 及肾上腺皮质激素的分泌。哌替啶可抑制腺垂体分泌 ACTH,对 ADH 分泌无促进作用。芬太尼、舒芬太尼、瑞芬太尼均可在一定程度抑制、手术应激导致的 ACTH、肾上腺皮质激素的升高。巴比妥类对下丘脑-垂体-肾上腺皮质功能有抑制作用,尿中 17-羟类固醇减少。酚噻嗪药物长时间应用可抑制下丘脑垂体,使 ACTH 减少,但短时间应用则使 ACTH 增加,尿中 17-羟类固醇增多。

多数吸入麻醉药对下丘脑-垂体均有程度不等的兴奋作用。乙醚麻醉时 ADH、GH、ACTH 均明显增加。氟烷麻醉时 ADH、ACTH 的增加较乙醚麻醉时小,对 TSH 没有影响,但血浆 GH 浓度明显增高。甲氧氟烷麻醉可促进 ADH 和 GH 分泌,血浆 TSH 浓度变化不大。恩氟烷、异氟烷对内分泌影响较小,麻醉时 ACTH、GH 未见增加。

静脉麻醉药硫喷妥钠对 ACTH、GH 无影响,可促进 ADH 分泌。氯胺酮与羟丁酸钠使血浆 ACTH 浓度增高,但对 TSH 无影响。苯二氮䓬类药物(如咪达唑仑)、氟哌利多、哌替啶、喷他佐辛等可使 GH 分泌增加。

椎管内麻醉对下丘脑-垂体功能的影响小于全身麻醉,血浆 ACTH、GH、TSH 等均无明显变化。而全身麻醉时 ACTH、ADH、β-EP 等均明显增高,而应用大剂量芬太尼麻醉时,上述变化可明显减轻。

(二) 下丘脑、垂体功能异常对手术、麻醉的影响

下丘脑、垂体功能异常均可出现机体内分泌调节功能障碍,内环境的稳态功能减退甚至缺失,接受手术和麻醉时风险明显增加。临床较为常见的是垂体瘤,根据肿瘤占位压迫周围组织程度及异常分泌激素种类不同,可有不同的临床表现。理想的麻醉管理需要充分了解患者的内分泌病理生理基础。生长激素型垂体瘤患者体内 GH 分泌过度,可表现为巨人症或肢端肥大症,往往伴有舌体肥大、会厌宽垂、下颌骨增长,全麻气管插管时常可能出现声门显露困难。催乳素型垂体瘤患者催乳素分泌过度,对全身影响较小。皮质激素型垂体瘤由于 ACTH 分泌过度,可表现为库欣综合征,出现向心性肥胖、高血压、高血糖、低血钾等。麻醉诱导时循环波

动较明显,用药需适当减少,并监测血糖及电解质变化。无功能垂体瘤患者如瘤体较大,压迫正常组织,也可出现垂体功能低下,激素分泌减少,术中需要补充类固醇激素。

垂体功能减退主要包括腺垂体功能减退(如席汉综合征)和神经垂体功能减退。垂体功能减退临床表现主要取决于各种垂体激素减退的速度与相应靶腺萎缩程度,腺垂体组织毁损达75%以上即可出现相应症状,一般以促性腺激素和催乳素受累最早且较严重,其次为TSH,而ACTH较少见;神经垂体功能减退主要是ADH分泌减少,表现为中枢性尿崩症。严重的垂体功能减退患者,在感染、过度劳累、应激等情况下,腺垂体及其靶腺(主要是肾上腺皮质)激素分泌极度不足,腺垂体功能减退的症状急剧加重而发生垂体危象,表现为低血糖、休克、昏迷或精神病样发作。垂体功能减退患者对麻醉药非常敏感,机体代偿功能较差,麻醉诱导时循环波动较大,易出现顽固性低血压,术前准备应充分,根据病情进行激素替代治疗,积极纠正水电解质紊乱。麻醉药用量需适当减少,术中需加强监测,及时防治并发症。

二、手术、麻醉与甲状腺功能

(一) 手术、麻醉对甲状腺功能的影响

手术创伤应激通过下丘脑 TRH-垂体 TSH 和交感神经系统可使甲状腺激素分泌适度增加。对于术前甲状腺功能亢进患者可因外科手术、创伤、分娩、应激、感染等因素诱发甲状腺危象(thyroid storm),常可在术后 6~24 小时出现,也见于术中发生,表现出意识障碍(如术中全麻状态下不易识别)、高热、心动过速与低血压(之前常为高血压),与恶性高热相似,需要进行鉴别。

围术期多数麻醉用药对甲状腺功能影响不明显。苯二氮䓬类、阿片类如吗啡、哌替啶、芬太尼、氟哌利多等对甲状腺功能影响不明显。吸入麻醉药物中,乙醚能明显兴奋内分泌活动,但目前常用的氟烷、恩氟烷、异氟烷对甲状腺功能影响不大,不引起 T_4 分泌的增加。常用静脉麻醉药如硫喷妥钠、氯胺酮等对甲状腺功能也没有明显影响。

麻醉方式可能影响甲状腺功能。在低温情况下,甲状腺功能于降温初期亢进,随着温度降低而被抑制。椎管内麻醉对甲状腺功能的影响不大,报道显示,在低位硬膜外麻醉中,血清 T_4 浓度下降,可能与硬膜外麻醉下血液稀释的有关。乙醚全麻可使 T_4 增高 11.5%~35.5%。但以硫喷妥钠、氧化亚氮为主的全麻中,T_4 反而下降。全麻与硬膜外麻醉对术中 T_3 和 T_4 的影响相似,但全麻患者可见术后 T_3 水平升高,可能与全麻对 T_4 脱碘过程的干扰有关。

(二) 甲状腺功能异常对手术、麻醉的影响

甲状腺功能异常患者对麻醉手术耐受性也不同。甲亢时由于甲状腺激素分泌过量,并增强 β 受体活性,引起全身代谢功能亢进,心脏和神经系统兴奋性增高。甲亢患者吸入麻醉药MAC 值不变,但由于心输出量增加使吸入麻醉药摄取增加,可使吸入麻醉诱导速度减慢;甲亢常与肌病和重症肌无力的发生率增高相关,肌松剂的应用需谨慎。甲亢患者麻醉诱导应维持足够的深度,以避免气管插管产生心动过速、高血压;术中需保持合适的麻醉深度,避免浅麻醉;如挤压甲状腺时出现心率增快,可静脉泵注短效 β 受体阻滞剂艾司洛尔;同时应避免使用增加交感神经活性的药物(如氯胺酮、阿托品、哌替啶、氟烷),因为有可能引起血压剧烈升高和心率加快;还应注意实施体温监测。

甲状腺功能减退(甲减)见于自身免疫性疾病和继发于甲状腺手术和其他治疗(如放射性核素治疗),该类患者在感染、创伤、手术、麻醉、应激等刺激下可诱发甲状腺功能减退性昏迷(黏液水肿性昏迷)。甲状腺功能减退患者对麻醉、手术耐受性较差。甲状腺功能减退患者心

输出量下降,压力感受器反应迟钝,对血管活性药物不敏感,使其对麻醉药非常敏感,易发生低血压,麻醉时适当减少麻醉药量。甲状腺功能减退患者吸入麻醉药 MAC 值没有明显降低,但心输出量减少,可能加快吸入麻醉药诱导速度。甲状腺功能减退患者的低体温、药物代谢慢,可能导致术后麻醉恢复期延长。甲状腺功能减退患者常合并不同程度的肾上腺皮质功能不全,因此围术期应适当补充糖皮质激素。

三、手术、麻醉与肾上腺皮质功能

(一) 手术、麻醉对肾上腺皮质功能的影响

手术创伤是比麻醉更严重的应激。术前紧张焦虑和手术刺激均会通过下丘脑-垂体-肾上腺皮质轴引起皮质激素分泌增加,其中皮质醇是对应激刺激最敏感的激素。手术创伤特别是大手术和广泛烧伤等情况下,垂体 ACTH 分泌增加可使皮质醇和醛固酮升高。手术过程中的皮质醇分泌增加可持续至术后数日,其升高程度与持续时间主要取决于手术创伤的大小。术中低血压可使肾上腺皮质激素的分泌增加,血浆皮质醇可增加 1.5 倍。低血容量、低血压时,肾动脉收缩引起肾血流减少,促使肾上腺球旁细胞释放肾素,通过血管紧张素促使醛固酮浓度增高;低血压情况改善后,醛固酮又恢复至低血压前水平。术中缺氧或有 CO_2 蓄积时,垂体分泌 ACTH 使血浆皮质醇浓度增高,但重度低氧血症时,皮质醇分泌反而被抑制。低温情况下,垂体-肾上腺皮质应激反应受到抑制,皮质醇分泌降低。

不同的麻醉药对肾上腺皮质功能的影响不尽相同。静脉麻醉药丙泊酚不影响皮质醇的合成和机体对 ACTH 的正常反应,重复应用对肾上腺皮质功能无影响。依托咪酯通过抑制肾上腺皮质的 11-β 羟化酶功能,减少皮质醇和醛固酮的合成。氯胺酮、羟丁酸钠可使血浆内皮质醇浓度增高。巴比妥类如硫喷妥钠和麻醉性镇痛药吗啡及哌替啶、芬太尼等有助于降低皮质醇的分泌。氟哌利多、右美托咪定和苯二氮䓬类药物如咪达唑仑对肾上腺皮质功能影响不明显。乙醚麻醉使皮质醇浓度增加,单独使用氧化亚氮也使健康人体内皮质醇浓度增高。吸入麻醉药氟烷、甲氧氟烷、恩氟烷、异氟烷对肾上腺皮质功能均有一定程度抑制,以氟烷最强。

椎管内麻醉时,肾上腺皮质功能变化不大,血浆皮质醇及醛固酮均无明显变化。全身麻醉时不同麻醉用药配方对血浆皮质醇的影响不同。静脉持续注射瑞芬太尼较间断静脉注射芬太尼能更有效抑制 ACTH 和皮质醇的分泌。在氟哌利多 0.15mg/kg、芬太尼 3μg/kg 与氧化亚氮合用麻醉 45 分钟后,追加芬太尼 5μg/kg,血浆皮质醇变化不大,但氟哌利多 0.15mg/kg、喷他佐辛 1mg/kg 与氧化亚氮并用时,血浆皮质醇明显增加。一般认为静吸复合麻醉对血浆肾素活化血管紧张素 II 及醛固酮的抑制作用优于单纯硬膜外麻醉。

(二) 肾上腺皮质功能异常对手术、麻醉的影响

肾上腺皮质功能异常的患者对手术麻醉耐受性较差,麻醉宜选用对肾上腺皮质功能和心血管功能影响较小的药物,而且需要进行充分的术前准备。皮质醇增多症、原发性醛固酮增多症患者均可有高血压(血容量增加)、低血钾、代谢性碱中毒,手术麻醉前应控制血压、纠正电解质及代谢紊乱。肾上腺皮质功能减退(如艾迪生病)和长期应用超生理剂量的糖皮质激素出现肾上腺皮质萎缩的患者机体应激反应减弱,该类患者在创伤和外科手术应激时机体往往不能做出适当反应,严重者可威胁生命。糖皮质激素缺乏的患者麻醉处理的关键是确保围术期给予足够的糖皮质激素替代治疗。正常成人每天分泌皮质醇约 20mg,而在最大应激状态时分泌量可超过 300mg,因此,推荐的皮质醇补充疗法是从手术日晨开始,每 8 小时静脉补充氢化可的松 100mg。

四、手术、麻醉与交感-肾上腺髓质功能

（一）手术、麻醉对交感-肾上腺髓质功能的影响

手术本身的刺激是儿茶酚胺水平变化的重要诱因。手术刺激可使交感-肾上腺髓质系统兴奋，肾上腺素、去甲肾上腺素分泌增加，同时激活肾素-血管紧张素-醛固酮系统，使血管紧张素Ⅱ水平升高。术中出血、血容量不足可诱发儿茶酚胺增加。低氧血症或 CO_2 蓄积均可增加儿茶酚胺的分泌。酸碱平衡失调可影响交感神经活动，酸中毒可增强交感神经活动，肾上腺素分泌增加，如用碱性药物纠正酸中毒会降低血浆肾上腺素浓度。相反，碱中毒时交感神经活动被抑制，肾上腺素分泌减少。手术中低温可导致血浆儿茶酚胺的变化，随体温下降到 32℃ 时儿茶酚胺水平增高，当进一步降低至 24℃ 时儿茶酚胺恢复到基础水平。体外循环术后血中肾上腺素浓度增高。不同手术部位对肾上腺髓质功能影响不一样，肾上腺髓质肿瘤如嗜铬细胞瘤及其手术产生的影响更为明显。

许多围术期用药可能影响肾上腺髓质功能。吗啡可影响肾上腺髓质释放儿茶酚胺。静脉注射吗啡 0.2mg/kg，血浆肾上腺素浓度增高，去甲肾上腺素有下降趋势。术前使用哌替啶 2mg/kg 时，血浆儿茶酚胺浓度不变或略有升高。瑞芬太尼、舒芬太尼、芬太尼可通过抑制交感神经系统而抑制肾上腺髓质释放儿茶酚胺。静脉使用喷他佐新 1.2mg/kg 后 5 分钟，血浆儿茶酚胺浓度升高 70%。阿托品可使血浆儿茶酚胺增高。短期使用酚噻嗪类药物，有 α 受体阻滞作用。氯丙嗪对儿茶酚胺有一定的抑制作用，尤其作为冬眠合剂使用时作用较明显。氟哌利多、硫喷妥钠对肾上腺素及去甲肾上腺素浓度变化影响不大。氟哌利多也有轻度的 α 受体阻滞作用。氯胺酮可使血浆儿茶酚胺浓度明显增加。吸入麻醉药乙醚可使儿茶酚胺增高，尤其是去甲肾上腺素增加更为明显。氟烷、甲氧氟烷及氧化亚氮对血浆儿茶酚胺浓度影响不大。椎管内麻醉对儿茶酚胺的影响较小。

（二）肾上腺髓质功能异常对手术、麻醉的影响

临床上肾上腺髓质功能异常疾病以嗜铬细胞瘤为多见，其麻醉手术风险较高。嗜铬细胞瘤可阵发性或持续性分泌大量儿茶酚胺入血作用于肾上腺受体，出现以心血管症状为主的临床表现。该类肿瘤中约 80% 以分泌去甲肾上腺素为主，临床表现主要是阵发性或持续性高血压、头痛等；约 20% 以分泌肾上腺素为主，临床表现为心动过速、高血压和低血压交替出现。该类患者体内儿茶酚胺水平较高，全身血管常处于过度收缩状态，血管床缩小，循环血容量减少，一般较正常减少 20%~50%；血浆量减少，血液有不同程度浓缩。因此，手术麻醉前进行抗高血压治疗同时积极进行扩容准备尤为重要。围术期需要避免应用增加儿茶酚胺水平的药物，如麻黄碱、氯胺酮、泮库溴铵可间接使血儿茶酚胺浓度升高，阿托品通过抑制迷走神经从而增加肾上腺素的效应。组胺可以刺激嗜铬细胞瘤，因此应避免应用引起组胺释放的药物，如大剂量阿曲库铵、吗啡。对于能增加心律失常发生的药物如氟烷也应避免。围术期可引起交感神经兴奋的临床事件如肺通气过低、浅麻醉均需要注意避免。术中分离、挤压肿瘤可诱发儿茶酚胺释放，导致全身血管收缩易引起血压急剧升高，甚至可发生高血压危象，可用 α 受体阻滞剂或硝普钠扩张血管控制血压。在肿瘤的主要回流静脉被结扎后，因血中儿茶酚胺浓度骤降，可导致低血压，应积极补充液体，并应用去甲肾上腺素、肾上腺素等血管活性药物辅助提升血压。该类患者手术麻醉过程中，循环波动较大，需要充分准备，严密监测，积极应对，尽量维持血流动力学稳定。

五、手术、麻醉与胰腺内分泌功能

（一）手术、麻醉对胰腺内分泌功能的影响

创伤、手术等刺激可诱发血糖升高，主要原因并非是胰岛素分泌功能障碍，而是机体应激时引起交感-肾上腺髓质兴奋、下丘脑-垂体-肾上腺皮质激素系统激活，导致促分解性代谢激素如儿茶酚胺、胰高血糖素、皮质醇等分泌增加，同时交感兴奋可抑制胰岛素的分泌，最终由于胰岛素分泌相对不足和组织细胞对胰岛素抵抗而出现应激性高血糖，如大面积烧伤、复合创伤、脑卒中、心肺转流术等均可能诱发血糖升高；手术创伤还可能诱发胰腺内分泌功能紊乱，如腹腔手术时肠系膜牵拉刺激、胰腺部位手术刺激等。手术中低温可使胰腺内分泌功能受到抑制，胰岛素分泌减少，血糖及乳酸增高。另外，妊娠、血红蛋白沉着症、胰腺炎也可引起高血糖。手术后可见胰岛素升高，术后第1天达到高峰，数天后才下降。

围术期许多药物可影响胰腺内分泌功能对血糖的调节。苯二氮䓬类药物如咪达唑仑可减少胰岛素的分泌，增加生长激素的产生，单次镇静剂量对血糖影响轻微，但 ICU 长期应用需对糖代谢变化给予重视。β 受体激动剂可刺激胰高血糖素分泌增加而诱发高血糖，而 β 受体拮抗剂可减少胰高血糖素的分泌而增加低血糖发生风险。术前使用巴比妥类和吗啡可使血糖浓度增高，可能与胰高血糖素分泌有关。丙泊酚对胰岛素分泌的影响目前尚未可知。阿片类镇痛药如瑞芬太尼、舒芬太尼、芬太尼可有效抑制交感神经系统和下丘脑-垂体轴功能，抑制围术期代谢激素的分泌，有利于血糖的控制。吸入麻醉药乙醚可诱发交感神经系统兴奋，儿茶酚胺增加，血糖增高 2～3 倍；氟烷、甲氧氟烷、恩氟烷、异氟烷氧化亚氮麻醉时对血糖影响不明显。噻嗪类利尿剂、糖皮质激素、苯妥英钠、口服避孕药等可诱发血糖升高。

不同的麻醉方式对胰腺内分泌功能的影响不同，椎管内麻醉和神经阻滞麻醉较全麻影响轻微。腰麻下进行下腹部手术对血糖及胰岛素的影响不明显；在硬膜外麻醉下行盆腔手术，术中未见血糖增高，而高位硬膜外麻醉时，可使胰岛功能降低。椎管内麻醉和神经阻滞麻醉较全麻可更有效地阻断手术应激反应，减轻儿茶酚胺、皮质醇水平的升高，从而减轻血糖的波动。

（二）胰腺内分泌功能异常对手术、麻醉的影响

胰腺内分泌功能紊乱可导致血糖异常，临床以糖尿病最为常见。糖尿病患者的手术、麻醉风险明显高于非糖尿病患者。长期高血糖可引起组织蛋白质糖基化而影响关节活动，尤其是下颌关节和颈椎活动度减小，1 型糖尿病患者约 30% 可能存在气管插管困难，因此，麻醉前需做充分的气道评估。糖尿病病情严重或治疗不满意者，由于自身血糖调节功能异常，久而久之可引起血脂代谢异常、微血管病变和神经病变（神经轴突变性和神经纤维脱髓鞘改变），容易并发冠心病、糖尿病性心肌病、糖尿病性肾病和（或）糖尿病性神经病。麻醉和手术刺激时，糖尿病患者的神经病变可使自主神经反射迟钝，患者在血容量减少时反射性引起心率增快和外周血管收缩增强的代偿能力减弱，心血管系统稳定性降低，血流动力学波动加剧，可能促使原有病情恶化，增加围术期危险性和并发症，如麻醉诱导后严重低血压、心肌梗死、心搏骤停等。另外，糖尿病神经病变患者施行椎管内或外周神经阻滞时，由局麻药神经毒性或麻醉穿刺所导致的神经损伤发生率增加。

糖尿病患者围术期血糖的调控非常重要。糖化血红蛋白（HbA1c）是反映血糖控制状态的重要指标，其来源是人体血液红细胞中的血红蛋白与血糖相结合的产物，这个过程是不可逆反应。糖化血红蛋白水平与血糖浓度成正比，可以反映患者近 8～12 周的血糖控制情况。长时间血糖控制不良的患者，糖化血红蛋白水平常超过 6.5%～7%。在麻醉、手术应激、感染外伤

等情况下,血糖控制不良的患者可出现糖尿病酮症酸中毒、高渗性非酮症昏迷,而对于降糖药物使用不当或碳水化合物补充不足的糖尿病患者又容易出现低血糖,这些严重的急性并发症均可危及生命。清醒状态下,低血糖的临床表现主要是交感神经兴奋,儿茶酚胺释放所致,包括大汗淋漓、心动过速、烦躁不安等。全身麻醉可掩盖低血糖所致的大部分临床症状和体征,因此必须严密监测血糖变化。围术期血糖建议控制在 5.6 ~ 11.1mmol/L 之间,但特别要注意避免发生低血糖。血糖超过 11.1mmol/L 以上者,可采用常规胰岛素 0.1U/(kg·h)静脉持续泵注降低血糖,并严密监测血糖变化。

临床上手术、麻醉对内分泌的影响是复杂的,这是因为人体内分泌系统本身就是一个复杂的系统。手术、麻醉对内分泌功能的影响归结于以下几点:①手术的大小和部位直接影响到内分泌功能的变化。中、小手术及下腹部、盆腔手术较大手术、上腹部手术的影响小。②麻醉对内分泌功能有影响。各种麻醉方法中,以全身麻醉对内分泌功能的影响最为明显。③全身麻醉药中,吸入麻醉药对内分泌功能的影响较大。吸入麻醉药中以乙醚影响最显著,其他依次为氟烷、甲氧氟烷、恩氟烷、氧化亚氮,异氟烷、七氟烷、地氟烷对内分泌的影响均属轻微。④麻醉、手术中如存在 CO_2 蓄积、低氧血症、出血、低血压休克等情况,则加重对内分泌功能的影响。⑤手术、麻醉对内分泌功能的影响,主要通过中枢神经、下丘脑、垂体、甲状腺、肾上腺皮质及髓质、胰岛等内分泌腺体的功能变化实现。手术、麻醉对内分泌功能的影响可引起循环、呼吸、神经、消化、泌尿、肌肉、生殖以及糖、脂肪、蛋白质、水、电解质等代谢方面的一系列改变。这些变化有些是短暂的,但有些可能会持续数天。

病例 8-1

患者,女性,43 岁,因左股骨颈骨折入院。入院时心率 65 次/分,血压 105/60mmHg,呼吸 12 次/分,体温 35.8℃。查体:神清,言语反应呆滞,体型微胖,呈黏液性水肿,心肺未见明显异常。家属诉患者饮食较差。既往史:20 年前因剖宫产手术致大出血,此后没有再来月经,眉毛、腋毛、阴毛渐渐脱落全无,常常出现"昏迷",未治好转。实验室检查:血尿常规、肝肾功能、凝血、电解质大致正常。心电图:窦性心率,65 次/分,律齐,QT 间期延长,各导联 T 波低平,并可见明显 U 波。入室开放静脉,选用腰麻,于腰椎 3 ~ 4 间隙穿刺,注入 0.5% 丁哌卡因 1.6ml,麻醉平面为 T_{10} ~ S_4,麻醉效果完善。15 分钟后手术开始。30 分钟后患者突然呼之不应,心率 62 次/分,血压 110/65mmHg,呼吸 8 次/分,眶上刺激无反应,瞳孔对等,对光反射迟钝,眼睑水肿。停手术,静脉给予地塞米松 20mg,10% 葡萄糖注射液 250ml+氢化可的松 200mg,面罩给氧。45 分钟后,患者渐渐清醒可应答,继续手术。

问题:

1. 患者是否可考虑为垂体危象?
2. 治疗中需要注意什么问题?
3. 麻醉应注意哪些问题?

病例 8-2

患者,男性,46 岁,因胆囊炎、胆囊结石拟急诊全麻下进行腹腔镜胆囊切除术。入室心率 108 次/分,血压 130/80mmHg,术前检查心电图和凝血功能未见异常,血常规除白细胞增高外未见异常。患者自述有 20 年甲亢病史,未系统治疗。全麻诱导,气管内插管后心率开始上升,最高至 190 次/分,血压升高至 180/100mmHg,加深麻醉,心率维持在 125 ~ 135 次/分,血压 150/90mmHg 左右,呼气末 CO_2 一直较高,为 55mmHg 左右。手术历时 1 小时,术毕患者躁动,意识清楚后拔气管导管,能回答自己姓名。心率 150 次/分,血氧饱和度 99%,血压 150/90mmHg。急查甲状腺功能系列,各值均成倍增高,诊断甲亢。

问题:

　　1. 麻醉诱导后患者心率、血压为何升高?

　　2. 甲亢患者如何进行术前准备?

　　3. 本例患者麻醉需注意哪些问题?

病例8-3

　　患者,女性,57岁,因"下腹部剧烈疼痛8小时"入院。意识淡漠,血压168/70mmHg,心率108次/分,呼吸24次/分,体温39.1℃。给予鼻导管吸氧2L/min,SpO_2 91%。既往史:家属诉患者患糖尿病20余年,平时用胰岛素控制血糖,具体不详。否认有高血压、心脏病史。急诊入院并急查血常规、凝血常规、尿常规(暂未见报告单),急诊抽动脉血行血气分析及电解质测定:pH 7.27,碱剩余(BE)−5.9mmol/L,PaO_2 73mmHg,HCO_3^- 21mmol/L,$PaCO_2$ 31mmHg,血糖(GLU)18.2mmol/L,乳酸(Lac)4.7mmol/L,K^+ 3.8mmol/L,Na^+ 135mmol/L,Ca^{2+} 1.02mmol/L,SaO_2 91%,血红蛋白浓度(THbc)96g/L。尿酮体测定:尿酮体(++++)(强阳性)。心电图无明显异常;入院急诊腹部B超提示:盆腔积液中度、右侧卵巢肿大(脓肿破裂待排除)。入院初步诊断:右卵巢囊肿破裂。拟急诊行剖腹探查+右侧卵巢及附件切除术。经麻醉前准备后,行快速顺序诱导全麻,气管插管时发现普通喉镜显露声门困难,急改用电子视频喉镜下插管,仅可见声门后联合及部分声带,成功插入7号气管导管。患者诱导后,出现血压骤降至78/46mmHg,心率142次/分,静脉注射去氧肾上腺素50μg,血压回升至90/50mmHg,心率104次/分。再次急查血气、电解质:pH 7.10,碱剩余(BE)−9.5mmol/L,PaO_2 330mmHg,HCO_3^- 14mmol/L,$PaCO_2$ 36mmHg,GLU 19.5mmol/L,Lac 6.8mmol/L,K^+ 2.5mmol/L,Na^+ 130mmol/L,Ca^{2+} 1.01mmol/L,SaO_2 100%,THbc 80g/L。给予强化胰岛素治疗控制血糖,补充液体、纠正酸中毒等治疗,同时外科医师消毒铺巾,开始手术。术程顺利,术中监测血糖逐渐下降,控制在8.3~11.1mmol/L之间。术后患者苏醒,拔除气管导管,送入麻醉恢复室观察。

问题:

　　1. 该患者麻醉前评估应该注意哪些问题?

　　2. 患者手术前处于什么状态?

　　3. 麻醉过程中需要对该患者做哪些紧急处理?

(张阳　张林忠)

第九章 | 麻醉与体温

体温是重要的生命体征之一。人是恒温动物（homeothermic animal），尽管周围环境的温度和机体在代谢活动中的产热有较大的变化，但是机体通过产热与散热的平衡可保持其核心温度在 36～38℃。除疾病对体温的影响外，手术麻醉期间多种因素都可使体温发生变化。

第一节　体温的生理调节

一、体温及其测量

人体的体温分为体壳体温（shell temperature）和体核体温（core temperature）。体壳体温指皮肤、皮下组织和肌肉等表层部位的温度，其温度不稳定，各部位之间差异也大；体核体温指脑和躯干核心部位的温度，比体壳体温高，且较稳定，各部位之间差异较小。临床上体温（body temperature）是指机体核心部分的平均温度。

临床上通常用直肠、口腔和腋窝等部位的温度来代替体核体温。直肠温度（rectal temperature）正常值为 36.9～37.9℃，测量时温度计应插入直肠 6cm 以上才能比较接近体核温度。由于反应较慢，不适用于体温迅速改变时的监测，如在体外循环降温和复温过程，存在明显的温度滞后现象。口腔温度（oral temperature）正常值为 36.7～37.7℃，测量时应将温度计含于舌下，麻醉和昏迷患者以及不合作者不适用。腋窝温度（axillary temperature）正常值为 36.0～37.4℃，易受环境温度、出汗和测量姿势的影响。测量时需注意让受试者将上臂紧贴胸壁使腋窝封闭，持续 5～10 分钟，使腋窝的温度升至接近体核温度。鼻咽温度较直肠温度低 2～3℃，可反映脑的温度并随血温度变化迅速，但受自主呼吸时呼吸气流温度的影响，且可能损伤黏膜而鼻出血，故有明显出血倾向及已肝素化的患者不宜使用。

此外，在临床或实验研究中有时也监测食管温度和鼓膜温度。食管温度比直肠温度约低 0.3℃，对血温的改变反应迅速，食管中央部位的温度与右心房内的温度大致相等，可作为深部温度的一个指标，常用于体外循环心脏手术的监测。鼓膜温度大致接近下丘脑温度，可作为脑组织温度的指标，是目前测量核心温度最准确的部位。

皮肤的温度受皮下血流供应、环境温度及出汗的影响。皮肤其他各部位温度差别较大，应测 10 个点以上取其平均值才有临床意义，也可用 4 点法，即平均皮肤温度 = 0.3（胸部温度 + 上臂温度）+ 0.2（大腿温度 + 小腿温度）。前额是测量皮肤温度常用部位，因为该处皮下组织少，温度调节性血管少，可以较好地反映体温变化。皮肤温度能间接反映外周循环的灌注状态。当皮肤血流减少时皮肤温度降低。肌肉温度是将测温装置的细针刺入三角肌，恶性高热时肌肉温度的升高先于其他部分的温度，具有诊断价值。

二、体温调节

人体体温的相对恒定,有赖于自主性和行为性两种体温调节功能的活动。自主性体温调节(autonomic thermoregulation)是指在下丘脑体温调节中枢控制下,通过增减皮肤血流量、发汗、寒战和改变代谢水平等生理调节反应,维持产热和散热过程的动态平衡,使体温保持相对稳定。行为性体温调节(behavioral thermoregulation)是指有意识地进行有利于建立体热平衡的行为活动,如改变姿势、增减衣物和人工改善气候条件等。

机体的自主性体温调节是依靠负反馈控制系统实现的。视前区-下丘脑前部(preoptic anterior hypothalamus,PO/AH)不仅是体温调节中枢整合机构的中心部位,而且决定体温调定点(set point)水平,如37℃。当体温与调定点的水平一致时,机体的产热与散热取得平衡。当体温受到内、外环境因素变化干扰而高于调定点水平时,可通过外周温度感受器和中枢性温度敏感神经元,将体温变化信息由相应的传入途径传入中枢,PO/AH汇集各路信息进行最后的整合处理,使产热装置(如内脏、骨骼肌)代谢活动降低,散热装置(如皮肤血管、汗腺)活动加强,皮肤血管扩张提高皮肤温度促进传导、对流、辐射散热,汗腺分泌促进蒸发散热。温热性发汗在体温调节中起重要作用,由交感节后纤维胆碱能 M 受体介导,可被阿托品及其他抗胆碱药所阻断。反之,当体温稍低于调定点的水平时,中枢的调节活动会使机体代谢产热和骨骼肌发生寒战产热活动加强,散热活动降低,直到体温回到调定点水平(图9-1)。生理情况下,体温一昼夜波幅一般不超过1℃。

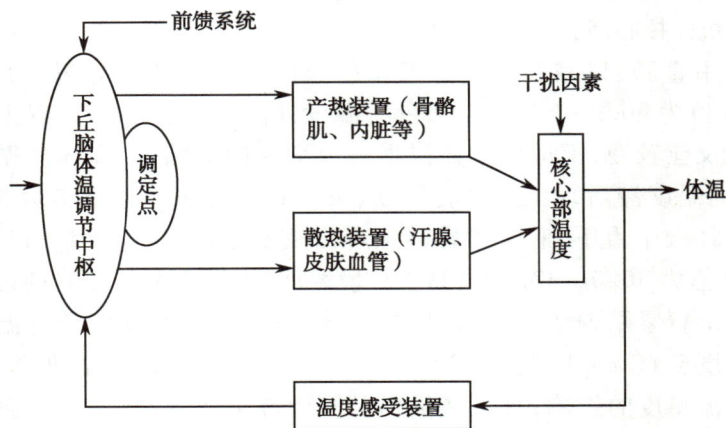

图 9-1　自主性体温调节机制示意图

机体热量的来源主要是三大营养物质在体内分解代谢以及机体利用 ATP 时产生。产热的主要器官是肝和骨骼肌。产热的形式有寒战产热(shivering thermogenesis)和非寒战产热(non-shivering thermogenesis)。寒战是指在寒冷环境中,骨骼肌发生不随意的节律性收缩,特点是屈肌和伸肌同时收缩,不做外功,产热量很高,机体的代谢率可增加4～5倍。非寒战产热(又称代谢产热)是一种通过提高组织代谢来增加产热的形式,以褐色脂肪组织的产热量为最大,约占非寒战产热总量的70%。新生儿体内褐色脂肪组织较多,体温调节功能尚不完善,不能发生寒战,故非寒战产热对新生儿尤为重要。甲状腺激素是调节非寒战产热的最重要体液因素,除了脑、脾和性腺(睾丸)等少数器官组织外,甲状腺激素能使全身绝大多数组织的基础氧消耗量增加,产热量增加,起效缓慢,维持时间长,但需要经过一段较长时间的潜伏期才能出现产热作用，如甲状腺素（thyroxin，T_4）需 24 ~ 48 小时，而三碘甲状腺原氨酸（triiodothyronine，T_3）需 18 ~ 36 小时，T_3 的产热作用是 T_4 的 3 ~ 5 倍。循环血液中的肾上腺素和去甲肾上腺素与肾上腺素能受体结合后也刺激代谢产热增加，起效非常迅速，半衰期约 1 ~ 2 分钟，维持时间短。

　　麻醉手术中均可引起热量散失，体温降低是围术期最常见的热紊乱现象之一，50% ~ 80% 的患者发生术后低温。但在处于麻醉状态的患者，特别是全身麻醉由于使用肌肉松弛剂，一般难以发生寒战。而在麻醉后的恢复期，寒战比较常见，称**麻醉后寒战**（postanesthesia shivering），其发生率可高达 40%。麻醉后寒战不仅导致患者不舒适和因肌肉收缩引起伤口疼痛，更重要的是可增加围术期的病死率。寒战发生时因肌肉收缩，机体耗氧量和二氧化碳生成增加，易产生低氧血症、酸中毒，升高颅内压、眼内压，疼痛加剧等，特别对老年、体弱、冠心病、肺功能降低等患者的围术期恢复极为不利，应积极予以防治。麻醉后寒战的发生机制尚不完全清楚，一般认为可能与麻醉苏醒过程中麻醉药对体温调节抑制作用的消退有关。正常人发生寒战的温度阈值为 35.5℃，但在麻醉时发生寒战的温度阈值降低，如异氟醚麻醉时发生寒战反应的阈值可从麻醉前的 35.8℃ 降低到麻醉后的 31.4℃。因此，尽管麻醉状态中患者的体温降低，通常难以达到发生寒战反应的阈值。在麻醉苏醒过程中由于停止给予麻醉药物，患者发生寒战反应的阈值上升到接近正常水平，但此时如患者的体温尚未相应恢复，低于发生寒战反应的阈值从而引起麻醉后寒战。此外，有时麻醉后寒战也可发生在正常体温患者，这提示还有其他机制参与麻醉后寒战反应。例如，外科手术应激可以提升体温调节的调定点，也可引起寒战反应。

三、围术期影响体温的因素

　　麻醉与手术期间有多种因素可影响体温，体温过低或过高均对机体产生不利影响，因此应关注麻醉与手术期间体温的变化与处理方法。

（一）麻醉对体温的影响

　　1. 麻醉方式　不同的麻醉方式对体温调节影响不同。全身麻醉期间，由于意识消失和肌肉松弛，温度调节与行为调节无关，不利体温的维持。全身麻醉期间低体温具有特征性模式，呈 3 个阶段（图 9-2）：①在麻醉最初 1 小时内核心温度快速下降 0.5 ~ 1.5℃。正常情况下，体内的热量并不是平均分配的，核心温度只代表身体一半的组织温度（大部分是躯干和头部），其他部分的温度要比核心温度低 2 ~ 4℃，这种核心-外周温度梯度的差异依靠机体的紧张性温度调节对血管收缩作用的维持。由于麻醉药能诱发血管扩张使中心热量向外周分布，发生体热的再分布（redistribution of heat），从而导致机体的核心温度快速下降出现再分布性低体温（图 9-3）。②麻醉 1 小时后，核心温度呈缓慢、线性降低，持续 2 ~ 4 小时。降低的原因是热量持续释放到周围环境中，其中约 90% 的热量是从皮肤散失的，导致体热丢失大于产热量。③麻醉后 3 ~ 4 小时，核心温度通常停止降低，逐渐稳定、保持不变形成温度平台。该温度平台可能反映了机体产热和散热处于平衡状态或者是温度降低到一定程度（核心温度在 33 ~ 35℃）触发温度调节性血管收缩，从而减少皮肤散热，保留机体内部的代谢热，重新建立正常的核心-外周温度梯度。椎管内麻醉在麻醉诱导初期核心温度通常短时间内降低 0.5 ~ 1.0℃，亦为体内热量由中心向外周再分布所致，随后数小时，核心温度并不一定维持在平台期，其主要原因是神经阻滞区血管舒张，导致皮肤散热增加有关。当全麻联合椎管内麻醉时，患者的体温下降更为快速。

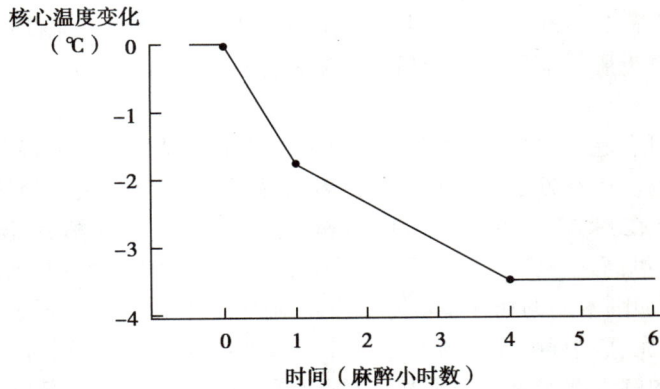

图 9-2　全身麻醉期间低体温的特征性模式

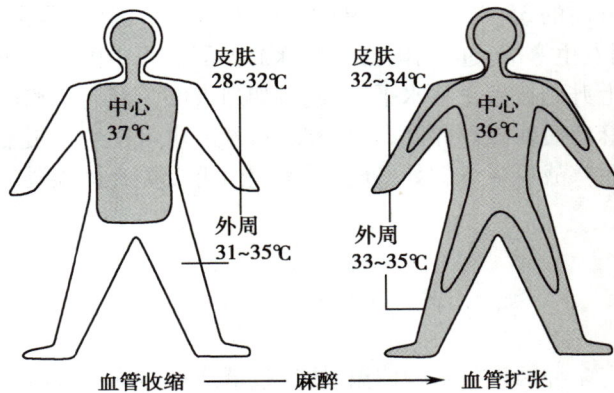

图 9-3　麻醉后中心热量向外周转移示意图

椎管内麻醉可抑制行为性与自主性体温调节,使核心温度降低。由于脊神经中交感神经纤维被阻滞,使阻滞区域内的血管失去收缩调节能力,扩张的血管导致机体的大量热量随血液运送到阻滞区域皮肤,使皮肤温度升高,发生体内热量的再分配和经皮肤热量丢失增多,同时它抑制阻滞区域产生寒战,使寒冷防御效率低,导致核心体温降低。此外,椎管内麻醉可阻断阻滞区域内所有温度感觉(主要是寒冷信息)传入,导致血管收缩与寒战阈值降低,患者常在体温降低到更低程度时才发生寒战。虽然椎管内麻醉可引起核心温度降低,但是伴有皮肤温度的升高,患者常有温暖的感觉。因此临床上寒战患者可能并没有寒冷感觉而被忽略实际存在的低体温。此外,在麻醉恢复过程中,椎管内麻醉作用残留的相对血管扩张状态可使复温过程加速。局部麻醉时由于局麻药阻滞了温度调节防御作用所必需的神经干,对温度调控产生外周性抑制作用,如出汗、血管收缩及寒战等正常的局部温度调节反应被抑制。

在全身麻醉中可使体温升高的因素常见于:①麻醉过浅,应激反应增强,肌张力增加(无肌松药作用时);②循环紧闭式麻醉,呼吸道散热减少,钠石灰产热;③CO_2 蓄积,一定程度的 $PaCO_2$ 升高可兴奋呼吸、心血管运动中枢,并使肾上腺素和去甲肾上腺素产生增加,并可使促肾上腺皮质激素分泌增加,促进机体代谢,使体温升高。

2. 麻醉用药　麻醉药可通过抑制下丘脑的体温调节中枢,扩张外周血管及降低代谢等方面而发挥作用。全身麻醉药可抑制体温调节中枢使机体对热所引起出汗反应的阈值增高,对冷所引起的皮肤血管收缩和寒战反应的阈值降低,特别是皮肤血管收缩和寒战反应的阈值下降更为显著,使机体需要在体温下降到更低程度时才出现皮肤血管收缩的增强和寒战反应的出现。此外,吸入麻醉药还可直接扩张外周血管,并可降低机体的代谢水平。全身麻醉药可在不同程度上扩张皮肤血管,增加散热,减少产热,使机体易受环境低温的影响而出现体温下降。椎管内麻醉中局部麻醉药可产生交感阻断、肌肉松弛、温度感受器的感受消失,因此能抑制各种产热的代偿反应,扩张血管增加散热。但当发生局麻药中毒反应时肌张力增强、抽搐等可使体温升高。肌松药作为全麻辅助用药,使肌肉松弛也可使体温下降。镇静镇痛药作为椎管内麻醉常用辅助用药,除咪达唑仑外,均可明显削弱机体的温度调控能力。

此外,麻醉期间多种药物复合使用也可影响体温。应用交感神经兴奋药,如肾上腺素、麻黄碱等,通过 α 受体收缩皮肤血管,通过 β 受体提高机体代谢水平,升高血糖和游离脂肪酸浓度,增加组织耗氧量等,也可能使体温升高。抗胆碱药如阿托品、东莨菪碱抑制下丘脑的功能,阻滞外周 M 受体,使汗腺分泌减少,呼吸道黏膜干燥,影响散热,使体温升高。

(二) 手术室室温与相对湿度

适宜的温度和湿度是维持患者正常体温的基本保证。手术室的室温控制在 22～24℃,相对湿度 50%～60%。若手术室温度在 22℃ 以下,麻醉状态的患者易出现体温过低,尤其小儿与老年患者、早产儿、新生儿体温下降的程度更为严重。当室温超过 28℃,加上手术无菌单的覆盖,会影响机体散热,如湿度增大更易使体温升高;如湿度过低,口唇、呼吸道黏膜干燥,干渴难忍,亦能出现体温升高。

(三) 手术操作

在下丘脑附近的开颅手术操作有可能引起患者中枢性体温升高。胸、腹腔手术野暴露面积大、时间长,手术中使用大量低温液体冲洗体腔或进行局部低温保护脏器,大量输入未加温的库血或液体,都能促使体温降低。在室温不高情况下,消毒时用乙醇等冷消毒液擦拭患者大面积的皮肤,由于蒸发散热增多,也促使患者体温下降。骨科手术若使用骨黏固剂(骨水泥),局部体表温度可高达 40～50℃,有些患者可因此体温增高。

(四) 其他因素

患者术前有感染、脱水、甲状腺功能亢进、肾上腺皮质增生和嗜铬细胞瘤等情况均为麻醉和手术中体温上升的因素。输血、输液反应可使体温升高。如果输入了含致热原的液体或血液,除了出现高热之外,严重时还可导致死亡。手术过程中输入过多冷的液体也促进体温的降低。久病体弱或皮下脂肪很少的患者容易出现体温下降。

(五) 防止体温下降的措施

维持正常体温对患者的顺利康复十分重要,手术麻醉中体温的下降主要与体温调定功能受抑制、麻醉后血管扩张血流重分布、手术野散热、机体产热能力不足如肌肉松弛、机体低代谢等因素有关。术中一旦发生体温快速下降处理比较困难,因此,加强预防十分重要。术前应对病情、手术种类、手术时间、是否是胸腹腔手术、皮肤是否完整等情况进行了解,评估发生低温的可能性及程度,并酌情制订体温监护方案。室内温度是决定体热通过皮肤及手术部位辐射、对流、传导和蒸发速度的关键因素,应将室温控制在 22～24℃,相对湿度 50%～60%,皮肤消毒时可调至 25～28℃。新生儿、婴幼儿体温调节中枢功能尚未健全,体表面积相对较大,脂肪层较少,在麻醉时手术室温度宜保持在 25℃ 左右。老年患者代谢率低,易出现体温下降,也应适当提高手术室温度。成人则以 22℃ 左右为宜。此外,为预防再分布性低体温的发生,术中可采用以下措施。

1. **体表保温** 大约 90% 的代谢产热经皮肤丧失,因此覆盖患者体表可显著减少辐射、对流导致的散热。覆盖的体表面积越大,则保温能力越强。皮肤隔离可减少失热 30% ~50%。

2. **体表加温**　可在麻醉诱导前 30 分钟采用有关设备如充气加温装置、辐射加温器等进行主动加温,如用对流式暖风保温毯预热 30 分钟,可以消除核心部位与外周的温差,可显著减轻麻醉初期核心温度的降低。

3. **体液加温**　使用加温装置或 36~38℃ 的水浴加温静脉输入的液体、血液可以减少热量损失。

4. **体腔冲洗液加温**　术中需要进行腹腔冲洗或胸腔冲洗时,应将冲洗液加温。

5. **吸入气体加温**　约有 10% 的代谢产热是通过呼吸道丧失的,主要用于吸入气体的加热及湿化,尽管气道加温加湿对维持体温的效能较低,但对危重患者而言,实行机械通气仍应注意吸入气体的湿化和加温。

第二节　手术中体温变化对机体的影响

一、低体温对机体的影响

体温下降可降低器官的氧需与氧耗,为低循环状态下保证组织氧供,适当延长手术时间提供了一种可行的医疗手段。因此,临床医学工作中常用人工方法使体温降低达正常温度以下,这种医疗措施称人工低温(induced hypothermia)。常用方法有全身体表降温、体外循环降温、血管内降温和局部降温。在临床上低温可分为轻度低温(mild hypothermia)、中度低温(moderate hypothermia)、深度低温(profound hypothermia)和超深度低温(ultra-profound hypothermia),其中心温度分别为 32~35℃、26~31℃、20~25℃、14~19℃。临床上可根据情况实施不同程度的低温治疗。如脑保护脑复苏时可采用将体温控制在 30~35℃,复杂心脏大血管体外循环手术可酌情短时使用深低温、超深度低温技术。但低温也给机体带来不利的影响。据报道,体温下降 1~2℃,可使患者心脏事件和伤口感染的发生率增加 3 倍,由于凝血功能的降低,可使手术过程中失血量增加,对输血的需求增加 20%,并延长麻醉后的恢复过程和住院的天数。

(一) 对代谢的影响

在无御寒反应的前提下,机体代谢率随体温降低而降低。体温每下降 1℃,氧耗量约下降 5%。各器官氧耗量减少程度与全身氧耗量减少的程度并不一致,如脑的氧摄取量在 31℃ 以上时较少改变。器官氧耗量降低的程度与功能的降低程度也不完全一致,如肝的氧耗量在体温中度降低时其代谢明显下降。低温使器官血流灌注明显减少,氧供不足期间无氧代谢得以继续,毒性废物的产生与代谢率成比例下降。

低体温对机体药物的药动学和药效学影响较大。由于中央室与外周室间清除率降低可增加麻醉药(丙泊酚)的血浆浓度;可因增加挥发性麻醉药的组织溶解度而降低吸入麻醉药的最低肺泡气有效浓度(麻醉药的油气、血气分配系数随温度下降而增加)从而提高麻醉效能,同时使肝肾功能降低,药物的代谢和排泄减慢,因此低体温下麻醉药用量减少,患者易发生苏醒延迟,呼吸抑制延长,易增加肺部并发症。

(二) 对循环系统的影响

1. **心率和心输出量降低**　低体温对心脏的影响包括抑制窦房结功能,减慢传导,心率和心输出量随体温下降而降低,但每搏量改变较小,心肌收缩力增加,循环时间延长,冠状动脉血流减少,心肌耗氧量均降低。体温在 25℃ 时,心率、冠状动脉血流量及心肌对氧的摄取量约较常温时降低 50%。

2. 平均动脉压下降　低体温时血压下降。体温每降低 1℃，平均动脉压约降低 4.8mmHg。如低于 28℃，还可出现中心静脉压升高，这可能是与低温引起心输出量降低、外周循环阻力增加有关。

3. 心电图改变及心律失常　低体温时，由于传导减慢，心电图出现 PR 间期延长，QRS 波群增宽，QT 间期延长，出现结性逸搏、室性期前收缩和房室传导阻滞等，严重者可发生心室颤动。心室颤动原因与窦房结功能抑制、心室兴奋性增高、冠状动脉血流减少导致酸碱和电解质紊乱有关。在 25～30℃ 之间一般可发生心室颤动，且在该温度范围电除颤通常无效。

4. 诱发心肌缺血和心肌梗死　低温过程中可因多种因素综合作用诱发心肌缺血和心肌梗死，如低温过程中机体发生寒战，导致耗氧显著增加 200%～400%；低温可刺激儿茶酚胺分泌增多，外周循环阻力增加，心肌做功和耗氧量增加，心肌兴奋性增加，发生快速性心律失常。此外，随着体温下降，平均动脉压下降，心肌灌注压下降、血液黏滞度增大、氧离曲线左移等也可加重心肌缺血。此外，低温下外周血管收缩，也可能掩盖血容量不足，致使复温过程中因血管扩张而发生低血容量性休克。

（三）对神经系统的影响

轻度低温时，患者意识可发生模糊或兴奋。低体温可降低中枢神经系统的需氧量和氧耗量，因为脑血流阻力自动调节增强，脑血流量随着脑代谢率的下降成比例减少，因此动静脉氧分压差保持不变，静脉乳酸浓度并不升高。如体温每下降 1℃，脑血流量减少约 6.7%，颅内压和静脉压约降低 5.5%。所以低温在一定范围内有利于降低颅内压与脑保护。脑功能在核心温度 33℃ 以上时维持良好，在低于 28℃ 时意识丧失。一些原始反射约在 25℃ 以上仍保持完好，如张口、呕吐、瞳孔缩小和单突触脊髓反射。

脑电波波幅在核心温度为 32℃ 时开始下降，并随着体温下降而进一步降低，甚至呈一直线。体感与听觉诱发电位呈温度依赖性降低，已不能反映脑电波的活动状态。

在周围神经中，较粗大的有髓鞘的 $A_δ$ 纤维比 C 纤维和交感神经更易受低温的抑制，核心温度在 26℃ 时，神经传导速度减慢，但动作电位反而增强，故传入冲动能产生较强的中枢兴奋作用，外周肌张力增强，出现肌强直和肌阵挛。

（四）对血液系统的影响

低体温可使血小板、各种凝血因子及纤维蛋白原减少，抑制血小板功能，导致出凝血时间延长。但关于低温对失血量的影响研究结论不一，有研究发现髋关节手术中体温下降 1.6℃ 可增加失血 30%。此外，手术方式本身也可能发挥作用。如体外循环心脏手术止血系统因大量出血而产生应激，有可能增加低温介导的止血异常的风险。

此外，随着体温下降，血管收缩更为显著，使毛细血管静水压升高，血管内液体向组织间隙转移，血浆容量减少，血细胞比容增加，血黏度增加，血流速度减慢，使发生血栓的可能性增加。

（五）对呼吸系统的影响

低体温使呼吸频率减慢、幅度加深，并可降低呼吸中枢对低氧和高二氧化碳的通气反应。体温在 32℃ 时，呼吸减慢至 10～12 次/分，此时自主呼吸的通气量和气体交换尚能满足机体所需；体温低于 30℃，则潮气量减少；在 25℃ 以下时，呼吸变弱甚至停止。

低体温可使支气管扩张，增加解剖无效腔，但肺泡无效腔无变化，不影响肺内 O_2 和 CO_2 交换。低体温使氧离曲线左移，血红蛋白与氧的亲和力增高，不利于氧的释放。体温每降低 1℃，血红蛋白对氧亲和力增高 5.7%，易引起组织缺氧，尤其是休克患者在低体温情况下更易造成组织缺氧。此外,低温可增加 CO_2 在血中的溶解量,降低 CO_2 通气反应曲线斜率,$PaCO_2$ 的升高及酸中毒又使氧离曲线右移,产生一定的代偿作用。因此,低温下不适宜进行过度通气。

(六) 对肝、肾功能的影响

低体温时,肝血流量、肝代谢率及肝功能均降低,胆汁分泌减少。因此,低温能增加肝对缺氧的耐受力,能抑制某些药物、葡萄糖、乳酸和枸橼酸等物质的代谢,易致麻醉过深,患者苏醒延迟,呼吸抑制延长,术后并发症增加。低温时不宜大量输注葡萄糖,避免因葡萄糖利用受抑制造成高血糖。低温时大量输注库存血要注意枸橼酸的副作用,枸橼酸根离子因代谢延缓,不能及时氧化,与血中 Ca^{2+} 生成难解离的可溶性络合物枸橼酸钙,导致血钙过低,出现凝血过程延长、抽搐和心肌收缩力减弱等不良反应。

低体温可通过增加肾血管阻力降低肾血流量,还可抑制肾小管重吸收。早期由于交感神经兴奋,血压增高,尿量未见减少,随温度下降,钠钾重吸收被抑制则出现利尿现象,但当深低温体外循环时可因肾素-血管紧张素系统被激活使肾血管持续收缩;血小板释放血栓烷 A_2 和血管内皮素加重肾血管收缩等因素的影响,可出现少尿或无尿。低体温可延长肾循环阻断时间,对肾缺血有保护作用。

(七) 对电解质和酸碱平衡影响

电解质和酸碱平衡的变化受低温本身、战栗程度以及通气情况等多种因素的影响。低温时,血液缓冲系统的缓冲能力下降,肺泡通气和肾调节酸碱失衡的能力也下降。尽管体温每下降 1℃,pH 升高 0.017,而且过度通气也可使 $PaCO_2$ 降低和 pH 升高,但是这些都不能阻止组织灌注不足而出现的代谢性酸中毒。

低温对血清 Na^+、Mg^{2+} 以及 Cl^- 的影响不大。但低温时心肌细胞对 Ca^{2+} 的敏感性增加,易出现心室颤动。低温时因过度通气,pH 升高,K^+ 向细胞内转移,血清 K^+ 减少。当机体寒战时,糖原分解,氧耗量增加,$PaCO_2$ 升高,血清 K^+ 增多。

(八) 其他

低温御寒反应可使交感神经系统功能亢进,升高体温的活动明显增强,最突出的征象为战栗和血管收缩,并反应性地升高血压,心率加快,加重心、肺负荷。此时机体氧耗量和需氧量明显增加,可达静息时的 4~5 倍,导致缺氧,引起代谢性酸中毒。持续低温下因机体低灌注也可发生代谢性酸中毒。

低温可降低机体免疫功能,不利于术后恢复。可促进甲状腺素和促甲状腺素分泌增加,抑制胰岛素分泌,麻醉中易出现高血糖。

新生儿或早产儿对体温降低极为敏感,由于皮下脂肪含有较多熔点较高的固体脂肪酸,易并发硬肿症。当受到寒冷刺激时,肺血管阻力可能增大,出现血液经未闭的卵圆孔或动脉导管形成右向左分流。

二、体温升高对机体的影响

围术期发生高热,常见感染性疾病、输血反应、恶性高热、室温过高、保温过度等情况。体温升高或过高可引起一系列代谢紊乱。主要有以下表现:

首先,通常体温每升高 1℃,物质代谢可提高 13%,由于氧耗量增大,氧供相应不足出现代谢性酸中毒、高钾血症等。其次,体温每升高 1℃,心率平均约增加 10 次/分,而且大量出汗可致血容量减少,氧耗量增大,必然增加心肺负担,容易发生心律失常和心肌缺血。再次,若患者自主呼吸存在,可因过度通气增加散热而出现呼吸性碱中毒。最后,高热还易烦躁,小儿尤易发生惊厥。因此,临床上高热患者可因原来已有的高二氧化碳血症或脱水,加上大量出汗尿量减少导致严重水、电解质、酸碱失衡出现烦躁、谵妄甚至昏迷。

第三节　恶　性　高　热

恶性高热(malignant hyperthermia,MH)是一种在易感体质的患者中主要由药物触发的、以肌张力增高、突发性高热(体温几乎每 5 分钟上升 1℃,常高于 40℃)、骨骼肌代谢亢进、横纹肌溶解为特征的常染色体显性遗传疾病。患者一旦发病,病情进展极其迅速,最终因器官功能衰竭、高钾血症、凝血功能异常而死亡。MH 是目前所知的唯一可由常规麻醉用药引起的肌病。具有家族性,半数患者的家族史可有麻醉意外死亡或体温异常的情况,其患者和家属常患有肌肉疾患。麻醉期间的发病率约为 1∶(50 000～100 000),具有遗传学异常的患者中发病率高达 1∶3000。长期以来,人们一直认为该病是由麻醉药物所诱发,但近期有报道,剧烈运动、发热等亦可诱发恶性高热的发生。大多数中央轴空病(central core disease,CCD;一种以肌无力为特征的遗传学疾病)患者和多微小轴空病(multi-mini core disease,MmCD)患者均有发生恶性高热的倾向。

诱发恶性高热的麻醉药最常见的为强效吸入麻醉药(如氟烷、七氟烷、地氟烷)以及去极化肌松剂琥珀酰胆碱。此外,甲氧氟烷、异氟烷、恩氟烷、氧化亚氮、乙醚、环丙烷、三氯乙烯、哌替啶、加拉碘铵、右旋筒箭毒碱、酚噻嗪类药(如氯丙嗪)、氯胺酮、酰胺类局麻药(如利多卡因、甲哌卡因)也可以诱发。

MH 的发病机制尚未明确,但大多数学者认为与基因突变有关。目前已发现有 6 个基因位点与 MH 有关,但被明确的致病基因只有 *RYR1* 基因和 *CACNA1S* 基因。罗纳丹受体(Ryanodine receptors,RYRs)是一种同种四聚体钙离子通道,在钙离子信号的产生与促发肌细胞收缩中起着关键的作用。RYR 有 3 种类型:骨骼肌(RYR1)、心肌(RYR2)和脑组织(RYR3),与MH 关系密切的是 RYR1。在某些药物的诱导下,RYR1 的突变将引起 RYR1 通道功能的严重失调。约 50% MH 是由 *RYR1* 基因突变所致。

MH 易感患者在接受氟烷等强效吸入麻醉药物或其他易感因素后,骨骼肌肌质网的 RYR1钙离子通道的开启功能被易化并同时失去关闭功能。而钙离子通道只有正常关闭方能终止肌质网的 Ca^{2+} 释放并产生肌肉松弛作用。一旦肌质网 Ca^{2+} 的释放失控,将引起细胞内 Ca^{2+} 浓度显著增高。当 Ca^{2+} 持续、大量释放,远远超过钙泵将游离钙离子摄取回肌质网或转运至细胞外的代偿能力时,将引起肌肉持续痉挛,引发高代谢状态。此外,由于钙泵的转运过程需要消耗能量,ATP 含量急剧减少,继发钠钾泵活力不足;细胞内持续去极化,Na^+ 进入细胞增加,而 K^+外流增多引起高钾血症;肌肉的持续痉挛导致了肌细胞缺血、乳酸堆积、ATP 链中断、游离 Mg^{2+} 和大量 H^+ 的释放导致酸血症;细胞内 Ca^{2+} 浓度持续增高,引发大量代谢旁路启动、激活氧化磷酸化、加速糖原酵解,直至肌肉氧供耗竭。因此,高代谢状态导致了体温骤升,氧耗大量增加和二氧化碳生成增加,伴随高钾血症和乳酸酸血症等。血清钾浓度如果上升迅速,可引起恶性心律失常,甚至心搏骤停。心搏骤停期间的低灌注或低血压引起脑缺血(灌注不足)和脑细胞的死亡。持续的肌肉缺血将诱发肌细胞的凋亡,引起横纹肌溶解直至肌细胞死亡,该过程将加重高钾血症并导致肌红蛋白和肌酸激酶的血清浓度过度增高。肌红蛋白血症可导致肾小管功能衰竭。上述进程的终点即为多器官功能衰竭。

丹曲林是目前唯一已被证明能逆转 MH 的有效药物。该药物能抑制 RYR1 通道,阻断肌质网上失控的 Ca^{2+} 释放。如果早期即得到应用,丹曲林可使骨骼肌细胞上钙泵的功能复活。

另外,研究显示,细胞膜上的钠通道结构改变与脂肪酸都可能参与 MH 的发生。脂肪酸通过作用于骨骼肌细胞膜上钠通道使膜两侧电生理改变,间接导致骨骼肌细胞膜钙通道改变,从而参与 MH 的发生。脂肪酸还可明显降低高体温下氟烷诱导 Ca^{2+} 释放阈值。尽管 RYR1 的基因突变在 MH 病理生理过程的重要性毋庸置疑,但有明确的证据显示并非所有的 MH 家族患者都与此类基因相关。

临床上若对恶性高热能够做到早期诊断、早期治疗,其预后较好。一经诊断,需立即采取以下紧急处理措施:①停止手术操作,去除诱发因素,脱离所有吸入麻醉药和琥珀酰胆碱。②纯氧通气:由于肌肉组织处于高代谢状态,对 O_2 需求量高,所以应给予 100% O_2 过度通气,以排除过多 CO_2,纠正严重的酸中毒和电解质紊乱。③使用特效药物丹曲林钠(sodium dantrolene)。④酌情补碱。⑤物理降温:肌肉的高代谢状态使体温升高,应给予降温处理,包括降低体表温度(冰浴、乙醇擦拭皮肤等)和降低核心温度(经静脉输入冰盐水降温,胃、膀胱冲洗降温等)。⑥保护肾,为防止肌红蛋白阻塞肾小管导致肾功能损害,应给予利尿和碱化尿液,以保证尿量及肌红蛋白的排出。⑦纠正高钾血症,可使用胰岛素葡萄糖溶液,使细胞外钾转移到细胞内。

病例 9-1

患者,男性,10 岁,因肠梗阻在全身麻醉下进行剖腹手术,术中手术室的室温控制在 25℃,相对湿度 55%,患儿麻醉前体温为 36.5℃,麻醉 1 小时体温为 35.0℃,提示患者出现低体温。

问题:
1. 为什么该患者会出现体温降低?
2. 麻醉手术时体温降低对机体有哪些不良后果?
3. 如何减轻预防全身麻醉期间体温降低的发生?

病例 9-2

患者,老年男性,因"前列腺增生"在椎管内麻醉下进行"经尿道前列腺电切术"。术中使用室温下保存的冲洗液 5000ml 冲洗手术创面。患者诉发冷,并出现寒战,心率增快,血压升高,测腋下体温为 35.8℃。

问题:
1. 该患者为什么出现发冷、寒战?
2. 该患者心率增快、血压升高的可能原因是什么?
3. 该患者为什么会出现低体温?

(刘菊英　王凤斌)

第十章 麻醉与妊娠生理

妊娠期间施行手术、麻醉,必然涉及母体和胎儿的安全。在妊娠期,为了保证胎儿生长发育、母体分娩的应激需要,在各种因素的作用下,孕妇体内各脏器在解剖、生理、生物化学等方面发生了一系列的变化,而这些改变是麻醉处理的主要依据,尤其是对妊娠期间合并其他疾病的高危产妇。本章主要讨论围生期母体、胎儿以及与麻醉有关的生理变化。

第一节　妊娠期母体的生理变化

妊娠期产妇的生理变化是由体内激素水平的改变、妊娠期子宫对机体的机械性影响、母体代谢增加、胎儿胎盘代谢要求以及胎盘循环带来的血流动力学改变所致,它几乎涉及所有脏器系统。

一、代谢的变化

(一) 基础代谢率

妊娠期母体从第 13 周开始,随着胎儿发育,体重明显增加,平均每周增加 350g,妊娠足月时孕妇体重平均约增加 12.5kg。基础代谢率在妊娠早期稍有下降,以后逐渐增高,妊娠末期可增高 15% ~20%,氧耗量增加 20% ~30%。

(二) 物质代谢

为适应胎儿生长发育,妊娠期母体的物质代谢表现为血糖、氨基酸水平降低,而脂肪酸、酮体、甘油三酯水平升高。脂肪成了妊娠期母体体内储存能量和供给能量的主要物质。

妊娠期母体空腹血糖值处于低水平,随妊娠进展而加剧,到妊娠晚期明显。妊娠期,血中胰岛素水平随妊娠进展而平稳升高,胰岛相应增大,β 细胞数目增多。虽然如此,妊娠可导致糖尿病。妊娠期母体存在胰岛素抵抗,这不仅可能与妊娠中、晚期雌激素、孕激素和人胎盘催乳素(human placental lactogen, HPL)等多种升糖激素的增加有关,还与妊娠期母体对胰岛素的敏感性随孕周增加而下降有关。与非孕妇女相比,妊娠期母体餐后血糖水平迅速增高且下降缓慢,维持时间延长,助于葡萄糖透过胎盘供给胎儿利用。妊娠后期,胰岛功能活动受限的孕妇,分泌的胰岛素无法抗衡增加的升糖激素作用,导致血糖增高而发展为显性糖尿病。

妊娠期蛋白质代谢增加,但仍保持正氮平衡。妊娠后期由于生理性血液稀释,血容量增大,血浆总蛋白浓度降到最低点,尤其是白蛋白浓度减低,导致血浆胶体渗透压下降,孕妇易发生低蛋白水肿。

（三）体液

妊娠期间总体液量平均增加 7~8L，占体重增加量的70%。这种生理性的水潴留，主要发生在组织间隙，组织间液可增加 2~3L。原因是：①雌激素使水、电解质在组织间潴留。②妊娠期血容量增加。③稀释性的血浆总蛋白量下降，血浆白蛋白降低，血浆胶体渗透压下降（约14%）。④增大的妊娠子宫压迫下腔静脉，引起血流回流受阻，毛细血管压增高，组织液生成增多。

（四）电解质

妊娠后半期每周平均潴留钠 3g（1.6~8.8g）。妊娠早期钾水平下降，至妊娠末期又恢复至原来水平，平均值为 4.1mmol/L。血清镁水平在分娩前降低，使子宫肌应激性增强。妊娠期约需储备钙 35~45g，每天平均需钙 1.5g，而一般饮食难以满足此需求。即使孕妇血清钙正常，如果母体存在钙储备不足和饮食缺钙，也不排除胎儿从母体骨骼组织获取钙所造成的孕妇血钙降低，发生肌肉痉挛。妊娠期母体和胎儿对铁的需要约 1g，其中母体因血容量增加约需铁 650mg，胎儿、胎盘因生长发育约需铁 350mg。由于妊娠后半期需铁量明显增加，如果不能及时补充，可能出现缺铁性贫血。

二、血液的变化

妊娠足月期，大多数母体血容量会增加 1000~1500ml，血容量的增多有助于产妇对分娩时出血的耐受。如孕妇总血容量可达到 90ml/kg，平均阴道分娩丢失的血液为 400~500ml，而剖宫产丧失约 800~1000ml，直至分娩结束后 1~2 周血容量恢复正常。妊娠足月期，血浆容量增加45%。红细胞数量增加约30%，造成妊娠末期生理性或稀释性贫血，使血细胞比容下降至33%，血红蛋白浓度约下降至 109g/L，血黏度下降。血红蛋白浓度下降对组织供氧的影响可因心输出量增加和氧离曲线右移而抵消。血液稀释，血浆蛋白水平下降至 60~65g/L，主要是白蛋白减少，约 35g/L。因此，妊娠期母体低蛋白血症时输用血浆要相当慎重。妊娠期母体白细胞升高，至妊娠 30 周达高峰，稳定在（10~12）×10⁹/L，主要是中性粒细胞增多，持续至产后 2 周。血小板计数在妊娠晚期下降10%，但产后可升至 500×10⁹/L，有助于产后止血。血小板数量对妊娠母体麻醉方式的选择至关重要。血小板计数低于 50×10⁹/L 是区域阻滞麻醉禁忌，因其易并发椎管内血肿；血小板计数在 75×10⁹/L 以上或稳定在（50~75）×10⁹/L 之间且无临床实验异常或凝血病体征时，慎行区域阻滞。

妊娠期血液处于高凝状态。除凝血因子XI、XIII可能降低之外，其他凝血因子均增加，以纤维蛋白原和凝血因子XII增加幅度显著。血浆纤维蛋白原含量比非孕妇女增加 40%~50%，加上血浆白蛋白减少，使红细胞沉降率加快，可高达 100mm/h。凝血酶原时间、活化部分凝血活酶时间随妊娠进程有轻度缩短。凝血时间无明显改变。妊娠期纤维蛋白溶解酶原明显增加，但纤溶活性降低，表现为全血凝块溶解时间延长。这种高凝低纤溶状态可能有助于减少分娩的出血量，但也可能导致血栓栓塞或并发弥散性血管内凝血，是产妇死亡的原因之一。

三、循环系统的变化

（一）心脏的变化

妊娠期随着子宫的增大，抬高的膈肌使心脏向左、向上、向前移位，心尖部左移并沿前后轴旋转成横位,心尖搏动向左移位 2.5~3cm,心浊音界向左略大。胸部平片显示心脏扩大,心电图表现为电轴左偏和 T 波改变。体检可闻及收缩期喷射样杂音(1~2 级)、明显的第一心音分裂(S_1)以及第三心音(S_3)。一部分患者可发展为无症状的心包积液。

(二)血流动力学改变

为满足母体及胎儿增长的代谢需要,妊娠期母体心输出量和血容量增加。心输出量明显增加从妊娠第 10 周开始,到妊娠中期增加 40%,随后不再显著升高(除分娩时)。超声心动图检测常示心腔扩大和心肌肥大。心输出量增加最先是由于心率增加(10~20 次/分),随后是由于体循环外周阻力下降导致每搏量增加。由于心输出量的增加使子宫血流量增加 10~20 倍。

妊娠期激素的变化使外周血管中度扩张,血管阻力降低,动脉血压在妊娠早期下降,在妊娠中期达到最低,在妊娠 32 周左右开始逐步恢复正常。血压变化中,收缩压降低幅度比舒张压小。中心静脉压和肺动脉压基本不变。妊娠期,对肾上腺素能及血管收缩药物的反应效应降低,其原因可能与肾上腺素能受体下调有关。因此,临床上治疗孕妇的低血压所用的血管升压药需加大剂量,用于提升孕妇心率所注射的肾上腺素的剂量亦需加量。妊娠期心血管系统的具体改变见表 10-1。

表 10-1　妊娠期心血管系统的改变(平均最大值)

参　数	改变量(%)
血容量	+35
血浆容量	+45
心率	+20
每搏输出量	+30
心输出量	+40
外周血管阻力	−15
收缩压	−5
舒张压	−15
中心静脉压	无变化
肺毛细血管楔压	无变化
肺动脉压	无变化
肺血管阻力	−30

分娩可影响心输出量和血压。心输出量最大的增长是在产程中并且在产后会突然增加。如分娩时每次宫缩约有 300ml 血液从子宫挤压进母体循环,使心输出量比妊娠晚期增加 45% 以上。分娩一结束,强烈的宫缩和复旧突然解除了下腔静脉的受压,使心输出量进一步增加,为产前的 60%~80%。此外,分娩时的疼痛可促使动脉压和静脉压增高,硬膜外间隙压和脑脊液压升高。因此,分娩时麻醉与镇痛可降低产妇心脏负荷。一般情况下产后 2 周心输出量和动脉压恢复正常。

妊娠末期体位可影响心输出量和血压。超过 20% 的孕妇发生仰卧位低血压综合征(supine hypotension syndrome),表现出低血压、脸色苍白、恶心呕吐。这是由于仰卧位时增大的子宫压迫下腔静脉,使静脉血回流减少,心输出量降低。让孕妇侧身,下身的静脉回流恢复正常即可纠正。此外,仰卧位时增大的子宫会压迫腹主动脉,可出现子宫动脉低血压,子宫胎盘血流减少,导致胎儿窒息,此时只要使孕妇右臀部垫高(>15°)即可解除症状。

妊娠末期由于妊娠子宫的压迫,下腔静脉压随妊娠进程增高,血液通过扩张的椎旁静脉、椎管内静脉丛及奇静脉使回心血量增加,椎管内静脉丛的怒张致使硬膜外腔和蛛网膜下隙间隙缩小。因此,对孕妇进行椎管内麻醉时,注入少量的局部麻醉药即可获得较广泛的阻滞平面,同时穿刺出血、置入硬膜外导管时出血或血肿形成的发生率也相应增加。由此可见,妊娠期心血管系统的复杂改变都将对麻醉的管理提出更高要求。

四、呼吸系统的变化

妊娠期呼吸道黏膜毛细血管充血扩张以及鼻、咽、喉、气管水肿,因而尽量不经鼻插管,在全麻中应轻柔地进行喉镜检查并使用较小的气管导管。随着妊娠进展,增大的子宫使膈肌活动幅度减少,孕妇以胸式呼吸为主。因此,妊娠末期孕妇实施椎管内麻醉时要防止阻滞平面过高,避免抑制胸式呼吸。

妊娠期,孕激素降低了气道平滑肌的张力,气道阻力下降。每分通气量渐进性增加,主要是潮气量的增加,呼吸频率基本不变。氧耗量也渐进性增加。到妊娠足月期,每分通气量增加50%,氧耗量增加20%~50%,$PaCO_2$降至28~32mmHg。孕妇存在明显的过度通气。此现象主要与孕激素提高呼吸中枢对 CO_2 的敏感性有关,利于母体和胎儿的供氧和排出二氧化碳。妊娠期 $PaCO_2$ 虽降低,但因肾排出碳酸氢盐的代偿作用,pH 不变。

妊娠期,肺活量和闭合容量(CC)无改变。妊娠第 24 周后,膈升高导致补呼气量、余气量呈渐进性下降,而潮气量较非孕期增大,使妊娠足月期功能残气量(FRC)下降 20%。FRC 的降低和氧耗量增加,使母体氧储备减少,氧饱和度在呼吸停止时迅速下降。因此,孕妇在全麻诱导前应给予充分氧合;还需注意 FRC 下降、每分肺通气量增加,会加快吸入性麻醉药的摄入。

五、消化系统的变化

妊娠期子宫导致的胃上抬和前移,黄体酮升高使胃食管括约肌张力下降,胎盘胃泌素促进胃酸的高分泌,这些导致孕妇容易发生胃食管反流和食管炎。因此,对全麻孕妇进行气管插管时,要谨慎以防止误吸。

妊娠期黄体酮抑制胆囊收缩素释放,胆囊收缩功能下降、排空时间延长,胆道平滑肌松弛,有促进胆结石形成的倾向。妊娠期肝血流量无明显变化,肝功能的变化大多出现于妊娠末期。血清蛋白总量无变化,白蛋白下降约25%,白/球蛋白比值从 2.3 降至 1.7 左右。血清碱性磷酸酶水平升高、胆碱酯酶水平下降。

六、泌尿系统的变化

妊娠期,肾长度增加 1~2cm。妊娠近 20 周起,肾盂、骨盆入口以上的输尿管渐进性扩张,可能与孕激素降低平滑肌张力,增大的子宫对输尿管的压迫有关。输尿管蠕动减缓,尿液淤滞于肾盂、输尿管,妊娠期易发生泌尿道感染。

妊娠期,由于心输出量的增加,肾血流量和肾小球滤过率(GFR)迅速升高。GFR 升高近50%。机体虽然排水、排钠较非孕期明显增多,但妊娠期肾素和醛固酮的升高促进水、钠的重吸收和潴留,保证孕妇对水、钠的需求。妊娠期 GFR 增高,肾小管重吸收功能相对下降,导致孕期出现轻微的尿糖(1~10g/d)和蛋白尿(<300mg/d)。由于血容量增多引起的稀释效应,妊娠期血浆尿素氮、肌酐水平均低于非孕期,但尿素氮、肌酐的清除率均高于非孕期。

七、中枢神经系统的变化

妊娠期妇女对全麻和局麻药物的敏感性都增高。妊娠足月期,全麻药物最低肺泡有效浓度(MAC)降低40%,分娩后第3天恢复到正常。区域阻滞麻醉所需的麻醉药剂量可能减少30%。这与母体高浓度的黄体酮镇痛作用有关,也与产程和分娩时 β-内啡肽浓度升高提高痛阈有关。

增大的子宫压迫下腔静脉使硬膜外静脉丛扩张和硬膜外血容量增加,导致:①脑脊液容量减少;②硬膜外腔压力增大;③硬膜外腔潜在容积减小。这不仅增强腰麻和硬膜外麻醉时局麻药液向头端的扩散,还导致硬膜外麻醉穿刺时容易穿破硬脊膜、损伤静脉致出血,甚至可能误将硬膜外管置入血管并注入药物等。

八、内分泌系统的变化

(一) 垂体

妊娠期垂体功能异常活跃,血供丰富,体积增大20%～40%。妊娠期垂体增生肥大,需氧量增多,因此对缺氧特别敏感。分娩大出血时可因循环衰竭易继发垂体前叶缺血性坏死,出现席汉综合征。妊娠期,催乳素增多,分娩前为非孕妇女的20倍。生长激素分泌减少。妊娠黄体及胎盘分泌大量雌激素和孕激素,通过负反馈作用,使促性腺激素分泌减少,孕期无卵泡发育成熟。

(二) 甲状腺

妊娠期甲状腺增大65%,孕妇的基础代谢率增高10%左右,甲状腺激素结合球蛋白增加2～3倍。血清 T_3、T_4 水平上升,结合型的 T_3、T_4 增加,游离的 T_3、T_4 保持正常,TSH 水平也正常,因此孕妇无甲状腺功能亢进表现。

(三) 甲状旁腺

妊娠期呈生理性增生,由于胎儿对钙的需求增加,孕妇可出现低钙血症,因此孕妇都有不同程度的甲状旁腺功能亢进。

(四) 肾上腺

妊娠期肾上腺皮质的形态无明显改变。血清皮质醇浓度增加,但仅有10%是具有活性作用的游离皮质醇,因而孕期未出现肾上腺皮质功能亢进。

妊娠期,肾素活性增强3～10倍,醛固酮在妊娠足月可为非孕妇女的10倍。这种高肾素活性及高醛固酮水平,可能是对高浓度黄体酮促进排钠、排水的代偿。

第二节　胎儿的生理

在出生前,胎儿的发育依赖于母体的氧供和营养物质、排除代谢产物和维持温度的平衡,这些功能需要通过胎盘才能实现。出生后新生儿的各器官功能会取代胎盘的作用,而且各系统都会发生适应性的生理变化。本节主要介绍胎盘的生理功能、胎儿的血液循环与气体交换、子宫流血胎盘对麻醉常用药的转运。

一、胎盘的生理功能

　　胎盘是人类妊娠期间由胚膜和母体子宫内膜联合长成的母子间交换物质的器官,由位于母体血管区(绒毛间隙)的胎儿组织的突起(绒毛)构成(图10-1),这种排列,便于绒毛内的胎儿毛细血管与浸浴在周围的母体血液进行物质交换。胎盘主要的生理功能:①供给营养。胎儿直接通过胎盘从母体血中摄取生长所需要的营养。②气体交换。胎儿不能与空气直接接触,所需的 O_2 和排出的 CO_2,都是通过胎盘与母血进行交换的,相当于肺的功能。③排泄废物。胎儿的代谢废物如尿素、尿酸、肌酐、肌酸等都是经胎盘渗入母血而排出体外的,相当于肾的功能。④防御功能。胎盘可以防止一些细菌及某些病原体直接进入胎儿体内。⑤内分泌与合成酶的功能。如分泌人绒毛膜促性腺激素、雌孕激素等维持妊娠以及合成宫缩素酶等。

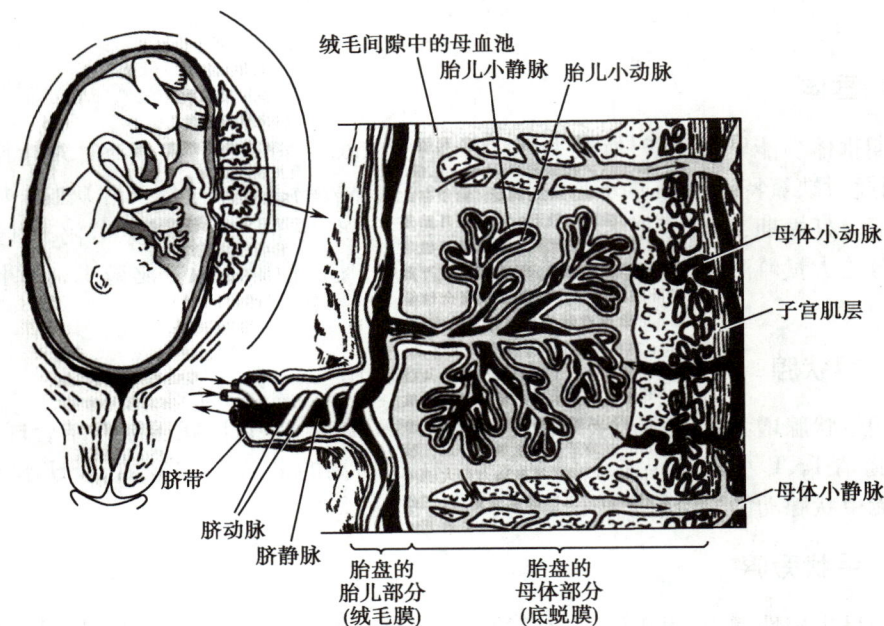

图 10-1 胎盘

二、胎儿的血液循环

　　胎儿的血液循环除体循环和肺循环外,还存在胎盘循环,由脐血管及胎盘血管组成。胎儿心输出量的40%~50%,在胎盘与母体血液进行气体和物质交换后,成为动脉血经脐静脉进入胎儿体内。大部分血液直接经静脉导管入下腔静脉,剩余的血液经肝血窦入下腔静脉。下腔静脉还收集来自下肢和盆、腹腔器官的静脉血,组成混合血(以动脉血为主)共同流入右心房。卵圆孔位于左、右心房之间,开口处正对下腔静脉入口,血液经下腔静脉进入右心房,绝大部分经卵圆孔进入左心房,与肺静脉的少量血液混合后进入左心室。大部分血液流入升主动脉,主要供应心脏、脑及上肢,小部分血液流入降主动脉。

　　从头、颈及上肢回流的静脉血经上腔静脉进入右心房,与小部分下腔静脉血,基本不通过卵圆孔而是流入右心室,进入肺动脉。动脉导管位于肺动脉与主动脉弓之间,胎儿肺血管阻力高,肺动脉血仅小部分(5%~10%)经肺静脉回流到左心房,大部分(90%以上)经动脉导管入降主动脉,除分布于腹腔器官、盆和下肢外,还经脐动脉入胎盘。可见胎儿体内无纯动脉血,而是动静脉混合血,但各部分的血氧含量有差异(图10-2)。

出生后钳夹脐带中断胎儿循环,脐血管失用。新生儿开始自主呼吸,肺的扩张使肺血管阻力迅速下降,肺血流增加建立肺循环。肺动脉血液不再流入动脉导管,动脉导管闭锁成动脉韧带。肺动脉血液通过肺循环流向左心房,提高左心房压力,导致卵圆孔功能性关闭。卵圆孔通常在出生后数分钟开始关闭,出生6~8周完全闭锁。

三、子宫血流

妊娠期子宫血流量逐渐增加,在妊娠足月期,子宫血流量达600~700ml/min。80%的子宫血流供应给胎盘,20%的子宫血液供应给子宫肌层。通过子宫血管的血流速度快,阻力小。妊娠使子宫血管极度扩张,因而丧失自动调节作用,因此,子宫动脉血流量主要是由母体动脉血压和心输出量控制的。

子宫血流量与子宫动静脉压力差成正比,与子宫血管阻力成反比。妊娠期减少子宫血流的主要因素有:①全身性低血压。如妊娠期发生的腹主动脉、腔静脉受压,低血容量以及区域阻滞麻醉后的交感神经阻滞。②子宫血管收缩。如分娩中紧张引起的儿茶酚胺释放、α肾上腺素活性的药物均能通过收缩血管引起子宫血流的下降。③子宫收缩。子宫收缩可通过提高子宫静脉压、强烈挤压穿过子宫肌层的子宫动脉来降低子宫血流。

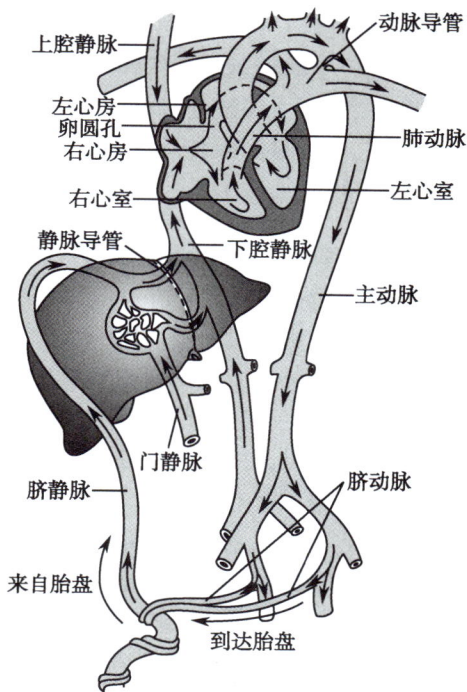

图 10-2　胎儿血液循环途径

四、胎儿的气体交换

胎盘有多种功能,最重要是承担胎儿肺的功能。胎盘的气体交换效率只有肺的1/50,在母体与胎儿的循环之间正常组织相隔膜的厚度为3.5~5.5μm,是两者进行气体交换的结构基础,而气体交换借助于各气体的分压差,即气体由高分压向低分压处弥散。胎儿脐动脉血PO_2为20mmHg,PCO_2为48mmHg。母体血(绒毛间隙)PO_2为40mmHg,PCO_2为38mmHg。因而O_2自母体血向胎儿血弥散,CO_2则相反,最终使脐静脉血PO_2升至30mmHg,PCO_2降为30mmHg。

在胎盘的氧气转运中,胎盘氧储备量很少,如母体血(绒毛间隙)PO_2为40mmHg,但是胎儿血红蛋白对氧的亲和力大于母体,加之胎儿的血红蛋白浓度通常较高(150g/L),有助于胎儿氧的获取和转运。CO_2很容易通过胎盘弥散,母体的过度通气增加胎儿和母体血液CO_2的转运梯度,且胎儿血红蛋白与CO_2的亲和力比母体低。

胎儿气体交换受子宫收缩的影响。如分娩时子宫收缩,宫内压升高,胎盘血流降低,绒毛间隙的血容量增加,有助于气体交换。正常胎儿能耐受子宫收缩发生的血流变化,但若子宫-胎盘的灌流处于边缘状态或已有不足,收缩时可使胎儿遭受缺血缺氧的影响。因此,分娩时子宫收缩过于强烈或频繁,或母体发生仰卧位低血压综合征,使子宫压迫下腔静脉,造成胎盘血流受阻,或母体因其他疾病发生低氧血症时,均可导致胎儿供氧不足。

五、胎盘对麻醉药的转运

对孕妇用药后,许多药物可以透过胎盘,对胎儿产生效应。药物透过胎盘屏障有三条途径:单纯弥散、主动转运或胞饮作用。药物通透性取决于多种因素,包括分子量大小、脂溶性、蛋白结合率、母体血药浓度、母体及胎儿血 pH。倘若母体的药物以单纯弥散方式透过胎盘,到达绒毛间隙,单位时间内转运量可用 Fick 弥散公式计算:

$$Q/t = K \cdot A(C_m - C_f)/D$$

Q/t 为跨膜转运率,K 为扩散系数,A 为用来转运药物的半透膜表面面积,C_m 是母体血中药物浓度,C_f 是胎儿血中药物浓度,D 是膜的厚度。

大分子物质难透过胎盘屏障,小于 500D 的分子易透过。在常用麻醉药中,所有吸入性麻醉剂和大部分静脉麻醉剂均自由透过胎盘。因此,要注意麻醉药对胎儿产生的抑制作用。

脂溶性高、蛋白结合率低的药物容易透过胎盘屏障,其他药物则难以透过。如局麻药丁哌卡因和罗哌卡因可大量地与蛋白结合,因而较难透过胎盘屏障,表现出较低的胎儿血药水平。

药物在血中只有非离子化、非蛋白结合的游离形式才能通过胎盘。母体和胎儿血液的 pH 可改变药物的离子化程度,因而影响药物的胎盘转运。如局麻药是弱碱性药,在胎儿酸中毒时,药物离子化程度高,不易弥散透过胎盘返回母体循环,发生离子障现象,使药物滞留于胎儿血循环。肌松药离子程度高、脂溶性低很难透过胎盘屏障,对新生儿影响很小。

母体血药浓度也是影响药物透过胎盘的因素。如局麻药氯普鲁卡因可迅速被母体血中的胆碱酯酶分解,表现出较低的胎儿血药水平。

第三节　麻醉对母体和胎儿的影响

妊娠期间,孕妇可因伴发某种外科性疾病需要手术治疗;也可在分娩时因疼痛、恐惧和焦虑或病理分娩而需要分娩镇痛或剖宫产,这可能涉及麻醉药和麻醉方法。由于静脉麻醉药和麻醉性镇痛药都有不同程度的中枢抑制,而且多为脂溶性,易通过胎盘屏障进入胎儿,对母体和胎儿的影响较大。因此,除了掌握母体和胎儿在孕期发生的生理变化之外,还应了解麻醉(包括麻醉方法、药物种类、剂量)对他们的影响,以确保孕产妇和胎儿的安全。

一、麻醉对子宫血流的影响

麻醉药可以通过改变子宫血流灌注压或子宫血管阻力对子宫血流量产生剧烈影响。椎管内麻醉造成的交感神经阻滞可降低母体血压,从而导致子宫血流减少。一般剂量的镇痛药对子宫血流影响不大;如果剂量加大抑制了呼吸,可发生气体交换障碍,继而影响子宫血流量。椎管内麻醉时,如无血压下降,对子宫血流无影响。全身麻醉时,一些麻醉药如硫喷妥钠、氟烷等可抑制心肌,扩张血管,降低血压,从而影响子宫血流量。目前认为 α 肾上腺素能受体激动剂类的血管收缩药如去氧肾上腺素,在健康产妇中应用较为安全,其在维持母体血压和脐动脉 pH 上和麻黄碱同样有效。

二、麻醉对宫缩和产程的影响

麻醉性镇痛药哌替啶在产科镇痛中应用较广,镇痛剂量不影响宫缩;剂量过大时可减弱宫缩,延长产程。

治疗剂量的局部麻醉药不影响子宫收缩,剂量过大或误注入血管内可使宫缩加强。椎管内麻醉对宫缩的影响主要与阻滞平面以及局麻药的种类、剂量和浓度有关。如罗哌卡因选用低浓度进行分娩镇痛可产生满意的运动与感觉分离阻滞效果,对宫缩和产程影响明显降低。大多数全身麻醉药因其脂溶性高,离子化程度低和分子量小,能很快通过胎盘屏障而抑制胎儿。除氧化亚氮外,吸入麻醉药对子宫的松弛作用呈剂量依赖性。因此,在镇痛和麻醉时,也应掌握用药剂量和用药时间。

三、妊娠生理对麻醉的影响

妊娠期生理变化同样可影响麻醉及麻醉药的作用。在妊娠后期,孕妇腰椎代偿前曲,胸腰段的弯曲增大,椎管内麻醉时,麻醉药易向胸段扩散,出现平面过高,抑制呼吸。由于妊娠子宫压迫下腔静脉,椎管内静脉丛扩张淤血,硬脊膜外腔和蛛网膜下腔容积减小,麻醉药的扩散范围相应扩大。因此,局麻药的用量亦应减少。椎管内麻醉时腹肌松弛,更易发生仰卧位低血压综合征。另外,妊娠期大多数凝血因子增加造成高凝状态,这可能是减少分娩时发生急性大出血危险的一种自身保护性措施,但高凝状态可能导致血栓栓塞,这也是导致产妇死亡的原因之一。

由于足月妊娠,孕妇的潮气量增大,呼吸频率加快,功能余气量减少,吸入麻醉时吸入麻醉药和肺泡内麻醉药的浓度易迅速达到平衡。因此,麻醉显效快,容易造成麻醉过深。在妊娠后期,母体基础代谢率高,氧耗量增加,麻醉时稍有通气不足,就会出现低氧血症。应重视在麻醉和手术期间出现恶心呕吐,防止吸入性肺炎的发生。

四、麻醉对胎儿的影响

麻醉药和麻醉性镇痛药都有不同程度的中枢抑制作用,且均有一定数量通过胎盘进入胎儿循环。麻醉性镇痛药如哌替啶和芬太尼等,都极易透过胎盘,导致新生儿呼吸抑制,早产儿最为敏感。由于哌替啶能迅速通过胎盘屏障,在胎血中药物浓度增高,其代谢产物可致新生儿呼吸抑制。如果在分娩前 1 小时肌内注射 50~100mg 哌替啶,娩出的新生儿与未用药物差异无显著性,但如果在娩出前 2 小时肌内注射,新生儿呼吸抑制率明显增高。4 小时内娩出者,呼吸性酸中毒的程度增加。哌替啶抑制新生儿呼吸中枢,主要是通过其分解产物去甲哌替啶、哌替啶酸及去甲哌替醇产生,其程度与剂量有关。因此,如需应用哌替啶,应在胎儿娩出前 1 小时内(越接近分娩时越好)或估计胎儿娩出在 4h 之后时使用为宜。非去极化肌肉松弛药阿曲库铵是大分子量的季铵离子,脂溶性低,50% 与蛋白结合,所以通过胎盘进入胎儿循环的量有限,故可用于产科麻醉,但对不足月的早产儿应予以注意。

分子量低、蛋白结合率低、脂溶性较高的局麻药较易通过胎盘,如利多卡因。但因其作用可靠,渗透性强,作用时间较长,不良反应尚不多,故仍普遍用于产科。只要子宫、胎盘和脐带血流正常,pH 维持在生理范围,氧合良好,在麻醉和镇痛时,并未见到临床剂量的局麻药对新生儿有何危害。

近年来新开展了胎儿手术,包括胎儿微创手术、妊娠期开放手术和分娩期宫外治疗(ex-utero intrapartum treatment,EXIT)也即产时手术。术中维持母体和胎儿的氧供非常关键,主要包括以下几个方面:第一,有效的气道管理,尽量避免对孕妇行过度通气,过度通气会导致心输出量降低,进而使子宫胎盘动脉收缩,氧合曲线左移,造成胎儿缺氧;第二,维持子宫胎盘血流,子宫的血供直接关系到胎儿脐静脉的氧分压,而子宫的血流量取决于子宫的灌注和子宫血供的阻力,应维持孕妇的血流动力学平稳,避免低血压,且须确保子宫胎盘接触面的完整以及避免挤压胎盘和脐带;第三,减轻子宫收缩,子宫收缩会导致子宫血流减少,从而影响到子宫胎盘灌注。EXIT 手术相当于改良的剖宫产,虽然胎盘的支持仍在,但是胎儿部分(特别是头和上肢)基本已经产出。对于气道的保护需要在夹紧脐带前就进行,以气管插管为主,早产儿应加用肺表面活性物质。手术过程中,使用温液体进行子宫内灌洗并监测母体和羊水温度也非常重要。

病例 10-1

患者,女性,26 岁,足月妊娠。拟在椎管内麻醉下进行"子宫下段剖宫产术"。进入手术室后仰卧,常规检测生命体征。在安装监护的过程中自诉胸闷心慌、脸色苍白,血压下降至 70/50mmHg,心率加快至 120 次/分,经左侧卧位后好转。

问题:

1. 引起该患者出现血压下降最可能的原因是什么?
2. 请用生理学知识解释所发生的临床表现。
3. 剖宫产手术麻醉的注意点是什么?

病例 10-2

患者,女性,32 岁,37^{+3}周孕。术前检查:血小板 115×10^9/L,凝血酶原时间 10.3 秒,国际标准化比值 0.93,活化部分凝血活酶时间 25.4 秒,凝血酶时间 12.2 秒,纤维蛋白原 4.25g/L,D-二聚体 1.85mg/L。拟于椎管内麻醉下进行"经腹子宫下段剖宫产术"。硬膜外穿刺顺利,留置硬膜外导管时见导管内有血液流出,更换穿刺间隙重新穿刺置管,仍见导管内有血液,遂改为全身麻醉下手术,手术顺利。

问题:

1. 简述妊娠期的凝血功能状况特点及其生理学意义。
2. 请用所学的生理学知识解释硬膜外穿刺置管时的表现。

(闵苏 张阳)

第十一章　麻醉与老年、小儿生理

第一节　老年生理特点

　　衰老是生命过程中不可逆的表现。衰老不仅是身体功能变化的过程,也是心理和社会功能变化的过程。衰老的进程受诸多因素影响,与疾病、生活方式(如运动、吸烟、嗜酒、生活不规律等)相互关联,密不可分。从医学概念看,老年是指因年龄增长而致周身器官功能衰退和组织细胞退行性改变的阶段,但如何判定患者的生理年龄,亦即判定机体对影响其衰老进程的内因和外因调控的结果,目前尚缺乏公认的指标。目前用以划定老年的标准是人为按实际年龄计算而划分的,即按出生后实际度过的年月计算,或称寿命年龄。划分的标准也不一致,以60岁以上,或以65岁以上为老年人。在平均寿命较高的国家一般均以后者作为划分的标准。在讨论老年人的生理学改变时,有两条重要的原则:第一,衰老是各个器官功能储备(functional reserve)逐渐性丧失的过程;第二,出现变化的程度和时间因人而异,差异也很大。在绝大多数老年人中,衰老的生理代偿功能是完全的,只有当生理处于应激时,如锻炼、患病及围术期,生理储备功能受限才会表现出来。

一、心血管系统

(一) 血管

　　随着年龄的增长,主动脉和周围动脉管壁增厚,顺应性降低,对血流的阻抗增大,收缩压和脉压增加。血压的升高可能与老年人血浆中去甲肾上腺素水平随年龄的增长而增加有关。在40~80岁间主动脉根部直径约增加6%,亦可出现非心脏病特征的主动脉扭曲和主动脉球钙化。通常情况下,静脉作为血液储存的容器能够起到缓冲血液对管壁压力,使心室前负荷保持基本稳定的作用,但是随着年龄增长,静脉管壁随之变硬,顺应性降低,血液淤积,缓冲作用受损,因此,老年人更容易出现随血容量不足的低血压。随着年龄的增长,老年人对 β-肾上腺素能受体激动剂的刺激反应减弱,在血压变化时压力感受器不能迅速有效地调节心率,容易诱发老年人体位性低血压。

(二) 心脏

　　心肌随年龄的增长呈退行性改变。衰老的心脏可发生形态改变,如心肌细胞数量减少、左心室壁肥厚、传导纤维的密度和窦房结细胞数量都减少。在功能上,这些改变使心脏收缩力降低、心肌僵硬度增加、心室充盈压增加以及 β-肾上腺素能递质的敏感性降低。

　　老年人较为多见因动脉顺应性降低导致心脏后负荷增加,引起左心室肥厚。左心室肥厚使左心室壁僵硬度增加、左心室容积减少、部分心肌纤维化和心脏瓣膜钙化,影响心肌的舒展功能。因此,心脏的舒展功能会随着年龄的增加逐渐恶化。舒张功能受损最终导致心室舒张末期压力大大增加,而左心室容积改变很小,所以,心房收缩在心室充盈中的作用在老年人比青年人更为重要。心房的增大使老年人更容易发生心房纤颤和心房扑动。

老年人心脏瓣膜的功能也会发生退行性改变,钙化的主动脉瓣容易导致主动脉硬化。一般认为随年龄的增长,心功能降低,心输出量可较青年人减少 30% ~ 50%。55 岁以后心输出量(cardiac output,CO)和心脏指数(cardiac index,CI)则每年分别以 1% 和 0.8% 的速度减少。静息时年龄增加对左心室收缩功能的影响轻微;在应激(如运动负荷)时,心做功能力随年龄的增长而降低,心率、每搏输出量不能相应增加,甚至降低。动、静脉氧分压差降低。在 60 岁以上老年人中,运动后约 45% 的老年人其 EF<0.6,而年轻者在运动后仅有 2% 其 EF<0.6,说明老年人心功能受限难以承受应激。此外,对无冠心病的健康老年人的研究中发现,直位踏车运动时无与年龄有关的心输出量降低,但在各负荷水平均有心率反应的降低,心率慢由增加每搏输出量(LVEDV 增加)来代偿,使心输出量得以维持。此外,发现在运动中儿茶酚胺的分泌显著增加。

老年患者心脏储备功能降低,在全麻诱导期间血压可急剧下降。循环时间延长将延迟静脉注射药物的起效时间,但可加快吸入麻醉药的诱导作用。

随着衰老,自主神经系统出现两个最重要的改变,即对 β 受体刺激的反应下降和交感神经系统活性增加。β 受体刺激反应性降低的原因是受体亲和力的降低和信号转导的改变。而老年人在运动或应激时 β 受体反应性降低,导致最大心率减慢和心脏射血分数峰值降低,这使心脏主要通过前负荷的储备功能来满足外周血流量增加的要求,因而心脏更容易出现心力衰竭。由于老年人对 β 受体刺激的反应下降,故在术中使用升压药物的时候,α、β-受体激动剂(如麻黄碱)效果不佳,而应选择单纯 α-受体激动剂(如去甲肾上腺素)。静息时交感神经系统活性增加,可引起外周血管壁变硬,导致全身血管阻力增加。

(三) 心律

心律失常的发生率随年龄增长而增加,以室上性和室性期前收缩为多见。这与窦房结起搏细胞大量减少有关。进行踏车运动试验时,65 岁以上者出现短阵发性室上心动过速者占 3.75%,而 65 岁以下者短阵发性室上心动过速的发生率只有 0.15%,相差 25 倍。

二、呼 吸 系 统

呼吸系统的功能随年龄的增长而减退,特别是呼吸储备和气体交换功能下降。在 60 岁以后呼吸功能减退较明显,但女性的减退程度较轻。

(一) 通气调节的改变

老年人在睡眠中易出现呼吸暂停和血氧饱和度降低,多见于男性,女性在停经后出现呼吸暂停的频率与男性相似,其发生机制不明。老年人对高二氧化碳和低氧的通气反应均降低,表现为潮气量增加不足,而通气频率仍维持原水平,致每分通气量无明显增加,极可能是呼吸中枢本身功能改变所致,易造成低氧血症,引起心律失常、心绞痛发作甚或心力衰竭。苯二氮䓬类、阿片类和吸入麻醉药的呼吸抑制作用明显,使老年人在麻醉及手术后对缺氧的保护性反应下降。

(二) 胸廓

随年龄增加,胸壁的僵硬程度亦渐增加,这主要是由肋骨及其关节的老化所致,导致胸廓的顺应性降低,因而老年人呼吸肌做功增加。老年人呼吸肌萎缩,呼吸肌的收缩强度和收缩速率均渐行下降,最大通气时胸内正负压的变化幅度均减小,故老年人更容易出现呼吸肌疲劳。在呼气末膈肌变平,膈肌收缩时所能产生的张力较小,呼吸的机械效能降低。老年人可能不能进行有效的咳嗽,甚至膈肌在工作水平时出现疲劳而致呼吸衰竭。任何增加呼吸肌负担或降低其能量供应的因素均可使老年人受到呼吸衰竭的威胁。

(三) 气道及肺实质

衰老时,随着年龄的增加,肺实质内纤维结缔组织增加,肺弹性纤维进行性退变和交连。老年人肺弹性回缩力下降,正常由弹性回缩力维持的小气道开放受影响使闭合气量增加超过功能余气量(functional residual capacity,FRC)。胸肋软骨关节钙化与僵硬,胸壁顺应性降低。肺内弹性基质丧失可引起呼吸性细支气管和肺泡管扩大,并使呼气时小气道过早萎陷。另外,肺泡间孔增大,肺泡表面积进行性减少。肺的这些变化在功能上可引起解剖无效腔增大,气体弥散能力下降,肺闭合容积增大。

尽管衰老时功能余气量轻度进行性增加,但是因为余气量增加以耗费呼气和吸气的储备容量为代价,所以潮气量显著而进行性下降。胸壁顺应性降低也增加了老年人的呼吸做功。气道阻力增加伴随小气道部分阻塞也会导致老年人总的呼吸做功中度增加。尽管呼吸肌的张力和耐受力可以满足中等程度的需要,但对于重度通气工作负荷失代偿会引起老年人急性术后呼吸衰竭。

概括起来,胸壁僵硬、呼吸肌力变弱、肺弹性回缩力下降和闭合气量增加是造成老年人呼吸功能降低的主要原因,约从 40 岁开始,余气量增加,肺活量减少。老年人最大呼气流速约降低 30%,第 1 秒用力呼气量(forced expiratory volume in first second,FEV_1)平均约每年减少 30ml。至 70~80 岁时 FEV_1 约降低 30%。在 20 岁以后,在 PaO_2 不变(吸入空气)的条件下 PaO_2 开始下降,约每 10 年下降 4mmHg,故老年人 $A-aDO_2$ 增加,但一般不超过 30mmHg。随着年龄的增加,肺血管阻力和肺动脉压也逐渐增加,对肺缺氧性肺血管收缩反应迟钝。此外,随着年龄的增加,老年人的保护性喉反射减弱,易发生吸入性肺炎。

基于上述变化,老年人在应激时易于发生低氧血症、高二氧化碳血症和酸中毒。预防围术期缺氧的方法包括麻醉诱导前较长时间吸氧、在麻醉期间吸入高浓度氧气、小量增加呼气末正压通气和肺换气。老年患者吸入性肺炎是常见的致命的并发症。对于老年人,在恢复室中由于通气造成的损害更常见。因此,术前并存严重呼吸系统疾病和做了腹部大手术的患者通常应在术后留置气管内导管。另外,良好的镇痛可促进患者肺功能恢复,应认真加以考虑(硬膜外麻醉、吗啡类药物、肋间神经阻滞)。

三、神 经 系 统

(一) 中枢神经系统

老年人神经系统呈退行性改变,储备功能降低。随着衰老会出现脑萎缩,表现为脑灰质和白质体积的缩小。灰质体积缩小被认为是继发于神经元的皱缩,而非神经元的丧失。白质神经元的丧失可导致脑回萎缩、脑室扩大。随年龄增加,脑细胞对葡萄糖的利用能力下降,脑细胞胞质蛋白合成能力下降,脑内不同部位蛋白质含量减少 5%~25%。在神经组织中,与合成神经递质有关的酶,如酪氨酸羟化酶、多巴脱羧酶、胆碱乙酰化酶等,无论在浓度上或功能上均降低;另一方面,抑制递质合成的酶也同样减少。下丘脑和尾核中多巴胺含量降低,在脑的某些区域内儿茶酚胺能、胆碱能和 γ-氨基丁酸(GABA)能神经元的活力降低。脑的退行性改变表现在电生理方面,主要是电位振幅减小、冲动传递速度减慢。

（二）外周神经系统

随着年龄的增长,脊髓、自主神经与周围神经也同样经历着退行性改变的过程。脊髓神经元减少,神经胶质细胞增生。自主神经和外周感觉及运动神经的神经纤维数量减少,神经轴突减少,致传导减慢。年龄影响局麻药的药动学和药效学、器官组织的特性及机体的生理功能。老年人局麻药的吸收、分布和清除率的改变导致其敏感性增加、剂量的需求降低及起效和持续时间的改变。神经系统细胞的数量、传导速度和施万细胞的减少也可导致局麻药敏感性增加。加用肾上腺素可以延长周围神经阻滞的持续时间。老年人自主神经反射(如对体位改变和寒冷刺激时的压力反射)的反应速度减慢,反应强度减弱。老年人不易维持血流动力学的稳定,其适应外界因素改变的能力和反应速度均下降。

（三）脑血流量

老年人脑血流量减少,脑血管阻力增加,80 岁老人比 20 岁青年的脑血流量减少约 20%。但这种减少与年龄所致的神经元密度改变呈比例下降,亦即对单位脑组织的血流供应无明显改变。老年人的脑血管自主调节功能一般仍能保持正常,但脑血管的舒缩反应性降低,特别是对低氧的反应性降低,即低氧不能明显使脑血流量增加。

（四）记忆力和认知功能

年龄超过 60 岁的人记忆力下降者超过 40%,短期记忆受到的影响明显。

年龄增长导致稳态系统(包括自主神经系统)功能减弱、变缓,在老年人麻醉药的选择和使用上,要考虑到中枢神经系统的变化。随着年龄增长,脑对大多数麻醉药的敏感性增加,老年人需要减少用量,需要在术中维持适当的麻醉深度,而且要通过合理用药使患者在手术结束时能迅速苏醒。

衰老降低了神经系统的储备能力,发生术后认知功能障碍、谵妄、脑卒中概率增加。很多的老年患者术后有不同程度的精神障碍和认知功能障碍。老年患者术后认知功能障碍可能是多种原因造成的,包括药物因素、疼痛、潜在的老年痴呆、低体温和代谢紊乱。

四、内分泌系统和代谢

下丘脑对各种刺激的反应随年龄而改变,老化使下丘脑体温调控区神经元减少,下丘脑中多巴胺和去甲肾上腺素含量减少。随年龄增长,下丘脑对葡萄糖和肾上腺糖皮质激素变得较不敏感,而对甲状腺激素却较为敏感。可能与老化过程使下丘脑中受体数量减少有关。因此甲亢患者需在甲状腺功能恢复正常后再行择期手术,手术应激可加重甲状腺毒症。当老年患者出现甲状腺危象时必须及时诊断及处理。

老年时神经垂体的重量增加,主要是纤维化和嗜碱粒细胞浸润所致。对渗透性刺激的反应性较青年人为高,释放抗利尿激素(ADH)较多,致血中水平较高。老年人小血管对 ADH 的敏感性也比青年人高。

腺垂体在中年达最大重量,以后随年龄增长而体积渐减。此种缓慢的腺体组织丧失并不引起垂体功能障碍。腺垂体-靶腺轴,除促性腺功能方面外,由于老化进程所引起的改变有 5个共同的特点:①腺体萎缩和纤维化;②血浆激素水平可维持正常;③激素的分泌速率及其代谢降解率均降低;④组织对激素的敏感性发生改变;⑤下丘脑和垂体对负反馈调节的敏感性降低。

年龄增加对血浆内生长激素的基础水平基本上没有影响,如用胰岛素引起低血糖,仍可引起生长激素分泌增加的反应。对健康老年人血清 T_3、T_4 的测定未发现与年龄有关的明显变化,血清促甲状腺激素(TSH)水平亦未见随年龄变化,但对促甲状腺释放激素(TRH)的反应迟钝,即 TRH 不能迅速增加 TSH 的释放与合成。所以,健康老年人的甲状腺功能不仅是由于甲状腺老化,也可能还由于垂体、外周组织老化。

下丘脑-垂体-肾上腺皮质轴和交感肾上腺反应两者的功能是否正常,对维持机体内环境的稳定和适应外部环境的变化是至关重要的。虽然老化过程使这两方面的功能均有所降低,但健康的老年人在中等程度的应激状态下仍能正常地增加 ACTH 和皮质醇的分泌,可以耐受中等程度的应激。检测健康老年人血浆内皮质醇的基础水平,未发现有年龄所致的改变。但与成年人相比,老年人每天皮质醇和醛固酮分泌速率均降低 25% 左右,而老年人皮质醇从血中移除的速率较慢,故仍能维持血浆中正常的皮质醇水平。老年人交感神经系统的功能减弱,在 80 岁时肾上腺重量约减少 15%,血浆中儿茶酚胺特别是去甲肾上腺素的水平,无论在静息时或应激反应时均高于青年人 2~4 倍。但靶器官、组织、细胞的应答性降低,这主要与外周 β-肾上腺素受体功能减弱或(和)腺苷酸环化酶活性降低有关。

老年人基础代谢率较低,从 30 岁以后基础代谢率约每年降低 1%。糖代谢紊乱,糖耐量降低,糖尿病在老年人中比较多见,故在应对高血糖时,外周胰岛素抵抗会增加,胰岛素分泌也会受损。体温调节能力亦明显降低。老年人不易保存体热,在周围温度降低时,血管收缩反应减弱,寒战反应也较微弱,易出现体温下降或意外的低温。另一方面,在温热的环境下其外周血管扩张的反应也减弱。

五、肾与水、电解质及酸碱平衡

30 岁以后,肾的储备功能就会随着年龄的增长逐年下降,老年人肾小球滤过率和肾血浆流量均会下降,肌酐清除率降低。老年人肾保钠的能力较差,如限制钠的摄入,达到尿钠排出减少所需时间约比青年人多 1 倍;老年人肾素活性降低 30%~50%,肾素-血管紧张素-醛固酮系统反应迟钝是原因之一。而肾单位减少,每肾单位的溶质负荷加重也可能是造成其对钠的保留减慢的另一原因。故老年人易于出现低钠血症。但老年人 GFR 降低,对急性的钠负荷过重也不能适应,可造成高钠血症。老年人肾素-血管紧张素-醛固酮反应迟钝,GFR 又明显下降,存在发生高钾血症的潜在危险,遇有某些附加因素即可出现高钾血症。

老年人肾浓缩功能降低。在经 12 小时缺水后仍不能明显改变尿流速率和尿的渗透浓度,其原因除 GFR 降低外,可能还有其他机制。如肾髓质血流量相对增加,可降低髓质中渗透浓度梯度和逆流倍增机制的效能,也可能还存在某些缺陷,使肾小管内溶质不易进入髓质间质。老年人渗透压感受器的灵敏度比青年人高,正常情况下血中 ADH 的浓度也高于青年人,ADH 水平约每年增高 0.03ng/L。有人对青年人和 52~66 岁者给予同等的高渗刺激,青年人血浆 ADH 水平增高 2.5 倍,而老年组则比基础值增高 4.5 倍。这种因渗透浓度增高所致的 ADH 释放增多,对老年人肾保水效能下降可能有某种程度的代偿作用,但似亦说明老年人远曲小管和集合管上皮细胞管周膜上的 V_2 特异受体对 ADH 的反应减弱。由于老年人保水能力下降,遇有对水摄入的限制或因口渴感缺乏而摄入不足可出现高钠血症;另一方面,麻醉和手术的应激反应所致 ADH 过度分泌或某些药物影响水的排出,也使老年人有发生水中毒的危险。

老年人体液总量减少,特别是细胞内液明显减少。体液总量减少主要是由于骨骼肌等含水量大的组织萎缩而脂肪组织大大增加。60 岁以上的男性其体液总量约占体重的 52%,在女性则占体重的 42%,即减少约体重的 8%。血容量也有相应降低,男性较青年时减少约 8%,女性则减少约 16%。由于肾浓缩功能降低,老年人一般尿量较多,可有一定程度的脱水。此外,无论是呼吸性或代谢性的原因,老年人常有潜在性酸中毒。

由于肾功能减退,老年患者排泄药物的能力也降低。老年患者对水和电解质平衡的处理能力降低使术中液体管理较为困难,应更频繁地监测老年患者的尿量、电解质和心脏充盈压。

六、对药物的反应

衰老引起的生理变化可影响老年人对药物的反应,这些改变包括血浆蛋白结合率、机体组成、药物代谢等。

(一) 血浆蛋白结合率

酸性药物的主要血浆结合蛋白为白蛋白,而碱性药物主要是 α_1-酸性糖蛋白。血液循环中白蛋白随衰老而减少,而 α_1-酸性糖蛋白水平升高。血浆结合蛋白对药物的影响取决于与哪种蛋白结合和最终未结合药物部分的变化。血浆结合蛋白水平通常不是决定药动学随年龄改变的首要因素。

(二) 机体组成

随着衰老的出现,机体组成也发生变化,表现为肌肉组织减少、脂肪组织增加、机体含水量减少。机体含水量减少会形成一个较小的中央室,血药浓度会增加;体液量减少、脂肪组织的增加将改变药物在体内的表观分布容积(apparent distribution volume,V_d),脂溶性高的药物其 V_d 增大,脂溶性低的药物则其 V_d 减小。而麻醉药和辅助用药大多是脂溶性的,因此 V_d 增大成为老年人药物消除延长的主要原因之一。特别需要注意的是用于麻醉诱导的苯二氮䓬类药物的作用可能会持续到术后。

(三) 药物代谢

老年人肝重量减轻,肝细胞数量减少,肝血流量降低,每 10 年减少 10% 左右。肝血流量的减少使经肝快速代谢的药物的维持剂量减少。肝微粒体酶系活性明显减低,致生物转化功能下降。老年人肾重量减轻,肾单位数量减少,至 80 岁时比 20~30 岁时减少约 30%。肾皮质减少最明显,从而引起功能性肾小球大量减少。另外,肾血流量每 10 年减少 10% 左右。随着年龄的增长,肌酐清除率也在逐渐降低,清除功能随年龄增长而降低。肝、肾功能的降低将使药物的清除半衰期延长,全身清除率降低。

胃 pH 升高将影响一些药物的解离度和脂溶度。胃排空时间延长和肠道血流减少将延缓药物在小肠内的吸收。

老年人对吸入麻醉药较年轻人的耐受差,肺泡最低有效浓度(MAC)随年龄增长而呈线性下降。大多数吸入麻醉药的 MAC 每 10 年约减少 6%。加之老年人肺泡扩散的能力减弱,通气/血流比例(V/Q)比例失调,导致吸入麻醉药作用的时间延长,故使用吸入麻醉药诱导时注意减量。老年人药代动力学的改变,导致在麻醉诱导使用静脉麻醉药时,血浆中有更高的游离药物浓度,因此静脉诱导剂的剂量要相应减少。老年人心输出量减少,导致静脉诱导剂手臂-大脑的循环时间延长,所以静脉注射诱导剂时一定要缓慢以避免无意的药物过量和相关的低血压。老年人对丙泊酚敏感性增加,呼吸抑制和低血压发生率高。去极化肌松药在老年人中使用不需要减量,但是由于老年人心输出量减少,达到插管条件所需的时间会延长,神经肌肉阻滞持续的时间部分也会延长,这取决于药代动力学的机制,例如,阿曲库铵的药物持续时间不变,因为其代谢是不依赖于肝和肾的,而是通过血浆酯酶和霍夫曼清除作用代谢的;米库氯铵和琥珀胆碱的作用时间会延长,因为这些药物的代谢是通过血浆胆碱酯酶的作用,老年人血浆胆碱酯酶是减少的;氨基甾体类肌松药在老年人中作用时间也许会延长,由于其药物代谢是通过肝代谢和肾清除的。

第二节　小儿生理特点与麻醉

小儿各项生理指标与成人差别很大,至学龄期接近成人。一般认为从出生至 28 天为新生儿期(neonatal),出生后 1 ~ 12 个月为婴儿期,1 ~ 3 岁为幼儿期,4 ~ 14 岁为儿童期,其中 4 ~ 6 岁为学龄前儿童,6 ~ 14 岁为学龄期,女孩 12 岁、男孩 13 岁左右进入青春期。幼儿期以前小儿生长发育迅速,安全的麻醉管理需要考虑小儿各阶段的生理特点,使用相应的麻醉设备和技术,尤其是新生儿期和婴儿期麻醉相关的发病率和死亡率风险较高。

一、心血管系统

(一) 小儿血液循环特点

新生儿出生后,随着肺循环的建立,卵圆孔(foramen ovale)在功能上关闭,但解剖上关闭需至出生后 5 ~ 7 个月;足月儿出生后 10 ~ 15 小时动脉导管(ductus arteriosus)功能性关闭,3 ~ 12 个月内解剖上关闭。新生儿由于卵圆孔和动脉导管未闭合,心室做功尤其是左心室做功明显增加,处于超负荷状态,任何扰乱左右房压力平衡的因素,如低氧血症(hypoxemia)、高碳酸血症(hypercarbia)、酸中毒(acidosis)等使肺血管阻力增加,均可使血液通过卵圆孔的右侧向左侧分流重新开放,低氧血症亦可使动脉导管保持开放或在已关闭后重新开放。

(二) 小儿心脏功能特点

小儿心肌收缩力较弱。由于未成熟心肌的非收缩蛋白比例较高,新生儿心肌的结缔组织成分约占一半,婴儿具有收缩功能的心肌显著少于成人,导致婴儿心功能曲线左移,心脏顺应性下降,舒张功能受限,心肌收缩力较弱。

小儿心率高于成人,刚出生时,心率是 120 ~ 160 次/分,从 6 个月至青春期,心脏逐渐增大,左心室每搏输出量逐渐增加,心率相应减慢。由于婴儿心脏顺应性相对较低,在心室正常充盈时,小儿心输出量的调节较少依赖于 Frank-Starling 机制,更多依赖于心率变化,而每搏输出量相对固定,因此,心率是保持心输出量最重要的因素。虽然小儿的基础心率高于成人,但在副交感神经兴奋、麻醉药过量或组织缺氧时均会快速导致心动过缓,引起明显心输出量减少。新生儿及婴儿安静时心输出量(cardiac output)为 3 ~ 4ml/(kg·s),按体重计算为成人的 2 ~ 3 倍,其心输出量与氧耗量和体重呈正相关,而与体表面积无明显相关。小儿各年龄阶段的心率、血压、血红蛋白变化明显(表 11-1)。

表 11-1　心血管参数与年龄

年龄	心率(次/分)	收缩压(mmHg)	舒张压(mmHg)	血红蛋白(g/L)
新生儿	140	65	40	170
1 岁	120	95	65	120
3 岁	100	100	70	125
12 岁	80	110	60	130

数值为均数,正常范围为 25% ~ 50%

婴儿特别是新生儿对低氧血症的耐受能力较成人强。轻度或中度的低氧血症对新生儿的心肌收缩力和心输出量影响很小,新生儿可通过增加心率维持心输出量。这与其能较有效地利用替代能源(如乳酸、酮体和脂肪)而产生高能磷酸化合物有关。如合并酸中毒则可抑制心功能,严重的低氧血症也可抑制或降低心肌收缩力和心输出量。

小儿心血管系统对儿茶酚胺反应差,外源性儿茶酚胺用于婴儿的效果差。小儿由于肌浆网发育不成熟致心肌内钙储备降低,小婴儿特别是新生儿更依赖于外源性钙离子,未成熟的心肌对有钙通道阻滞作用挥发性麻醉药导致的抑制和阿片诱导的心动过缓更为敏感。小儿的交感神经系统和压力感受器反射(baroreflex)发育不完善,对血容量减少的代偿性缩血管机制反应差,因此,新生儿和婴幼儿的血容量减少表现为低血压,而不是心动过速。

小儿血红蛋白携氧能力较差。小儿血容量为 70~80ml/kg,6 个月内的婴儿血红蛋白大部分是胎儿血红蛋白,携氧能力较差,在婴儿期会出现生理性贫血。在婴儿期,婴儿的肺动脉压从出生时的高压力降至成人水平。肺血管的结构在 4 个月后类似于成人,小动脉壁的厚度变薄,并向周围生长。在出生后的头几个月内肺血管阻力的不稳定性高,酸中毒和低氧血症可明显增加其阻力。

(三) 麻醉注意事项

尽管小儿麻醉期间,心率、心律及血流动力学改变较呼吸系统少见,但由于新生儿和婴幼儿对强吸入麻醉药的耐受差,易出现麻醉药物过量导致心功能异常的危险。如麻醉期间心率减慢常提示存在危险因素,可由低氧血症、迷走神经刺激或心肌抑制引起。术前阿托品剂量不足,氟烷麻醉时可引起明显心动过缓,静脉注射琥珀胆碱也可引起心动过缓。芬太尼对小儿心血管系统的影响较小。因此,麻醉药物引起心搏骤停是新生儿心肌对麻醉药物诱导的心肌抑制作用特别敏感综合所致。

二、呼 吸 系 统

(一) 小儿呼吸系统解剖特点

1. **呼吸道** 新生儿及婴幼儿头大、颈短、舌大,鼻腔、喉及上呼吸道狭窄,唾液及呼吸道分泌物较多,均有引起呼吸道阻塞的可能。婴儿的气道解剖与成人差异较大,表现为:①相对咽喉而言,较大的舌体增加气道受阻和喉镜检查困难的可能性;②喉头位于颈部较高的位置,使直喉镜片的使用优于弯喉镜片;③会厌短而肥,且与咽喉成直角,使放置喉镜更加困难;④声带成角状,因此在盲插气管导管时,气管不易滑入气道而是在前联合部受阻;⑤婴儿的喉呈漏斗状,最狭窄的部位为环状软骨处(图 11-1)。

2. **肺** 新生儿肺泡数量少,出生时约有 0.24 亿个肺泡,在其后肺泡数量快速增长,肺容量增加,8 岁时达到成人水平(3 亿个肺泡)。新生儿肺泡面积约为成人的 1/3。此后肺泡数量和表面积的增加使肺容量逐渐增加至成人水平。

3. **胸廓** 新生儿胸廓小,呈桶状,胸骨、肋骨柔软,肋骨呈水平走向,呼吸时胸廓的运动幅度小,主要靠膈肌和腹肌张力产生胸膜腔负压,因此小儿以腹式呼吸为主。新生儿和婴儿肋间肌和膈肌 I 型纤维较少,2 岁以后才逐渐发育为成人的 I 型肌纤维,因此,其肋间肌和膈肌较薄弱,呼吸肌易疲劳,气道阻力大时易造成呼吸衰竭。

上呼吸道狭窄
鼻咽
肥大的腺样体
会厌软骨大而软
舌头大
下颌小
声带（高而向前倾斜）
环状软骨狭窄

婴儿气道剖面示意图

甲状软骨
环状软骨

成人　　　　　　婴儿

成人和婴儿的气道图解

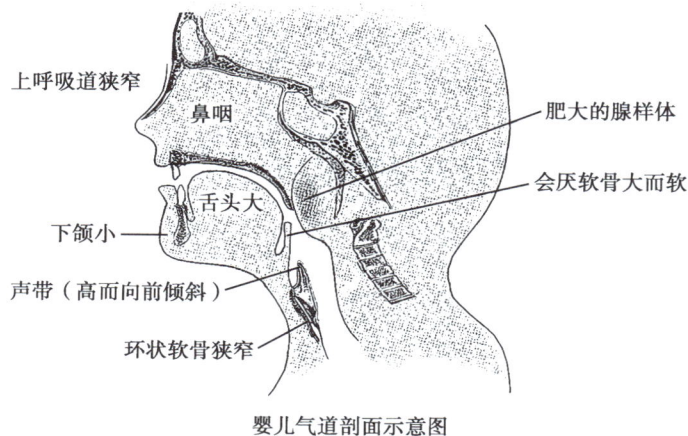

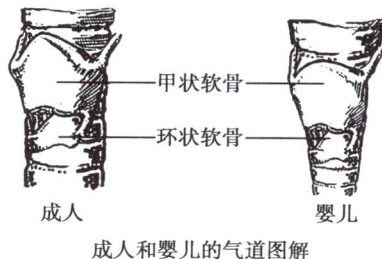

图 11-1　小儿呼吸道结构示意图

（二）小儿呼吸系统生理特点

小儿呼吸频率快。新生儿呼吸频率为 40～45 次/分,2～3 岁为 25～30 次/分。按体重计算,新生儿潮气量为 6～7ml/kg,与成人相似(6～8ml/kg)。但新生儿氧耗量为 6～8ml/(kg·min),婴儿时渐降至 5～6ml/(kg·min),约为成人[3～4ml/(kg·min)]的 2 倍,为满足代谢率高的需要,婴幼儿只能靠增加呼吸频率来提高每分通气量和肺泡通气量。

小儿通气量和肺泡通气量高,肺功能余气量低与肺总量的比值较高。小儿通气量和肺泡通气量分别为 200ml/(kg·min)和 130ml/(kg·min)左右,约为成人的 2 倍;小儿与成人的无效腔量/潮气量(V_D/V_T)相同,均为 0.3;刚出生时肺功能余气量(FRC)较低,数日后接近成人水平,约为 30ml/kg(成人约为 35ml/kg),婴儿肺总量(TLC)约 63ml/kg(成人为 82～86ml/kg),故婴儿 FRC/TLC 的比值较成人高,提示呼气后肺部余气较多。由于小儿每分肺泡通气量/FRC 较高,血供丰富,肺泡麻醉药浓度和吸入麻醉诱导速度增加迅速。此外,与成人相比,新生儿的吸入麻醉药的血/气系数较低,导致诱导时间更快,无形中增加了麻醉过量的风险。表 11-2 呼吸参数与年龄的非国人数值,可供参考。

小儿肺顺应性较低。肺顺应性的峰值在青春期后期,小儿和老年肺顺应性均低,新生儿的肺总顺应性绝对值甚小,约为 6.7ml/mmHg,从婴儿至青年肺顺应性约为每千克 2.7～4ml/mmHg。为比较不同个体肺的顺应性,一般采用比顺应性(specific compliance),即肺顺应性与特定肺容量之比(常用 FRC)表示,新生儿的比顺应性约为 0.04,5～9 岁时为 0.06,成人为 0.05。由于新生儿和婴儿肺顺应性较低,胸壁的顺应性较高,导致吸气时胸壁易塌陷,因此肋骨不能支持肺,即胸内负压很难维持,因此每次呼吸都伴有功能性气道关闭。婴儿无效腔通气的比例与成人相似,氧耗量则是成人的 2～3 倍。呼气时残气量相对较低,导致功能残气量

（FRC）减少，使插管引起的呼吸暂停期间氧储备受限，易诱发婴儿和新生儿肺不张和低氧血症。此外，与成人缺氧和高碳酸血症时促进通气相反，新生儿和婴幼儿低氧和高碳酸血症时表现为呼吸抑制。

表 11-2　呼吸参数与年龄

项目	新生儿	6 个月	12 个月	3 岁	5 岁	12 岁	成人
呼吸频率（次/分）	50±10	30±5	24±6	24±6	23±5	18±5	12±3
潮气量（ml）	21	45	78	112	270	480	575
每分通气量（L/min）	1.05	1.35	1.78	2.46	5.5	6.2	6.4
肺泡通气量（ml/min）	665	–	1245	1760	1800	3000	3100
无效腔量/潮气量	0.3	0.3	0.3	0.3	0.3	0.3	0.3
氧耗量 [ml/(kg·min)]	6~8						3~4
肺活量（ml）	120			870	1160	3100	4000
功能余气量（ml）	80			490	680	1970	3000
肺总量（ml）	160			1100	1500	4000	6000
肺泡数量（×10^6）	24~30	112	129	257	280		300
比顺应性	0.04	0.038			0.06		
闭合气量占潮气量的%					20	8	4
血细胞比容	55±7	37±3	35±2.5	40±3	40±3	42±2	43~48
pH（动脉血）	7.3~7.4		7.35~7.45				7.35~7.45
PCO_2（mmHg）	30~35		30~40				30~40
PO_2（mmHg）	60~90		80~100				80~100

小儿闭合容量高。小儿闭合容量在 FRC 以上，故使 V_A/Q_T 降低，致肺内功能性分流增加。另外，由于胎儿血红蛋白不与 2,3-二磷酸甘油酸（2,3-diphosphoglycerate，2,3-DPG）结合，故新生儿血红蛋白与氧的亲和力高，P_{50} 左移（18.8~20mmHg），出生后 3~4 个月婴儿血红蛋白的 2,3-DPG 水平才见升高。这些特点均说明新生儿和婴幼儿较成人易发生缺氧，需注意麻醉期间的呼吸管理。

早产儿肺表面活性物质缺乏。胎儿肺泡Ⅱ型细胞在妊娠第 22 周开始生成肺表面活性物质，在 35~36 周随着肺的发育而明显增加，故早产儿肺表面活性物质缺乏，易发生呼吸窘迫综合征；高氧、低氧、酸中毒和低温等均可减少肺表面活性物质的产生；吸入全麻药对肺表面活性物质的影响很小，脂溶性吸入麻醉药可能影响肺表面活性物质的活性，使肺顺应性降低，这种影响是可逆的。

新生儿的呼吸调节机制不健全。新生儿和早产儿在低温环境中对缺氧的反应是呼吸抑制；足月新生儿在一般温度环境中，对缺氧的反应先呈通气抑制，然后呼吸增强；在稍大婴儿则缺氧使呼吸增强。在新生儿特别是早产儿易出现周期性呼吸，睡眠时多见。

（三）麻醉注意事项

由于婴儿气道解剖的特点，易出现气管插管（tracheal intubation）困难。6 岁以下患儿常使用无套囊的气管导管。新生儿及婴儿气管短，长 4~5cm，气管支气管分叉处相当于第 2 胸椎水平（成人在第 5 胸椎水平），在 3 岁以下双侧主支气管与气管的成角基本相等，进行气管内插管时如气管导管插入过深即可能进入左或右侧主支气管。气流阻力除与气道半径有关外，还与肺容量成反比，在 5 岁以下气道阻力均高，特别是在小气道处为甚。

呼吸系统并发症是小儿麻醉最常见的并发症,主要由于呼吸抑制、呼吸道阻塞及氧供应不足,可发生于术中及术后,处理原则包括清除呼吸道分泌物,进行辅助呼吸以及增加氧供应。

三、神 经 系 统

(一) 小儿神经系统解剖生理特点

新生儿大脑皮质相对发育不全,神经细胞结构简单,神经纤维短而少,大部分中枢及周围神经髓鞘发育不完全,髓鞘化过程在 1~2 岁间完成;正常新生儿可记录到成人睡眠时及活动(或刺激)时的脑电图变化。体感诱发电位(SERs)在 8 岁时其潜伏期才缩短到成人值。新生儿神经传导速度慢,约为成人的 50%,在 3~8 岁时其传导速度才接近或相同于成人。

新生儿血脑屏障发育不全,胆红素(bilirubin)和药物容易通过血脑屏障,如阿片类(opioids)、巴比妥类药物(barbiturate),使新生儿对呼吸抑制剂更为敏感;出生时脊髓末端在 L_3 水平,1 岁时升至 L_1,小儿做腰穿要特别注意不要损伤脊髓。

副交感神经系统在出生时发育已完全,交感神经系统在出生后 4~6 个月发育完全,因此副交感兴奋性高,受到刺激时表现为心动过缓、喉痉挛。成人在低氧或二氧化碳蓄积时呼吸中枢兴奋,而小儿则相反,使呼吸中枢抑制。新生儿对疼痛性刺激有生理及生化反应,能感知疼痛,对伤害性刺激有应激反应,故手术时应采取完善的麻醉镇痛措施。

新生儿在出生时其神经肌肉系统的发育尚不完善。与儿童和成人相比,突触传递的速度相对较慢,在重复刺激神经时,乙酰胆碱的释放速率受限。未麻醉新生儿在强直刺激时,显示其神经肌肉储备能力差而出现肌无力反应,给予 20Hz 重复刺激时,出现明显的颤搐衰减现象,早产儿的强直刺激后耗竭表现可持续 15~20 分钟。4 个成串刺激的 T_4/T_1 比值、强直刺激后易化等随年龄增长而增加。在婴儿用频率扫描肌电图检测时对高频的反应降低,强吸入麻醉药进一步抑制对高频的反应。儿童的肌电图表现则与成人无本质差别。

(二) 麻醉注意事项

患儿麻醉期间发生缺氧引起术后昏迷,甚或抽搐时,必须及时采用低温、脱水治疗,并给加氧吸入,有抽搐可应用地西泮或硫喷妥钠治疗。麻醉期间惊厥常因局麻药中毒或高热所致。恩氟烷及氯胺酮麻醉时可发生肌震颤,减浅麻醉后很快消失,通常无后遗症。

四、肝 肾 功 能

(一) 小儿肝功能特点

新生儿及小婴儿肝功能发育不完全,表现为出生时与药物代谢有关的酶系统虽然存在,但药物的酶诱导作用不足;肝血流量相对较少。因此,出生时,肝结合和降解药物的能力较差,药物的半衰期延长;新生儿血浆中白蛋白及其他蛋白含量低,结合药物的能力较弱,导致血浆中游离药物的浓度较高。在新生儿麻醉用药时应充分考虑这些特点而选择合适的药物剂量。

(二) 小儿肾功能特点

新生儿的肾单位形态及功能发育均不完全。按体表面积计,肾小球滤过率低,2~8 天时为成人的 34%,28 天时为 51%,1 岁左右达成人水平,但肾功能在 2 岁以后才完全发育成熟。新生儿肾小管功能也不全,对葡萄糖的重吸收差,13%~24% 的早产儿可发现尿糖(++),足月新生儿在血糖增高时尿糖可呈阳性。在排出尿糖的同时伴有水和 Na^+ 的丢失,排出过多而补充不足可致低血糖。新生儿重吸收 Na^+、HCO_3^- 及保留 K^+ 的能力较差,其血浆 HCO_3^- 水平低,为 21~23mmol/L,数月后血浆 HCO_3^- 水平可达成人水平。可见,新生儿和婴儿应注意补钠,防止低钠血症的发生,但同时要注意新生儿和婴幼儿也不能耐受钠的负荷过重。新生儿尿液的浓缩、稀释功能差,其浓缩功能约为成人的 50%。新生儿刚出生后,水负荷所引起的利尿反应出现缓慢,可比儿童晚数小时,足月新生儿在出生后 5 天时其肾对水负荷的反应和稀释能力近似于成人,但自由水的排出速率仍低,故婴儿对液体过量或脱水的耐受性低,以肾小球滤过方式排泄的药物其半衰期将延长,输液和补充电解质时应精细计算及调节。

五、体液平衡和代谢

(一) 小儿体液平衡和代谢特点

小儿体表面积较大,其体重为成人的 1/20,体表面积却为成人的 1/9;基础代谢率高,1 岁以内约需 460kJ/(kg·d),以后每 3 岁可减少 41.8kJ/(kg·d);氧耗量大。

新生儿及婴儿体内糖原等储备少,肝酶系统发育未完全,不能通过糖原异生作用产生糖,易发生低血糖(hypoglycaemia)及代谢性酸中毒,故术前不宜过早禁食。

新生儿的总体液量为体重的 75%,而成人为 60%,细胞外液所占比例较大,新生儿为 35%~40%,早产儿为 50%,1 岁时为 30%,儿童为 25%。婴儿水转换率约为 100ml/(kg·d),成人为 35ml/(kg·d),故小儿对水分的正常需要量比成人大,需 70~100ml/(kg·d)。

(二) 麻醉注意事项

由于小儿较成人易发生脱水,应注意术中液体的及时补充。麻醉手术期间液体需要量应包括 5 个方面:①每日正常生理需要量;②术前禁食、禁水所致的失液量,其失液量等于禁食时间乘以每小时需要量;③麻醉手术期间的液体再分布;④麻醉导致的血管扩张;⑤术中失血量。小儿基础代谢率高,细胞外液比例较大,药物用量往往较大,易导致用药过量和毒性反应,麻醉时应适度控制用药剂量。

新生儿血浆 Cl^- 浓度高、HCO_3^- 浓度低,易发生代谢性酸中毒。新生儿及小婴儿凝血酶原的含量亦低,术前可用维生素 K_1 改善。

六、体温调节

(一) 新生儿产热特点

棕色脂肪组织代谢是新生儿产热特点。当环境温度下降时,缺乏有效的寒战反应,只能通过非寒战性产热反应来产热,即寒冷刺激神经末梢感受器,使组织释放儿茶酚胺作用于棕色脂肪组织,在氧的参与下,释放能量。由于吸入麻醉药抑制棕色脂肪组织的产热作用,故新生儿在吸入麻醉时易发生低体温,应注意麻醉期间维持手术室温度。

(二) 新生儿散热特点

新生儿体表面积大,皮下血管丰富,外周血流量多,皮下脂肪少,容易散热。成年人可承受外部环境温度为 0℃,新生儿则为 22℃。新生儿缺乏使饱和脂肪酸成为不饱和脂肪酸的酶,皮下脂肪组织中饱和脂肪酸含量多而熔点高,寒冷时易发生凝固,易发生硬肿症。故对新生儿采取保温措施至关重要。

（三）体温调节

新生儿、婴幼儿体温调节机制尚不健全,在全身麻醉下体温易受环境温度的影响。小儿麻醉期间体温降低及体温升高均可发生,1 岁以下婴儿麻醉期间体温易下降,1 岁以上小儿麻醉期间体温易升高。

1. 麻醉期间引起体温下降的原因 ①患儿年龄。年龄越小,体温越易下降。新生儿基础代谢低,汗腺调节机制不健全,体表面积与体重之比相对较大,每分通气量与体重之比较高,因此麻醉期间体温易降低。②手术室温度。室温低、手术范围广,可引起体温下降,故手术室温度应保持在 24~26℃。③手术种类。胸腹腔手术热量丧失多,体温易下降。四肢小手术热量丧失少,对体温影响较小。④麻醉。阿托品作为术前药,可使肛温增高 0.12℃。麻醉药可干扰正常体温调节机制,椎管内麻醉及氟烷麻醉使外周血管扩张、肌松药使肌肉松弛,产热减少,同时寒战反应消失,均引起体温下降。吸入冷而干燥的麻醉气体与吸入常温的饱和蒸汽比较,每小时多丧失热量 45.78J(10.9cal)。新生儿用 Ayre's 装置和肌松药控制呼吸,体温更容易下降。⑤输注冷溶液可降低体温。大量输冷血使食管温度迅速下降。为防止体温下降,新生儿麻醉时可使用保温毯、棉垫包绕四肢。

2. 麻醉期间体温增高的常见原因 ①环境温度过高。手术室室温过高,患儿覆盖物过厚,手术灯光照射以及其他加温设施均可使体温升高。②呼吸道阻塞。气管导管过细而又未控制呼吸,患儿用力呼吸以克服呼吸道阻力,产热增加,使体温升高。③术前有脱水、发热、感染、菌血症等均易引起体温升高。④输血反应。发热反应可引起体温升高。⑤恶性高热。如术前体温过高,应采取冰袋等物理降温和必要的药物降温后再手术。如为急诊手术,可于麻醉后积极降温,再行手术,以减少手术及麻醉风险。

病例 11-1

患者,男性,70 岁,有长期吸烟史,无其他系统病变。在双腔支气管导管全麻下进行左肺上叶切除术。开胸后进行右肺通气,脉搏血氧饱和度维持在 86%~88%。诊断:低氧血症。

问题:

1. 单肺通气引起低氧血症的最主要原因是什么?
2. 缺氧时发生肺血管收缩有何意义?
3. 老年人缺氧性肺血管收缩反应会发生何种变化?

病例 11-2

患儿,男性,2.5 岁。体重 11kg,因腹股沟斜疝行腹腔镜下疝囊修补术。采用氯胺酮全身麻醉。手术开始 15min 后发现患儿 SpO_2 从 100% 降到 86%,体温由 36.6℃ 降到 35℃,降到口中有粉红色泡沫流出,已补液 100ml。立即调慢补液速度,予气管内插管,控制呼吸,静脉注射地塞米松 2.5mg,呋塞米 5mg。患儿情况稳定,SpO_2 逐渐回升到 100%。

问题:

1. 引起低氧的主要原因是什么?
2. 如何避免本病例低氧的发生?
3. 体温降低原因是什么?

（曹红　张咏梅）

病例讨论参考答案

病例 2-1

1. 提示:手术引起组织损伤,导致组胺等炎性介质的释放,进而导致外周伤害性感受器的激活,引起伤害性信息向中枢神经系统传递,最终形成痛觉。

2. 提示:疼痛对机体的影响包括精神心理状态、神经内分泌系统、循环系统、呼吸系统、消化系统及泌尿系统的改变等。呼吸系统主要表现为呼吸快而浅,特别是发生在胸壁或腹壁痛时明显。

病例 2-2

1. 提示:局麻药阻滞胸腰段交感缩血管神经纤维,产生血管扩张,引起外周阻力下降和静脉回心血量减少,继而发生一系列循环动力学改变,其程度与交感神经节前纤维被阻滞的平面高低相一致。表现为外周血管张力、心率、心输出量及血压均有一定程度的下降。心率减慢系由迷走神经兴奋性相对增强及静脉血回流减少,右心房压力下降,通过 Bainbridge 反射所致;当高平面阻滞时,更由于心交感神经纤维被抑制而使心动过缓加重。心输出量的减少与以下机制有关:①胸 1～胸 5 脊神经被阻滞,心交感神经紧张减弱,使心率减慢、心肌收缩性降低。②静脉回心血量减少。低平面阻滞时,心输出量可下降 16%,而高平面阻滞时可下降 31%。心输出量下降、心率减慢、外周阻力下降,使动脉血压降低而产生低血压。

2. 提示:高平面蛛网膜下腔阻滞时,运动神经阻滞导致肋间肌麻痹,影响呼吸肌收缩,可使呼吸受到不同程度的抑制,表现为胸式呼吸减弱甚至消失,但只要膈神经未被麻痹,就仍能保持基本的肺通气量。如腹肌也被麻痹,则深呼吸受到影响,呼吸能力的储备明显减弱,临床多表现不能大声讲话,甚至可能出现鼻翼扇动及发绀。由于交感神经被阻滞,迷走神经兴奋性相对增强,胃肠蠕动亢进,容易产生恶心、呕吐。

病例 3-1

1. 提示:芬太尼对呼吸频率抑制明显,咪达唑仑导致潮气量减少,两者合用,呼吸抑制加重。肺通气被抑制后,肺泡氧分压下降,引起低氧性缺氧。

2. 提示:血氧变化主要表现在 PaO_2 下降,血氧含量降低,动静脉血氧含量差减少。由于 PaO_2 下降,2,3-DPG 增加及 P_{50} 增大,其血氧饱和度降低,血液中还原型血红蛋白增多,引起发绀。发绀多发生在皮肤较薄、色素较少和毛细血管丰富的部位,如口唇和甲床。

3. 提示:改善氧供,辅助呼吸。

病例 3-2

1. 提示:人工气腹引起 $PaCO_2$ 升高,主要有两方面的原因,最重要的是 CO_2 通过腹膜的快速吸收,以及胸肺顺应性降低导致的肺泡通气量下降。

2. 提示:$PaCO_2$ 增高的其他原因包括腹内压增高、体位影响、机械通气、心输出量减少等,可导致肺泡通气/血流比值失调和生理无效腔量增加,尤其在肥胖和危重患者。麻醉深度不足引起的高代谢、保留自主呼吸时的呼吸抑制也是原因之一。CO_2 气腹时造成的皮下气肿、气胸或气栓等并发症也可导致 $PaCO_2$ 显著升高。

3. 提示:CO_2 对心血管系统方面的影响比较复杂。由于交感神经兴奋和儿茶酚胺的释放,使心肌收缩力和血管张力增加,心率加快,心输出量增加。另一方面,CO_2 又能直接扩张外周血管,且超过间接的收缩血管作用,故总外周血管阻力轻度下降。CO_2 对不同的脏器和组织局部血流的影响存在差异。$PaCO_2$ 升高使脑、心和皮肤的血管扩张,血流量增加,而使骨骼肌和肺血管收缩。肺血管收缩可加重肺动脉高压。此外,$PaCO_2$ 增高是全麻过程中发生心律失常的主要原因之一。可能与儿茶酚胺释放增多及心肌对儿茶酚胺的敏感性增高有关,而不是 CO_2 本身直接作用所致。

病例 4-1

1. 提示:该患者体内肾上腺素、去甲肾上腺素水平增高,激活 α_1 受体引起血管收缩,激活 β_1 受体促进心肌收缩增强和心率增快,心输出量和血压增高。因此,给予 α_1 受体阻滞剂可逆转血管收缩,降低血压。对于心率过快时,可联合使用 β 受体阻滞剂。

2. 提示:由于 β_2 受体的激活具有扩张血管的作用。如果先使用 β 受体阻断剂,反可加强肾上腺素、去甲肾上腺素的 α_1 受体激动的缩血管效应。因此,β 受体阻滞药一般不能单独使用,只能在应用 α 阻滞药见效后才允许应用,否则有可能引起强烈的全身血管收缩,而导致严重高血压危象及心力衰竭。

3. 提示:琥珀酰胆碱可引起腹部肌肉组织成束收缩而增加腹腔压力,刺激肿瘤释放儿茶酚胺。刺激交感神经的药物(麻黄碱、氯胺酮)、抑制副交感神经系统的药物(如潘库溴铵)可加重自主神经系统的失衡。由于组胺可刺激肿瘤分泌儿茶酚胺,引起组胺释放的药物(筒箭毒、阿曲库铵、硫酸吗啡、哌替啶)应该避免使用。

病例 4-2

1. 提示:安静状态下,当狭窄程度尚未达到80%~85%,由于狭窄远端血管的代偿性扩张可维持相对正常的冠状动脉血流量,故无明显心肌缺血表现。

2. 提示:心肌缺血是心肌氧供需平衡失衡的表现,心肌氧需通常是冠状动脉血流量最重要的决定因素。在无冠状动脉阻塞性病变时,当氧耗增多时,机体以增加血流量为主要代偿方式,而冠状动脉发生粥样硬化时,以血管扩张增加氧供的作用有限,故此时临床上以保证有效冠状动脉灌注压的前提下以减少氧耗为主要手段。

正常心肌代谢产生的能量75%用于心脏机械做功。因此,适当维持前负荷在最小有效左心室舒张末容积及压力可降低室壁张力,通过降低外周血管阻力及适当抑制心肌收缩力等均可减少氧耗。另一方面,保证舒张压及灌注时间(较慢心率)、扩张冠状动脉血管,维持较好的动脉血氧含量有助于增加心肌的氧供。该病例为左前降支病变,有高血压病史,麻醉处理原则是在适当范围内维持血压相对稳定并适当减慢心率,以降低心脏做功;注意避免血压降低幅度不能超过基础压(160/80mmHg)的30%以保证冠状动脉灌注压;注意维持心率在较慢水平(60次/分左右)以保证心脏有效灌注时间;提高血氧含量以增加心肌供氧。

病例 4-3

1. 提示:手术中的血流动力学监测项目的选择与病情、手术创伤大小(手术时间)有关,其中病情为主要考虑因素,该患者1年前曾因高血压性心脏病心力衰竭住院治疗,表明高血压已造成心脏损害。现患者呈现低血容量性休克表现且将在麻醉下进行急诊手术,术前急救处理的关键是抗休克与心功能维护,术中要考虑麻醉因素及手术继续出血带来的循环影响。因此手术前可选择的血流动力学监测指标应当有反映血压、组织血供的基本指标如无创血压、EEG、尿量以及无创氧饱和度。该患者因心脏病史可考虑CVP监测。

2. 提示:低血容量休克处理以扩容为最基础手段,且扩容速度比选择何种扩容药物更重要。在快速扩容的过程中心脏病患者应高度重视容量与心功能相匹配,防止因大量扩容引起肺水肿、心力衰竭,选择CVP监测指标的重要作用之一就是结合输液量-CVP-血压的变化,综合判断患者对输液治疗的反应并指导诊断心功能状态和进一步治疗。如果能获得心输出量的指标则将更准确地了解容量-压力-心功能关系。

病例 5-1

1. 提示:该患者ALT和AST增高提示有肝细胞损伤,且AST/ALT比值>1,提示肝细胞损伤严重。总胆红素增高,表明该患者存在胆红素代谢异常,存在黄疸。血浆白蛋白降低、凝血酶原时间和活化部分凝血酶原时间延长(表明凝血因子合成障碍),提示该患者蛋白合成功能减退。

2. 提示:肝功能不全可引起全身性多系统病变,常存在多因素所致凝血功能障碍,如肝合成功能下降致凝血因子生成减少、纤溶系统激活因子清除减少致原发性纤溶亢进、脾大及功能亢进致血小板数量下降等。术前在病史、体格检查、肝功能检查方面可有相关表现,因此术前应完善PT、APTT、Plt以及纤维蛋白原含量等相关实验室检查。

3. 提示:根据患者实验室检查、病史、体格检查等资料,本病例脾肋下过脐3cm(明显增大),腹水、食管-胃底静脉曲张表明门静脉压较高,实验室检查示肝在合成功能、胆红素代谢、凝血功能有明显改变,表明肝功能明显受损。该患者术前应输新鲜冰冻血浆和血小板、静脉注射维生素K等,改善肝功能;麻醉管理应注意维护血流动力学平稳;选用对肝功能影响小的麻醉药物(如七氟烷、瑞芬太尼、顺式阿曲库铵等)并使用其最小有效剂量,防止麻醉苏醒延迟和麻醉因素加重肝损伤。

病例 5-2

1. 提示:肝功能不全患者的肝合成功能、胆红素代谢、凝血功能和药物的生物转化均受到影响。麻醉前评估可以从患者病史、体格检查以及实验室检查等方面了解肝功能。本病例既往肝病病史20年,肝脾明显增大,实验室检查示肝在合成功能、胆红素代谢及凝血功能等方面有明显降低,表明肝功能明显受损。该患者术前处理应注意改善肝功能、输新鲜冰冻血浆等。此外,急诊手术应该了解患者进食情况,是否饱胃。

2. 提示:该患者可选择浅全麻复合超声引导下区域神经阻滞。这样可以减轻麻醉因素对肝血流量的影响,防止全身麻醉复合用药加重肝负担。该患者因脾功能亢进致血小板减少,而且存在凝血功能障碍,不适宜椎管内麻醉。

病例 6-1

1. 提示:当大失血造成低血压休克时,尿量减少。原因是:

(1) 大量失血时,血量减少,左心房内膜下的容量感受器受到的牵张刺激减弱,引起交感神经兴奋,促使肾上腺髓质释放大量儿茶酚胺,引起肾血管收缩、肾血流量和尿量减少。

(2) 经迷走神经传入的冲动减少,下丘脑-神经垂体系统合成和释放的抗利尿激素增多,远曲小管和集合管对水的通透性增加,水的重吸收增加,导致尿量减少,尿液浓缩。

（3）机体在失血约 1 小时后出现的比较延缓的第三个代偿反应是血管紧张素Ⅱ、醛固酮和血管升压素的生成增加。这些体液因素除了有缩血管作用外，更重要的是能促进肾小管对 Na$^+$ 和水的重吸收，以利于血量的恢复。血管紧张素Ⅱ还能引起渴觉和饮水行为，使机体通过饮水以增加细胞外液量。

2. 提示：尽快补液，提升灌注压，补充血容量。

病例 6-2

1. 提示：术前患者合并出血致低血压，失血性休克。机体应激，导致下丘脑-腺垂体-肾上腺皮质系统、交感-肾上腺髓质系统以及肾素-血管紧张素系统活动加强，血中儿茶酚胺及抗利尿激素等释放剧增，引起肾血管收缩、肾血流量和尿量减少；手术创伤进一步加重上述反应；低血压需要应用血管活性药物，如麻黄碱、去氧肾上腺素、去甲肾上腺素等以提升血压，改善循环功能，但此类药物可进一步加强肾血管的收缩，加重肾缺血性损伤；全身麻醉使用血管扩张的药物可能进一步致血压下降，加重上述改变；麻醉中机械通气增加了气道压和胸膜内压力，导致静脉回流减少、心输出量降低、RBF、GFR 及尿量减少，并伴有肾素、醛固酮的增加；腹腔镜人工气腹增加的腹内压可使中心静脉受压（肾静脉和腔静脉）、肾实质受压、心输出量降低、血浆肾素、醛固酮和抗利尿激素水平升高，从而产生与注入气压成比例的少尿。

2. 提示：患者少尿或者无尿。原因为以下几方面：①肾前性因素。低血压、休克、应激、手术创伤、全身麻醉、血管活性药物、机械通气、人工气腹等因素所致的神经激素级联反应，肾素、儿茶酚胺和抗利尿激素等通过诱导肾血管收缩而降低 RBF，醛固酮增加远曲小管和集合管对钠、水的重吸收，导致术中及术后少尿。②肾后性因素。导尿管放置位置不对、扭结、阻塞或者连接不良等致尿管引流异常；手术外科因素误切膀胱、结扎或切断一侧或双侧输尿管；头向下的 Trendelenburg 体位影响膀胱排空。

病例 7-1

1. 提示：患者为全身麻醉下行手术治疗，全身麻醉较椎管内麻醉更易激活血小板功能，全麻气管内插管所导致的应激反应亦使患者处于高凝状态。患者术后 3 天卧床，加上之前的全身麻醉、手术创伤和术后疼痛所诱发的高凝状态，易发生深静脉血栓形成。

2. 提示：深静脉血栓在患者下床活动时部分脱落，经血液循环至肺动脉，导致肺栓塞，产生区域性肺血流受阻，无灌注的肺泡不能参与气体交换，导致无效腔增大。而且由于栓子中血小板分解，释放 5-羟色胺、组胺及缓激肽等血管活性物质，导致血管收缩和气道痉挛，引起咳嗽。同时肺泡表面活性物质丧失，导致肺泡萎陷和局部肺不张，表现为低氧血症、发绀和呼吸困难。栓子中血小板分解引起炎性介质分泌增多，导致胸部疼痛。

病例 7-2

1. 提示：产后大出血、羊水栓塞等均可能诱发 DIC。

2. 提示：DIC 发生的机制：①广泛微血栓形成。外科手术、羊水栓塞等产科意外时组织损伤严重，持续性缺氧、酸中毒损伤血管内皮细胞，都会促使大量组织因子释放入血，并进一步激活血小板，通过正反馈放大作用引起过度的凝血反应，同时抗凝物质血浆 ATⅢ 水平下降、蛋白 C 系统受抑制，纤溶功能降低进一步促进这一过度的凝血反应，最终形成广泛的微血栓。②止血、凝血功能障碍。广泛微血栓形成后，大量凝血因子和血小板被消耗，血液凝固性逐步降低；同时通过纤溶系统的内激活途径、生理性纤溶活化途径和激活的蛋白 C 系统，引起继发性纤溶功能增强，导致机体止血、凝血功能障碍和出血倾向。

病例 8-1

1. 提示：结合患者病史及临床表现推断患者因产后大出血致垂体缺血坏死或萎缩，引起垂体功能障碍。"体型稍胖，黏液性水肿，精神欠佳，心电图示窦性心律，65 次/分，律齐，QT 间期延长，各导联 T 波地平，并可见明显 U 波"提示促甲状腺激素分泌不足；"饮食较差"提示促肾上腺皮质激素分泌不足；"此后再没有来月经，眉毛、腋毛、阴毛渐渐脱落全无"提示促性腺激素分泌不足——席汉综合征诊断成立。席汉综合征往往可因应激、感染等诱因而发生垂体危象。该患者因骨科手术，术中发生意识障碍、低血糖、电解质紊乱等，均提示发生了垂体危象。

2. 提示：该患者术前应给予激素替代治疗。肾上腺皮质激素可首选氢化可的松。应在肾上腺皮质激素应用之后才补充甲状腺激素，以防肾上腺皮质功能减退症状加重。纠正低血糖及电解质紊乱，低体温者注意保温。若有周围循环衰竭，在给予肾上腺皮质激素的基础上，运用血管活性药物治疗。术后 2～3 日仍应静脉使用氢化可的松，根据患者情况渐改为口服生理剂量替代。

3. 提示：首先要全面分析病情，该患者术前没有接受激素替代治疗，椎管内麻醉应慎重，选择气管内全麻相对比较安全。麻醉用药避免使用依托咪酯，因依托咪酯抑制 β-羟化酶和胆固醇侧链分解酶，有报道单次注射后，肾上腺皮质抑制可持续 24 小时。该类患者缺乏肾上腺皮质激素的"允许作用"，对血管活性药物反应较弱，对失血耐受比较差，要注意及时补充血容量，预防低血压。

病例 8-2

1. 提示：甲状腺功能亢进症指由多种原因引起的甲状腺激素异常增多，导致机体以神经、循环、消化等系统兴奋性增高和代谢亢进为主要表现的疾病总称。未经充分、有效术前准备的甲亢患者，无论是接受甲状腺或其他手术，麻醉和手术应激均可诱发甲亢危象。本例患者有 20 年甲亢病史，未经系统治疗，在本身炎症和麻醉诱导应激诱发甲亢病情突然加剧，表现为心率、血压突然升高。

2. 提示：一般需甲亢症状得到基本控制后方可安排手术：患者临床症状消失，情绪稳定，睡眠良好，体重增加，心率<90 次/分；基础代谢率<+20％；血中甲状腺激素水平降至正常；为减少松软充血的甲状腺组织出血，还应及时口服复方碘化钾溶液。

3. 提示：本例患者有甲亢病史多年并未良好控制，进行急诊手术需考虑手术、麻醉因素有诱发甲状腺危象的可能。术前应避免使用阿托品，以免增加心肌耗氧，可静脉给予咪达唑仑 1.5～2mg 以消除患者紧张和焦虑。肌松药选用不增加心率、无心血管系统副作用的维库溴铵为好。术中避免浅麻醉状态。本例患者术前心率较快，即有甲亢急性发作征象，可预防性应用 β 肾上腺素受体拮抗剂艾司洛尔控制心率、血压。此外，甲亢患者常有皮质激素水平偏低，术中应注意补充。

病例 8-3

1. 提示：术前要注意血糖的控制，一般择期手术术前空腹血糖应控制在 8.3～11.1mmol/L，不要求完全控制在正常水平。长期高血糖可引起组织蛋白质糖基化而影响关节活动，尤其是下颌关节和颈椎活动度减小，可能存在气管插管困难，因此，麻醉前需做充分的气道评估。糖尿病患者容易并发动脉硬化、冠心病等疾患，手术麻醉风险明显增高，故围术期需注意心、脑血管系统并发症的评估。另外，感染、腹腔脓肿、剖腹探查引流等创伤操作，其手术应激性较强，应激激素的释放会升高血糖而加重糖尿病病情。患者呼吸 24 次/分，体温 39.1℃，鼻导管吸氧 2L/min,SpO$_2$ 91%(低氧血症),神志淡漠,提示患者代谢紊乱严重,可能存在感染性休克与糖尿病酮症酸中毒等并发症,需告知患者家属,围术期可能会发生心搏骤停或猝死。

2. 提示:患者存在糖尿病酮症酸中毒、全身炎性反应综合征(SIRS)、高血糖症、代谢性酸中毒(高乳酸血症)合并呼吸性碱中毒、低氧血症。患者有糖尿病病史,存在感染、应激,中枢神经受抑制(意识模糊),呼吸急促,血糖过高,尿酮体强阳性,血气分析示代谢性酸中毒、呼吸性碱中毒、PaCO$_2$偏低,以上均提示患者存在糖尿病酮症酸中毒。患者体温高(>38℃),心率快(>90 次/分),呼吸频率快(>20 次/分),术前 PaCO$_2$ 31mmHg(<32mmHg),满足全身炎症反应综合征诊断要点。

3. 提示:麻醉处理的首要原则是迅速恢复与维持有效循环血容量。糖尿病酮症酸中毒可使心肌收缩力下降、外周阻力降低,高血糖症(GLU19.5mmol/L)和血浆渗透压升高,引起细胞内脱水和渗透性利尿,同时患者目前处于重度感染,腹腔大量渗液,组织液在第三间隙潴留,加上麻醉药对循环的扩张,对心脏的潜在抑制作用,导致出现严重的低血容量危象,故需要积极控制血糖,扩容补液,同时纠正代谢性酸中毒。给予胰岛素控制高血糖的同时要防止发生围术期低血糖和低血钾。该类患者机体总钾量降低,临床上往往表现为血钾水平正常或升高,而在给予扩容补液、胰岛素治疗后可出现低血钾,因此常应用 GIK 极化液(葡萄糖-胰岛素-钾极化液)可纠正高血糖与低钾血症。另外,血糖每升高 5.6mmol/L,血浆钠离子渗透浓度因渗透性利尿等因素而代偿性降低 1.6mEq/L,以及补液后的血液相对稀释、液体再分布,可导致低钠血症、血红蛋白浓度下降,故可适当给予生理盐水扩容。

病例 9-1

1. 提示:在保证室温的情况下术中体温下降的主要因素有:①麻醉用药对体温的影响包括麻醉方式和麻醉用药。本例患者为全身麻醉期间,由于意识消失和肌肉松弛,患者自主性和行为性两种体温调节受损,且因为肌肉松弛不能寒战产热,因此不利体温的维持。由于麻醉药能诱发血管扩张使中心热量向外周分布,发生体热的再分布,从而导致机体的核心温度快速下降出现再分布性低体温。全身麻醉药可通过抑制位于下丘脑的体温调节中枢,通过降低代谢而降低体温。全身麻醉药还可在不同程度上扩张皮肤血管,增加散热,减少产热,使机体易受环境低温的影响而出现体温下降。②腹腔手术野暴露面积大、时间长,手术中使用大量低温液体冲洗体腔,都能促使体温降低。消毒时用乙醇等冷消毒液擦拭患者大面积的皮肤,由于蒸发散热增多,也促使患者体温下降。③其他因素。手术过程中输入过多冷的液体也促进体温的降低。

2. 提示:不良后果主要有:①损害凝血功能。这使手术过程中失血量增加,输血的需求增加约 20%。其原因与低体温直接降低了凝血级联反应的酶活性有关。随着体温下降,血管收缩更为显著,血黏度增加,血流速度减慢,使发生血栓的可能性增加。②可致伤口感染。这与低体温能直接损害免疫功能或引发温度调节性血管收缩,后者进而降低伤口氧供有关。③可使清醒患者带来明显的温度不适感,这可作为生理性应激因素,引起患者血压升高、心率加快以及血浆儿茶酚胺浓度升高,严重者可促发心肌缺血导致围术期意外死亡。④明显降低药物代谢,易发生苏醒延迟,呼吸抑制延长,易增加肺部并发症,导致麻醉后恢复时间明显延长。⑤呼吸频率减慢、幅度加深,并可降低呼吸中枢对低氧和高二氧化碳的通气反应。

3. 提示:加强预防十分重要,小儿尤为突出。术前应对病情、手术种类、手术时间、是否是胸腹腔手术、皮肤是否完整等情况进行了解,评估发生低温的可能性及程度,并酌情制订体温监护方案。室内温度是关键因素,应将室温控制在 22~24℃,相对湿度 50%~60%,皮肤消毒时可调至 25~28℃。新生儿、婴幼儿和老年患者应适当提高手术室温度。成人则以 22℃左右为宜。此外,术中可采用以下措施:①体表保温;②体表加温;③体液加温;④体腔冲洗液加温;

⑤吸入气体加温。

病例 9-2

1. 提示：麻醉过程中发生体温下降，引发机体御寒反应，以期保持恒温。

2. 提示：其实质是以交感-肾上腺髓质系统兴奋为主的应激反应。

3. 提示：椎管内麻醉引起麻醉区域内血管扩张，机体散热增加，导致体温降低。同时由于经尿道前列腺电切术需要持续冲洗膀胱和尿道前列腺部分，以清晰术野、确定手术范围并清除已被切除的组织和冲洗积血，因此，大量低温的冲洗液进入亦导致核心温度的降低。

病例 10-1

1. 提示：引起该患者出现血压下降最可能的原因是仰卧位低血压综合征。

2. 提示：用生理学知识解释所发生的临床表现：妊娠期间由于激素的变化，导致机体对血流动力学急剧改变的调节能力减弱。仰卧位时增大的子宫压迫下腔静脉，使静脉血回流减少，心输出量降低，导致血压下降，反射性引起心率增快，组织灌注不足出现脸色苍白。

3 提示：剖宫产手术麻醉的注意点：①严格禁饮食6h，防止呕吐误吸。②调整体位左侧倾斜30°，或者垫高右髋部，避免仰卧位低血压综合征的发生。③硬膜外麻醉时用药剂量应减少1/3，同时避免麻醉平面过高，抑制孕妇的胸式呼吸。全身麻醉时尽量避免麻醉药通过子宫-胎盘循环进入胎儿体内，导致胎儿呼吸抑制。④做好新生儿复苏与抢救准备，胎儿取出后若出现呼吸抑制或暂停，应予面罩供氧辅助呼吸，若缺氧未改善，应立即进行气管内插管。⑤警惕、预防产后大出血及羊水栓塞。

病例 10-2

1. 提示：妊娠期血液处于高凝状态。除凝血因子XI、XIII可能降低之外，其他凝血因子均增加，以纤维蛋白原和凝血因子XII增加幅度显著。血浆纤维蛋白原增加，红细胞沉降率加快。血小板计数在妊娠晚期下降10%，但产后可升至$500×10^9/L$，助于产后止血。凝血酶原时间、活化部分凝血活酶时间随妊娠进程有轻度缩短。妊娠期纤维蛋白溶酶原明显增加，但纤溶活性降低，表现为全血凝块溶解时间延长。这种高凝低纤溶状态可能有助于减少分娩的出血量，但也可能导致血栓栓塞或并发弥散性血管内凝血。

2. 提示：妊娠末期由于妊娠子宫的压迫，下腔静脉压随妊娠进程增高，部分血液通过扩张的椎旁静脉、椎管内静脉丛及奇静脉回流，椎管内静脉丛的怒张致使硬膜外腔和蛛网膜下隙间隙缩小。因此，对孕妇进行椎管内麻醉时，穿刺出血、置入硬膜外导管时出血或血肿形成的发生率也相应增加。

病例 11-1

1. 提示：单肺通气引起低氧血症的最主要原因是双肺的通气血流比失衡。体位、全身麻醉与开胸的影响麻醉后侧卧位时，肺血分布的模式依然是下肺占优势。但肺通气的模式与清醒时相反，上肺通气比下肺通气好。所以，麻醉后侧卧位时上肺通气好但血流不足，下肺通气不良但血流灌注良好，肺通气血流比的改变必然影响肺通气。麻醉后非开胸侧肺受腹腔内容物、纵隔、重力的影响通气不良，而血流灌注相对较多，同样造成通气血流比的降低出现肺内分流。肺内分流使动脉血氧分压下降出现低氧血症。

2. 提示：缺氧性肺血管收缩是肺泡氧分压下降后肺血管阻力增加的一种保护性反应。表现为缺氧区域血流减少与肺动脉阻力的升高，使血流向通气良好的区域分布。缺氧性肺血管收缩使通气/血流比失调缓解，肺内分流减少，因而低氧血症得到改善。单肺通气时缺氧性肺血管收缩在减少萎陷肺血流中起重要作用。随着年龄的增加,肺血管阻力和肺动脉压也逐渐增加,这可能是肺毛细血管床横截面积减少引起的。麻醉药对缺氧性肺血管收缩也有不同程度的影响。

3. 提示:老年人对肺缺氧性肺血管收缩反应降低,因此易引起单肺通气困难。

病例 11-2

1. 提示:心力衰竭,肺水肿。

2. 提示:小儿麻醉要特别注意患儿的补液速度,短时过量补液易致小儿心力衰竭、肺水肿,导致低氧血症发生。麻醉手术期间液体需要量应包括 5 个方面:①每日正常生理需要量,体重的第一个 10kg 给予 4ml/(kg·h),第二个 10kg 给予 2ml/(kg·h),超过 20kg 以上部分按 1ml/(kg·h)给予。②术前禁食、禁水所致的失液量,其失液量等于禁食时间乘以每小时需要量,第 1 小时补充 50% 失液量,第 2、3 小时各补充 25% 失液量。③麻醉手术期间的液体再分布,小手术按 2ml/(kg·h)补液,中等手术按 4ml/(kg·h)补液,大手术按 6ml/(kg·h)补液。④麻醉导致的血管扩张,适量补充。⑤术中失血量,及时补充。

3. 提示:①患儿年龄。年龄越小,体温越易下降。新生儿基础代谢低,汗腺调节机制不健全,体表面积与体重之比相对较大,每分通气量与体重之比较高,因此麻醉期间体温易降低。②手术室温度。室温低、手术范围广,可引起体温下降,故手术室温度应保持在 24 ~ 26℃。③手术种类。胸腹腔手术热量丧失多,体温易下降。四肢小手术热量丧失少,对体温影响较小。④麻醉。阿托品作为术前药,肛温增高 0.12℃。麻醉药可干扰正常体温调节机制,椎管内麻醉及氟烷麻醉使外周血管扩张、肌松药使肌肉松弛,产热减少,同时寒战反应消失,均引起体温下降。吸入冷而干燥的麻醉气体与吸入常温的饱和蒸汽比较,每小时多丧失热量 45.78J(10.9cal)。新生儿用 Ayre's 装置和肌松药控制呼吸,体温更容易下降。⑤输注冷溶液可降低体温,大量输冷血使食管温度迅速下降。

推荐阅读

[1] 朱大年,王庭槐.生理学.8版.北京:人民卫生出版社,2013.

[2] 罗自强,谭秀娟.麻醉生理学.3版.北京:人民卫生出版社,2011.

[3] 寿天德.神经生物学.3版.北京:高等教育出版社,2013.

[4] 吴新民.麻醉学——前沿与争论.北京:人民卫生出版社,2009.

[5] 曹云飞,俞卫锋,王士雷.全麻原理及研究.北京:人民军医出版社,2005.

[6] 邓小明,姚尚龙,于布为,等.现代麻醉学.4版.北京:人民卫生出版社,2014.

[7] 王建军,王晓民.生理科学进展.北京:高等教育出版社,2014.

[8] 韩济生.疼痛学.北京:北京大学医学出版社,2011.

[9] 高崇荣,樊碧发,卢振和.神经病理性疼痛学.北京:人民卫生出版社,2013.

[10] 闻大翔,欧阳葆怡,俞卫锋.肌肉松弛药.上海:上海世界图书出版公司,2015.

[11] Hall JE. Textbook of Medical Physiology. 12th ed. Philadelphia:Saunders,2011.

[12] Longnecker DE,Newman MF,Brown DL,et al. Anesthesiology. 2nd ed. New York:The McGraw-Hill Companies,2012.

[13] Miller RD. Miller's Anesthesia. 8th ed. Phildelphia:Churchill Livingstone/Elsevier, 2010.

[14] John F Butterworth IV,David C Mackey,John D Wasnick. Morgan & Mikhail's Clinical Anesthesiology. 5th ed. New York:McGraw-Hill Education,2013.

[15] Morgan GE,Mikhail MS,Murray MJ.摩根临床麻醉学.4版.岳云,吴新民,罗爱伦译.北京:人民卫生出版社,2007.

[16] Miller RD.米勒麻醉学.6版.曾因明,邓小明译.北京:北京大学医学出版社,2006.

[17] 王建枝,殷莲华.病理生理学.8版.北京:人民卫生出版社,2015.

[18] 罗自强,谭秀娟.麻醉生理学.2版.北京:人民卫生出版社,2005.

[19] Frederick ES.老年麻醉学.左明章,田鸣译.北京:人民卫生出版社,2010.

中英文名词对照索引

英中文名词对照索引

英中文名词对照索引

70樯